Leben LERNEN
Klett-Cotta

Zu diesem Buch

Angesichts einer Welt, in der sowohl Terrorakte als auch reale und erwartete Naturkatastrophen sowie zuletzt eine Pandemie die Nachrichten dominieren, sind viele Menschen nicht nur mit ihren eigenen Ängsten, sondern auch mit dem Leid ihrer Zeitgenossen konfrontiert. Gleich, ob die Begleitung eines in seinen Grundfesten erschütterten Menschen im Rahmen einer Psychotherapie oder Beratung, einer Krisenintervention oder auch in Familie, Freundeskreis oder Ehrenamt stattfindet, hält das Buch dafür zahlreiche psychologisch fundierte Anregungen bereit. Forschungserkenntnisse aus der empirischen Psychologie, der Entwicklungs- und Sozialpsychologie sind ebenso eingeflossen wie die 40-jährige Erfahrung des Autors als Psychotherapeut. Trost kann dann entstehen, wenn Resonanz, Mitgefühl sowie das Wissen, wie angemessene Antworten aussehen können, handlungsleitend sind.

Die Reihe »Leben Lernen« stellt auf wissenschaftlicher Grundlage Ansätze und Erfahrungen moderner Psychotherapien und Beratungsformen vor; sie wendet sich an die Fachleute aus den helfenden Berufen, an psychologisch Interessierte und an alle nach Lösung ihrer Probleme Suchenden.

Alle Bücher aus der Reihe ›Leben Lernen‹ finden Sie unter:
www.klett-cotta.de/lebenlernen

Frank-M. Staemmler

Resonanz und Mitgefühl: Wie Trost gelingt

Klett-Cotta

Leben Lernen 322

Klett-Cotta
www.klett-cotta.de
J. G. Cotta'sche Buchhandlung Nachfolger GmbH
Rotebühlstraße 77, 70178 Stuttgart
Fragen zur Produktsicherheit: produktsicherheit@klett-cotta.de

Printed in Germany
Umschlag: Jutta Herden, Stuttgart
unter Verwendung eines Fotos von © adobe stock/Roman Pyshchyk
Gesetzt von Eberl & Koesel Studio, Kempten
Gedruckt und gebunden von Esser printSolutions GmbH, Bretten
ISBN 978-3-608-89269-7
E-Book ISBN 978-3-608-12124-7
PDF-E-Book ISBN 978-3-608-20503-9

1. Nachdruck, 2026

Bibliografische Information der Deutschen Nationalbibliothek
Die Deutsche Nationalbibliothek verzeichnet diese Publikation in der
Deutschen Nationalbibliografie; detaillierte bibliografische Daten
sind im Internet über http://dnb.d-nb.de abrufbar.

Inhalt

Einleitung

Wovon dieses Buch handelt

Stellen Sie sich bitte einmal die folgende Situation vor:

Der zweijährige Jonas spielt mit seiner Freundin Miri im Sandkasten. Miri backt mit ihren Förmchen einen ›Kuchen‹, während Jonas versucht, ein tiefes Loch zu graben. Jonas' Vater Tim sitzt in der Nähe, liest eine Zeitschrift und schaut immer wieder nach den beiden. Dann stolpert Jonas über ein Eimerchen und stößt sich den Kopf an der Umrandung des Sandkastens. Tim springt auf und nimmt seinen weinenden Sohn auf den Schoß. Miri schaut ganz erschrocken.

Tim streichelt Jonas über den Rücken und fragt: »Hast du dir arg wehgetan?«

Jonas weint und schluchzt.

Tim: »Soll der Papa pusten oder das Aua streicheln?«

Jonas: »Eile ... eile ... puste.«

Tim versteht, dass er »Heile, heile Gänschen« singen soll und pustet danach ganz zart auf die kleine Beule auf Jonas' Stirn. »Wird es schon besser, Jonas?«

Jonas: »Mmh.« Jonas' Tränenfluss stoppt.

Tim: »Soll der Papa nochmal pusten?«

Jonas schüttelt den Kopf.

Tim: »So ein blöder Eimer auch!«

Jonas: »Eimer doof!«

Tim: »Wir nehmen ihn gleich aus dem Sandkasten. – Geht es jetzt wieder, mein Schatz?«

> Jonas: »Mmh, Papa.« Jonas krabbelt von Tims Schoß und geht zurück zum Sandkasten.
> Tim nimmt den Eimer raus: »Den doofen Eimer stelle ich jetzt hierher zu mir.«
> Miri kommt langsam auf Jonas zu, streichelt ihn und sagt dazu: »Eia, eia.«
> Jonas lächelt sie an.

Von *außen* betrachtet ist Jonas' Situation nicht weiter tragisch; als Erwachsener weiß man: Der Schmerz wird bald vergehen, die kleine Prellung an der Stirn wird schnell verheilen, und das ganze Ereignis wird in wenigen Stunden vergessen sein. Aber es geht hier nicht um die Perspektive des Beobachters, sondern um das Empfinden von Jonas selbst, der den Schmerz am eigenen Leib spürt und der nur über die seinem aktuellen Entwicklungsstand entsprechenden Fähigkeiten verfügen kann, die eigenen Emotionen zu bewältigen.

Kleine Kinder, deren Kompetenz zur Regulation von Emotionen noch stark von der Unterstützung durch ihre Bezugspersonen abhängig ist, brauchen schon bei Ereignissen Trost, die bei Erwachsenen meistens noch lange keine intensiven Gefühle[1] und auch keinen Wunsch auslösen, getröstet zu werden. Aber gleichgültig, wo genau die situationsabhängig und individuell recht unterschiedliche Schwelle liegt, ab der Menschen Trost brauchen, entsteht das Bedürfnis danach immer dann, wenn die jeweils eigenen, bisher entwickelten Kompetenzen, eine Situation emotional und/oder kognitiv zu bewältigen, an ihre Grenzen stoßen. Das führt zur Erfahrung einer *Krise*, d.h. »einem Missverhältnis zwischen der Schwierigkeit und Wichtigkeit des Problems und den unmittelbar verfügbaren Ressourcen, damit umzugehen« (Caplan 1964, 39).[2] Daraus ergibt

1 Ich benutze die Wörter »Gefühl« und »Emotion« in diesem Buch gleichbedeutend, auch wenn es in der Emotionspsychologie gute Gründe gibt, die beiden Begriffe zu differenzieren (vgl. z. B. Fontaine & Scherer 2013; Holodynski 2006). Eine solche Unterscheidung erscheint mir für meine hiesigen Zwecke aber unnötig.

2 Meine Textgestaltung und Zitationsweise folgen weitestgehend den Vorgaben der *Deutschen Gesellschaft für Psychologie* (2019).

sich – aus der *subjektiven* Perspektive der Betroffenen gesehen – für Kinder und für Erwachsene eine prinzipiell sehr ähnliche Ausgangslage:

Die Person, die des Trostes bedarf und tröstende Zuwendung hervorruft, hat etwas Schmerzliches erlebt, das sie mehr oder weniger fassungslos macht; sie ist mit ihren – zum gegebenen Zeitpunkt – verfügbaren Fähigkeiten zur Bewältigung problematischer Erfahrungen überfordert. Sie ist schockiert, erschüttert oder bestürzt und befindet sich in einem psychischen Ausnahmezustand, der durch ein sehr hohes Erregungsniveau und eine stark negative Erlebnisqualität (auch negative »Valenz« genannt) charakterisiert ist. Häufig ergibt sich die Fassungslosigkeit jedoch nicht allein daraus, dass etwas sehr Schlimmes passiert ist, sondern auch daraus, dass das schreckliche Ereignis für die betroffene Person unerwartet oder überraschend in ihr Leben eintrat und ihr gar keine oder viel zu wenig Zeit ließ, sich darauf einzustellen. Das führt dann zu der Krise.

Selbstverständlich können auch manche in ihrer Relevanz begrenzten Begebenheiten wie ein alltägliches Missgeschick oder eine erlebte Enttäuschung bzw. Kränkung (vgl. Staemmler 2016) das Bedürfnis nach Tröstung hervorrufen, je nach Ausmaß der gegebenen Vulnerabilität der betroffenen Person. Das muss nicht unbedingt zu einer Krise führen. Aber natürlich ist es für sie schön, wenn sie auch dann auf Verständnis und anteilnehmende Zuwendung trifft, die es ihr erleichtern, das Erlebte zu verarbeiten. Das gilt auch, wenn es für sie vielleicht nicht so schlimm war, dass sie unbedingt auf Unterstützung angewiesen ist. In diesem Buch beschäftige ich mich jedoch vorwiegend mit den schwerer wiegenden Anlässen, weil ich denke, dass man, wenn man weiß, wie man auf die größeren Belastungen eingehen kann, die ein anderer Mensch erlebt, auch mit den kleineren Belastungen angemessen umgehen wird.

Die größeren werden in der Literatur »*stressful life events*« genannt. Der Stress ergibt sich dabei aber nicht allein aus dem äußeren Anlass, sondern ist *relational* zu verstehen: »Psychologischer Stress ist eine besondere *Beziehung* zwischen Person und Umwelt, die von der Person als Belastung oder Überschreitung ihrer Ressourcen und als Gefährdung ihres Wohlbefindens eingeschätzt wird« (Lazarus &

Folkman 1984, 19 – H. d. V.[3]). Bei den Anlässen, die größeren Stress hervorrufen und den dringenden Bedarf an Trost wecken, handelt es sich somit um Vorfälle, die *von der betroffenen Person* – gemessen an ihren *eigenen* Fähigkeiten zur Bewältigung – als gravierend empfunden werden.

Umgekehrt: Sollte jemandem etwas passieren, bei dem er das Gefühl hat, für die notwendige Bewältigung ausreichende eigene Kräfte und Fähigkeiten sowie genug verfügbare Unterstützung durch relevante Bezugspersonen mobilisieren zu können, wird das für ihn nicht zu einem »*stressful life event*« ausarten, obwohl das für viele andere Menschen durchaus so sein könnte. Trotzdem kann man natürlich feststellen, dass bestimmte Ereignisse für die meisten Menschen zu einer starken Stressreaktion führen. Das sind in der Regel z. B. Ereignisse wie der Tod eines geliebten Menschen wie einem Ehepartner oder Kind, die ernsthafte Verletzung durch einen Unfall oder die Diagnose einer schweren Krankheit, die Erfahrung einer Gewalttat wie Beraubung oder Vergewaltigung, eine Trennung bzw. Scheidung nach langjähriger Ehe oder der Verlust eines Arbeitsplatzes (vgl. Dohrenwend & Dohrenwend 1981; Holmes & Rahe 1967, 216).

Solche Lebensereignisse passen in kein gewohntes Schema (vgl. Barlett 1932/1995). Sie stellen bislang Selbstverständliches radikal in Frage. Sie ziehen das, was zuvor als nahezu absolute Gewissheit galt, weitestgehend in Zweifel. Sie sprengen den Rahmen des bisher Denkbaren (vgl. Stolorow 1999). Sie haben keinen Platz in der bestehenden Vorstellungswelt der betroffenen Menschen (vgl. Parkes 1971). Sie übersteigen alles, was sie sich an emotionalen und kognitiven Bewältigungsstrategien in ihrem Leben angeeignet haben. Deshalb sind diese Menschen jetzt

> mit einer doppelten Dosis von Angst konfrontiert. Die eine Angst ist mit der Erfahrung verbunden, dass das eigene [physische bzw. psychische] Überleben … in einer Welt, die erschreckend und unsicher ist, in

3 Wenn ich als *Verfasser* dieses Buches eine Hervorhebung hinzugefügt habe, ist das mit der Abkürzung »H. d. V.« gekennzeichnet. Die Abkürzung »H. i. O.« nach Zitaten bedeutet »Hervorhebung im *Original*«.

> Gefahr sein kann. Die andere Angst ist mit dem Überleben ihres konzeptuellen Systems verbunden, das in einen Zustand des Umbruchs und der Desintegration gerät: Genau jene Grundannahmen, die für psychologische Kohärenz und Stabilität in einer komplexen Welt gesorgt hatten, sind die Annahmen, die nun zerbrochen sind.
> (Janoff-Bulman 1992, 64)

Dies alles kann das Verhältnis des Menschen zu seiner Welt (zumindest vorübergehend) zerrütten, ihn von ihr entfremden[4] und zum zeitweiligen Verlust der Selbstbeherrschung, z.B. in Form von verzweifeltem, entsetztem und ungehemmtem Weinen, führen. Darin zeigt sich eine der wenigen unter solchen Bedingungen verbleibenden Möglichkeiten, »in weder verstandesmäßig noch gefühlsmäßig beantwortbaren Lagen, in Grenzlagen, die keinem sinnvollen Verhalten mehr eine Ansatzmöglichkeit bieten, doch noch zu reagieren« (Plessner 1957, 441). Unter Umständen können manche Menschen aber nicht einmal mehr auf diese Weise auf das Erlebte antworten und fallen als Reaktion auf das für sie Unfassbare in Erstarrung (›Totstellen‹), depressive Leere, Verbitterung oder in dissoziative Zustände (vgl. Eckhardt-Henn & Spitzer 2017; Nijenhuis 2016).

Erfahrungen wie diese haben überdies das Potenzial, in lange nachwirkende Traumatisierungen zu münden, weil sie die Psyche der Person in einem Ausmaß bzw. in einer Form herausfordern und belasten, das bzw. die sie kaum bewältigen kann – jedenfalls nicht, wenn sie auf sich allein gestellt ist. Denn eine Traumatisierung, d.h. eine bleibende psychische Schädigung, erwächst in vielen Fällen nicht nur aus dem verhängnisvollen Ereignis selbst und dem dabei erlebten Kontrollverlust (dem Trauma), sondern auch daraus, was zwischenmenschlich darauf folgt (vgl. Balint 1969). Im negativen Fall

4 Mit Hartmut Rosa kann man »Entfremdung als einen Modus der Weltbeziehung … bestimmen, in dem die (subjektive, objektive und/oder soziale) Welt dem Subjekt gleichgültig gegenüberzustehen scheint *(Indifferenz)* oder sogar feindlich entgegentritt *(Repulsion)*. Entfremdung bezeichnet damit eine Form der Welterfahrung, in der das Subjekt den eigenen Körper, die eigenen Gefühle, die dingliche und natürliche Umwelt oder aber die sozialen Interaktionskontexte als äußerlich, unverbunden und nichtresponsiv bzw. als *stumm* erfährt« (2016, 306 – H.i.O.).

trifft die betroffene Person auf Ignoranz oder sogar auf Ablehnung und Misshandlung, was bedeutet, dass sie entweder allein gelassen oder auch noch zusätzlich diskriminiert und beschädigt wird.

Die psychischen Folgen solcher destruktiven Reaktionen auf trostbedürftige Menschen sind verständlicherweise umso einschneidender, je mehr die betroffene Person sich von den anderen, an die sie sich wendet, Verständnis und Unterstützung erhofft. Das sind insbesondere Angehörige, Freunde oder Eltern, zu denen sie eine enge Beziehung hat, aber auch Ärzte, Pfarrer oder Polizisten, von denen sie wegen deren Beruf guten Grund hat, Beistand zu erwarten. Wenn z. B. eine Frau, die sich nach einer Vergewaltigung an die Polizei wendet, um Anzeige zu erstatten und Hilfe zu bekommen, dort nicht ernst genommen oder – im leider nicht ausgeschlossenen Extremfall – erneut vergewaltigt wird, dürfte sie kaum eine Chance haben, ihr primäres Trauma einigermaßen konstruktiv zu verarbeiten; dem ersten Trauma folgt ein weiteres – und das ausgerechnet in einem für sicher und schützend gehaltenen Kontext *(»sanctuary trauma«)*.[5] Das ist dann für sie noch viel weniger zu fassen als das erste Ereignis, das schon schlimm genug war und für dessen mögliche Bewältigung alle Unterstützung erforderlich wäre, die menschenmöglich ist.

Unabhängig davon, ob solche zusätzlichen Stressfaktoren gegeben sind oder nicht, werden die Probleme, die sich aus derartigen Lebensereignissen für die Betroffenen ergeben können, im Rahmen der *Internationalen Klassifikation der Krankheiten* (ICD-10 – WHO 1992) meist einer von vier diagnostischen Kategorien zugeordnet: (1) »akute Belastungsreaktionen« (F43.0), (2) »posttraumatische Belastungsstörungen« (F43.1), (3) »Anpassungsstörungen« (F43.2) oder (4) »andauernden Persönlichkeitsänderungen nach Extrembelastung« (F62.0). Die Unterschiede zwischen diesen Kategorien liegen in der Art und Heftigkeit der jeweils auftretenden Symptome sowie in der Dauer ihres Auftretens. Sie spielen für meine weiteren Überlegungen aber keine erhebliche Rolle. Denn mir geht es vor allem darum,

5 *»Sanctuary«* bedeutet »Zufluchtsort«. – Eine viel zu große Zahl von Geflüchteten, die in für zivilisiert gehaltenen Ländern vor Krieg oder Verfolgung Zuflucht bzw. Asyl suchen, können leider von diesem zusätzlichen Trauma berichten.

wie man die betroffenen Menschen in ihrem unmittelbaren, subjektiven Erleben unterstützen, nicht darum, wie man sie kategorisieren kann (vgl. Staemmler 1989).

Denn in allen Fällen, die (früher oder später) Anlass für solche Diagnosen geben, ist die nötige psychologische ›erste Hilfe‹ der Trost, um den es in diesem Buch geht. Seine Funktion besteht nicht darin, »die Quelle des Leids zu beseitigen, sondern vielmehr darin, negativen Gefühlen entgegenzuwirken und ein Gefühl von Gemeinschaft und bedeutungsvoller Zugehörigkeit wiederherzustellen« (Hanser et al. 2016, 123). Hier ist der indogermanische Wortstamm *»tr«* erhellend; er findet sich auch in deutschen Wörtern wie *Treue* und *Vertrauen* oder in englischen wie *true* (wahr) und *trust* (Vertrauen) – aber auch in *tree* (Baum, speziell die Eiche) und verweist auf Festigkeit, Stabilität, Verlässlichkeit und Schutz.

Glücklicherweise sind viele Menschen bereit und in der Lage, anderen, selbst wenn diese ihnen unbekannt sind, Trost anzubieten: Fernsehbilder, die zeigen, wie Menschen einander umarmen, die gerade einem Terroranschlag oder Amoklauf entkommen sind, illustrieren das auf einprägsame Weise. Aber auch alltäglichere Situationen wie etwa solche, die sich zwischen einem Kind wie Jonas, das sich wehgetan hat, und seinem Vater, der über die Beule pustet und ihm beruhigend zuredet, ereignen, sind typische und allgemein bekannte Beispiele.

Das Beispiel von Jonas' Unglück und den Reaktionen seines Vaters enthält einige Aspekte von durchaus systematischem Wert, obwohl der Vater vermutlich ohne Fachwissen, einfach spontan und intuitiv reagiert hat. So beschreibt der Vater in kindgerechten Worten zunächst anteilnehmend den Verlauf des Ereignisses, wie er es miterlebt hat, und benennt dabei ausdrücklich die Tatsache, dass Jonas sich wehgetan hat; er zeigt damit *Verständnis für die Situation* und *Anteilnahme am Schmerz* des Kindes. Dann fragt er den Sohn, wie er getröstet werden möchte (»Soll der Papa pusten oder das Aua streicheln?«), und tut dies, nachdem Jonas seinen Wunsch geäußert hat. Er prüft somit zunächst den kindlichen *Bedarf an Trost* und zugleich auch die ihm dafür passend erscheinende *Form des Tröstens* (hier das Pusten, kein Streicheln).

Daraufhin gewährt der Vater ihm den gewünschten *emotionalen Halt*, indem er ihn auf den Arm nimmt und pustet. Nach einer Weile sagt er dann: »So ein blöder Eimer auch!« Damit bietet er dem Kind abschließend einen *kognitiven Rahmen* an, der es dem Sohn ermöglicht, das schmerzhafte Ereignis als einen relativ normalen Vorgang zu betrachten und die Verantwortung für den Schmerz dem Spielzeug zuzuschreiben (und nicht sich selbst). Schließlich, als Jonas aufgehört hat zu weinen, fragt der Vater nach: »Geht es jetzt wieder, mein Schatz?« Nach Jonas' Bestätigung entlässt Tim ihn wieder.

Die drei wesentlichen Elemente dieses Vorgangs zwischen Jonas und seinem Vater lassen sich verallgemeinern:

- Trösten bedeutet zuerst und vor allem die *mitfühlende Zuwendung* zu den betroffenen Personen, durch die sie erfahren, dass sie in Bezug auf das, was sie Schreckliches erlebt haben, nicht allein gelassen, sondern mit ihrer aufgewühlten »Grenzlage« verstanden und unterstützt werden und sich mit anderen *verbunden* fühlen können. »Erwachsene, die potentiell verheerenden Ereignissen wie Kriegen, tätlichen Angriffen oder Naturkatastrophen ausgesetzt sind, … kommen durchweg besser zurecht, wenn sie sich auf andere Menschen stützen können« (Bonanno 2012, 84). Das ist die *soziale* Dimension des Tröstens.
- Der zweite Aspekt des Tröstens, der eng mit dem ersten verknüpft ist, besteht darin, den betroffenen Menschen einen psychischen und – bei Bedarf – auch physischen *Halt zu geben*, der es ihnen ermöglicht, ihren überaktivierten und negativen emotionalen Zustand in den direkten Kontakt mit einem anderen Menschen und dadurch auf ein erträgliches Maß zu bringen. Hier geht es um die *emotionale* Dimension, d. h. um die Hilfe bei der emotionalen Regulation, die im Kontakt mit einem anderen, empathischen Menschen in der Regel sehr viel besser gelingen kann als im Alleinsein (vgl. Kessler et al. 1985; Schore 2003).
- Auf die ersten beiden Aspekte kann dann drittens – und meist zu einem späteren Zeitpunkt – der Versuch folgen, den Betroffenen dabei zu assistieren, das, was sie Schlimmes erlebt haben, möglichst günstig zu verarbeiten. Darüber habe ich im Vorangegange-

nen (außer kurz im Beispiel von Jonas) noch nichts gesagt. Ich werde im dritten Kapitel aber zu zeigen versuchen, dass Unterstützung häufig nötig und nützlich bei der Suche danach ist, wie die Betroffenen dem Erlebten einen Sinn geben und welche Konsequenzen sie für sich daraus ziehen, damit es ihnen möglich wird, in Zukunft ein *möglichst wenig eingeschränktes, ja vielleicht sogar bereichertes Leben* zu führen. Denn auch nach schockierenden Erfahrungen besteht »die Möglichkeit zur persönlichen Weiterentwicklung z. B. in Form einer intensiveren Wertschätzung des Lebens, der Intensivierung persönlicher Beziehungen, des Bewusstwerdens eigener Stärken oder der Entwicklung neuer Lebensperspektiven« (Baumann & Linden 2008, 16). – Dies kann man als die *kognitive* Dimension des Tröstens verstehen.

In den drei folgenden Kapiteln befasse ich mich schwerpunktmäßig mit jeweils einem der drei genannten Aspekte des Tröstens, dem sozialen, dem emotionalen und dem kognitiven. Diese Gliederung halte ich für sinnvoll, um die einzelnen Gesichtspunkte jeweils deutlich darstellen zu können; in der Realität ist es aber natürlich immer so, dass die verschiedenen Aspekte in vielfacher Weise ineinander verflochten sind und in unterschiedlichen Gewichtungen und Kombinationen in Erscheinung treten.

Bei meiner Erörterung der verschiedenen Aspekte werde ich immer wieder auf Forschungsergebnisse, Konzepte und Theorien aus der Psychologie bzw. der Psychotherapie sowie der Philosophie zurückgreifen, die den Hintergrund meiner Überlegungen bilden. Denn ich möchte nicht nur meine persönlichen Ansichten über das Trösten zum Ausdruck bringen, sondern mich bei meiner Beschäftigung mit diesem Thema auch und besonders auf *wissenschaftlich* begründetes Wissen beziehen, das sich bei der Beschäftigung mit Trost heranziehen lässt. Denn meines Erachtens existiert dazu ein relativ großer Fundus an Fachkenntnissen, der allerdings meist im Zusammenhang mit anderen Themen genutzt wird. Mir ist dabei klar, dass es lange Traditionen des Tröstens in wohl den meisten Kulturen, insbesondere in religiösen bzw. seelsorgerlichen Zusammenhängen, gibt. Ich werde mich allerdings vorzugsweise auf den

Diskurs der modernen westlichen Psychologie beziehen, der ohne Zweifel auch in der Linie der erwähnten Traditionen steht.

Damit der folgende Text nicht nur theoretisch ist, sind an zahlreichen Stellen Beispiele eingefügt, und zwar in zweierlei Form: Erstens gebe ich immer wieder Konkretisierungen im laufenden Text. Und zweitens sind über das ganze Buch hinweg ab und zu *Textboxen* eingefügt, die zusätzliche Beispiele liefern; sie weisen hinsichtlich der darin vorkommenden Personen eine besondere Konkretheit und außerdem eine narrative Kontinuität auf. Sie wurden von meiner Frau, Barbara Staemmler, verfasst, die übrigens auch die Idee für dieses Buch hatte.[6] Die erste Textbox haben Sie bereits am Anfang dieser Einleitung gelesen. Wie wir hoffen, leisten diese Textboxen einen besonderen Beitrag zur Anschaulichkeit der dargestellten Überlegungen.

Von daher ist dieses Buch nicht nur für Professionelle in helfenden Berufen verfasst, sondern generell für Menschen, die anderen gerne beistehen wollen, wenn diese sich in einer Krise befinden. Ich habe es für Menschen geschrieben, denen es ein Anliegen ist, den von Erschütterungen Betroffenen Beistand auf eine Weise zu leisten, die auf solidem psychologischen Wissen beruht, und denen es vor allem am Herzen liegt, diejenigen, die Unterstützung und Trost brauchen, mit allen ihren Emotionen ernst zu nehmen und auf humane Weise zu begleiten.

Ich beginne darum mit dem sozialen Aspekt des Tröstens, dem Mitgefühl. Doch bevor ich das tue, möchte ich mich nicht nur bei Barbara Staemmler, sondern auch bei Rolf Merten und Doris Köhler für ihre freundlich-kritische Unterstützung bedanken, die ich von ihnen für die Arbeit an dem vorliegenden Buch (und auch ansonsten in vielerlei Hinsicht) erhalten habe. Ich bin glücklich, eine wunderbare Partnerin sowie liebevolle Freunde zu haben, auf deren menschliche Integrität und persönliches Engagement für unsere Beziehungen ich mich seit Jahrzehnten verlassen kann.

---

6 Anlass war eine Endnote, die sie in einem meiner anderen Texte gelesen hatte (vgl. Staemmler 2020c, 19, Endnote 8).

KAPITEL 1

Die soziale Dimension – Mitgefühl für das Geschehene

> *Unsere Emotionen verbinden uns miteinander, aber es ist unsere Fürsorge für die Emotionen und Bedürfnisse anderer, die zwischenmenschliche Bindungen fördert.*
>
> (Nichols et al. 2009, 450)

»Wenn man tröstendes Verhalten bei Tieren beobachten könnte, die über keine fortgeschrittenen kognitiven Fähigkeiten verfügen, dann würde dies nahelegen, dass es auf [evolutionär] viel älteren, weiter verbreiteten und weniger kognitiven Kompetenzen beruht«, schreiben die Verhaltensbiologen Burkett et al. (2016, 375). Sie überprüften ihre Überlegungen mit Untersuchungen an Präriewühlmäusen, deren kognitive Begabung ja bekanntermaßen als nicht besonders stark ausgeprägt gilt: Wenn diese mitbekommen hatten, dass ihre verwandten Artgenossen einer Stresssituation ausgesetzt waren, wandten sie sich ihnen schnell zu und pflegten deren Fell[7] auf besonders gründliche Weise. Das führte bei den gestressten Tieren – und interessanterweise auch bei den ›tröstenden‹! – zu einer deutlichen Abnahme der physiologischen Stressreaktionen. Aufgrund dessen sahen die Forscher ihre Vermutung bestätigt, dass »tröstendes Verhalten nicht auf hochentwickelte kognitive Fähigkeiten angewiesen ist« (a. a. O., 378).

An dem evolutionären Erbe, das sich bei den Präriewühlmäusen – und übrigens auch bei Menschenaffen (vgl. de Waal & van Roosmalen 1979; Flack & de Waal 2000) – zeigt, haben auch wir Menschen teil. Nachdem ich das gesagt habe, muss ich zur Ehrenrettung

7 Diese Aktivität wird »*grooming*« genannt.

jener Spezies, die sich als ›Krone der Schöpfung‹ versteht, allerdings sofort hinzufügen, dass bei uns, verglichen mit den putzigen Nagetierchen, zusätzliche Entwicklungen und Einflüsse eine Rolle spielen. Tröstendes Verhalten im eigentlichen Sinne lässt sich erst bei Kindern ab dem Alter von ca. eineinhalb Jahren beobachten (vgl. Zahn-Waxler & Radke-Yarrow 1990; Nichols et al. 2009).

Trotzdem scheint es bei ausgeprägt sozialen Säugetieren etwas zu geben, das man vielleicht als eine *leiblich verankerte, präkognitive Disposition zur Sorge um andere* charakterisieren könnte. Diese Eigenschaft veranlasst auch den *homo sapiens*, spontan und intuitiv mit prosozialem Verhalten auf das Leid von anderen Menschen (oder auch von Tieren) zu reagieren, wenn er es beobachtet, und zwar ganz besonders, wenn er es an Lebewesen bemerkt, zu denen er in einer engen Beziehung steht.

> Es ist erwiesen, dass die Betreuung von Nachkommen stark durch deren Anzeichen von Stress hervorgerufen wird, insbesondere wenn die Betroffenen verletzlich sind … Ebenso zeigen Studien an Liebespaaren, dass Unterstützungsverhalten als Reaktion auf die Bedürftigkeit eines Partners aktiviert wird und dass intensivere Ausdrucksformen von Not mit verstärkter Fürsorge verbunden sind. (Collins et al. 2014, 603)

Resonanz und Responsivität

Erste Anzeichen dafür sind bereits bei Säuglingen daran zu erkennen, dass sie dazu neigen, sich emotional ›anstecken‹ zu lassen (vgl. Neumann & Strack 2000) bzw. den wahrnehmbaren Ausdruck eines anderen zu imitieren:[8] Wenn ein Baby schreit, springt der Funke leicht zu einem anderen Baby über, das sich in der Nähe befindet, und es bricht mit relativ großer Wahrscheinlichkeit ebenfalls in Schreien aus. Offenbar ›überträgt‹ sich das Verhalten des einen Kindes auf das andere. Vielleicht ist es aber nicht nur das äußere Ver-

8 Die Fähigkeit zu imitieren ist eine der praktisch von Geburt an vorhandenen sozialen Fertigkeiten (vgl. Meltzoff 2011).

halten; möglicherweise aktiviert das Schreien des einen Babys, wenn man es als Ausdruck eines psychischen Zustands versteht, ein ähnliches Befinden in dem zweiten Säugling, das diesen dann veranlasst, seinerseits dieses Befinden mit Schreien zum Ausdruck zu bringen. Viele neuere Untersuchungen über die Funktion sogenannter »Spiegelneurone« lassen eine solche Deutung recht plausibel erscheinen (vgl. Iacoboni 2009).

Bei Erwachsenen finden solche Vorgänge natürlich nicht mehr so ungefiltert statt wie bei Kleinkindern. Denn im Laufe der Sozialisation bilden sich vielerlei psychische Prozesse heraus, die sowohl den Vorgang der Imitation als auch den des Ausdrucks hemmen: Das Imitieren – manchmal ist hier auch von »verkörperter Simulation«[9] (vgl. Gallese 2006) die Rede – wird im Unterschied zu der Unmittelbarkeit, die es bei Babys hat, erstens dadurch relativiert, dass sich das Bewusstsein von der eigenen, von der des Anderen *unterschiedlichen* Perspektive und Situation mit der Zeit immer mehr ausprägt. Zweitens wird die Unmittelbarkeit des emotionalen Ausdrucks durch das Erlernen von kulturell überlieferten und im Laufe des Lebens angeeigneten Regeln für das Ausdrucksverhalten (»Darbietungsregeln« – vgl. Ekman 1988) modifiziert. Und schließlich unterscheidet sich die erwachsene von der kindlichen Emotionalität auch dadurch, dass der Gefühls*ausdruck* seine alleinige Funktion als Appell an Bezugspersonen verliert, allmählich verinnerlicht wird und stärker der eigenen Orientierung dient (vgl. Holodynski 2006).[10]

Doch das alles sind kognitiv geprägte Lernprozesse, die die primär gegebene Neigung zur Ansteckung bzw. Simulation später ergänzen und dann in vielen Situationen auch überlagern können. Bevor sie wirksam werden, greift aber erst einmal die unmittelbare ›Gefühls-

9 »Simulation« ist hier nicht negativ gemeint, wie es etwa bei der Aussage der Fall ist, »er simulierte eine Krankheit«. Es geht hier um die Wortbedeutung, wie wir sie z. B. von »Computer-Simulation« kennen: Die Abläufe eines Systems werden in ähnlicher Form in einem anderen System abgebildet.

10 Deswegen sind Autoren völlig auf dem Holzweg, die eine Art 1-zu-1-Entsprechung von Gefühlen mit deren Ausdruck als Manifestation psychischer Gesundheit propagieren (vgl. z. B. Dreitzel 2018); es handelt sich dabei eher um eine Manifestation psychischer Infantilität, die man in Kenntnis der neueren Emotionsforschung bei Erwachsenen sinnvollerweise nur als regressiven oder defizitären Prozess verstehen kann.

übertragung‹. Dieses Wort ist allerdings irreführend, weil das Gefühl nicht von einer Person zu einer anderen transferiert wird, sodass es dann nicht mehr an dem ›Ort‹ wäre, wo es entstanden ist. Das ist der Grund, warum ich das Phänomen, um das es hier geht, lieber als *Resonanz* bezeichnen möchte. Denn hier gibt es eine bedeutsame Parallele zu Musikinstrumenten, deren Schwingungen in benachbarten Klangkörpern ähnliche Schwingungen hervorrufen.

In dieser Metapher ist ein wichtiges Element enthalten: Die Resonanz des zweiten Musikinstruments ist nicht einfach nur ein Echo, sondern ist immer gefärbt von seinen *eigenen* Klangqualitäten. Schlägt man z. B. eine Trommel, in deren Nähe sich ein Gong befindet, beginnt der Gong seinerseits zu schwingen, aber natürlich klingt er dabei wie ein Gong, nicht wie eine Trommel. Das bedeutet,

> dass sich die beiden Entitäten der Beziehung in einem schwingungsfähigen Medium (oder Resonanzraum) wechselseitig so berühren, dass sie als *aufeinander antwortend*, zugleich aber auch *mit eigener Stimme sprechend*, also als ›zurück-tönend‹ begriffen werden können.… Ebendeshalb darf Resonanz weder im wörtlichen noch im übertragenen Sinne mit Echo verwechselt werden: Dem Echo fehlt die *eigene Stimme*. (Rosa 2016, 285 f. – H. i. O.)

Auf den Kontakt zwischen Menschen bezogen meine ich damit: Die Emotion der ersten Person findet ihre Resonanz in der Emotion der zweiten Person in der Form, dass die zweite Person die *emotionale Qualität*,[11] die die erste Person erlebt – z. B. die Erschütterung, die Trauer, den Schmerz etc. – in *ähnlicher* Weise auch in sich selbst empfindet. Das Wort »ähnlich« ist hier wichtig, denn Resonanz ist keine identische Schwingung, sondern unterscheidet sich von dem, worauf sie antwortet, in mehrfacher Hinsicht: Sie ist zunächst in ihrer Intensität schwächer; sie tritt außerdem mit einer gewissen Verzögerung ein; und *last but not least* enthält sie Qualitäten, die

11 Hier ist *nicht* von der *Quantität* oder Intensität die Rede; dazu mehr weiter unten.

nicht nur von dem Originalton bestimmt werden, sondern auch von den Eigenschaften des resonierenden Menschen.

> Sandra und Tim wünschen sich schon seit längerer Zeit Kinder. Sandra hatte schon häufig gehofft, dass sie schwanger sei, wenn ihre Periode für ein oder zwei Tage ausblieb. Und oft musste sie ihre Enttäuschung verarbeiten. Jetzt aber scheint es endlich geklappt zu haben, denn der Schwangerschaftstest ist positiv. Die ersten Schwangerschaftswochen erleben Sandra und Tim mit viel Vorfreude. An Probleme denken sie nicht.
>
> Doch an einem Vormittag auf der Arbeit entdeckt Sandra Blutspuren. Sie kommt kreidebleich und zitternd von der Toilette und trifft auf ihre Freundin und KollegIn Maria. Ohne dass die beiden irgendwelche Worte wechseln, spürt Maria Angst, und sie hat das Gefühl, ihr Kreislauf sackt ab. Beide stehen sich eine Weile gegenüber, bevor Maria die Initiative ergreift und mit Sandra in ihr Büro geht; sie sagt: »Ich spüre Angst und ich vermute, dir geht es genauso, und das ist der Grund, weshalb du so blass und zittrig bist.« Sandra antwortet: Ja, ich habe Angst, mein Baby zu verlieren, auch wenn ich weiß, dass ein bisschen Blut am Anfang vorkommen kann.«
>
> Beide sitzen noch eine ganze Weile ohne Worte zusammen. Schließlich sagt Sandra: »Danke, es hat so gutgetan, dass du einfach nur da warst.«

Die Resonanz-Metapher ist in besonderer Weise zutreffend, wenn es um Emotionen geht, denn diese sind schließlich nicht nur Überlegungen oder Einschätzungen, sondern maßgeblich *»aufgeregte* Gedanken« (vgl. Staemmler 2019, 4). Sie sind »Formen der intensiven Aufmerksamkeit und des Engagements, mit denen die Welt in ihrer Beziehung zum Selbst erschlossen wird« (Nussbaum 2001, 106). Sie machen sich durch spürbare Erregung (z. B. erhöhten Puls, schnellere Atmung, Schwitzen) zwar subjektiv deutlich bemerkbar, aber bleiben doch nicht nur subjektive Empfindungen, sondern erfüllen durch ihren *Ausdrucks*aspekt auch eine kommunikative Funktion (aufgrund ihrer für andere erkennbaren körperlichen Anzeichen wie z. B. muskuläre Spannungen, Bewegungen, Gestik, Mimik).

> Gefühle stellen also eine weit ursprünglichere, sowohl summarischere als auch umfassendere Art von … Kommunikation mit der begegnenden Umwelt dar als der (spezifisch menschliche) Intellekt: Sie vermitteln averbal erste noch weitgehend ganzheitliche »Eindrücke« bzw. »Ausdrücke« … und bilden so eine Art grundlegenden Raster, der dann durch den analytischen Intellekt sozusagen weiter moduliert und ausdifferenziert wird. (Ciompi 1989, 82)

Dafür, dass die Emotionen eines Menschen in einem anderen Menschen Resonanzen hervorbringen können, müssen *beide* Beteiligte jeweils bestimmte Voraussetzungen mitbringen. Derjenige, der sich in der potenziell unterstützenden Position befindet, muss bereit sein, sich *nicht* gegen die in ihm entstehende Resonanz zu wehren oder sich ihr aktiv zu verschließen. Ich formuliere das bewusst mit einer Negation, weil das Berührtsein *primär* ist; es entsteht sozusagen ›von selbst‹, solange man es *nicht* verhindert. Wenn die Abgrenzung aktiviert wird, ist das ein *sekundärer* Prozess in Reaktion auf die sich bemerkbar machende Resonanz (vgl. Staemmler 2009a, 185 ff.).

Dem ist hinzuzufügen, dass die Distanzierung vielen Menschen gar nicht mehr als ihre eigene Aktivität bewusst wird, weil sie in unserer Kultur viel zu verbreitet und selbstverständlich und daher für die meisten zur ›zweiten Natur‹ geworden ist. Aber es gibt auch ganz individuelle Motive für die Abgrenzung gegen die Anteilnahme. So kann es z. B. sein, dass jemand Angst vor den unangenehmen Gefühlen hat, die für ihn spürbar würden, wenn er sich für das Leid der trostbedürftigen Person öffnete.[12]

---

12 In der psychologischen Forschung wurde das unter dem Stichwort *»bystander apathy«* untersucht (vgl. Latané & Darley 1969). Ein ähnlich erscheinendes, aber völlig anders motiviertes Phänomen kann sich im Kontext von helfenden Berufen, z. B. bei Psychotherapeuten, zeigen. Hier ist manchmal von einem *»compassion fatigue«* die Rede, das sich bei ansonsten einfühlungsbereiten Menschen einstellen kann, wenn sie von einer lange andauernden Konfrontation mit dem Leid anderer erschöpft oder überfordert sind und dadurch unter »sekundärem traumatischem Stress« leiden (vgl. Figley 1995; 2002; Staemmler 2009, 191).

Abends berichtet Sandra Tim von den leichten Blutungen und von ihrer Angst. Sie zittert zwar jetzt nicht mehr, aber ihr steigen Tränen in die Augen. Kurz fühlt sich Tim berührt, dann aber wehrt er seine Gefühle ab und denkt sich: »Nach diesem anstrengenden Arbeitstag kann ich Tränen jetzt wirklich nicht ertragen.«
Er wendet sich an Sandra: »Schatz, reg' dich doch nicht gleich auf. Das bedeutet bestimmt gar nichts. Bislang war doch alles prima und in Ordnung.« Sandra schaut in sein abweisendes Gesicht, fühlt sich nicht gesehen und zieht sich mit ihrem Kummer in sich zurück.

Der emotionale Ausdruck eines Menschen gegenüber einem anderen ist etwas, womit er den anderen sowohl *anspricht*, als auch etwas, womit er einen impliziten *Anspruch* an den anderen stellt, ihm zu antworten bzw. zumindest die Entscheidung zu treffen, ob er antworten will oder nicht. Doch natürlich ist auch die unterlassene oder verweigerte Antwort eine Antwort. Allerdings verlangt die Bereitschaft, das Entstehen einer tröstenden Situation zu ermöglichen, den Entschluss, sich von der Situation des anderen *ansprechen* zu lassen und sich seinem *Anspruch* zu stellen; Waldenfels (2000, 268) nennt das »Responsivität«. Sie ist die Voraussetzung dafür, eine Resonanz mit der Not des anderen Menschen zuzulassen; das bedeutet allerdings auch den Verzicht auf die vollständige Kontrolle über das eigene Erleben, weil sie in jeder echten zwischenmenschlichen Begegnung störend wirkt. Denn die Offenheit für das Unbekannte, das sich erst noch entwickeln wird, ist ein bedeutendes Element jeder Begegnung und erfordert ein klares Ja zu der Möglichkeit, *beeinflusst* oder *verändert* aus ihr hervorzugehen – ohne dass man vorab schon wissen könnte, welche Form diese Veränderung annehmen wird.

So gesehen liegt der Ausgangspunkt für das Trösten in der Bereitschaft, diese Art von Kontrolle aufzugeben und etwas mit sich *geschehen* zu lassen. Dieser Ausgangspunkt lässt sich auch als die bewusste Aufgabe jeder Machtposition gegenüber dem erschütterten Menschen begreifen. Er liegt in der Bereitschaft, sich für die Vulnerabilität des anderen zu öffnen, sich von ihr berühren zu lassen – und in seiner Verletztheit und Verletzlichkeit vielleicht sogar eine liebenswerte menschliche Schönheit zu erkennen. Wirklicher Trost, so wie ich ihn verstehe, entspringt keiner Machtposition, sondern impliziert den freiwilligen Verzicht darauf.[13] Die Aussage »Ich tröste dich« ist daher, wenn man sie in ihrer Subjekt-Objekt-Struktur wörtlich und ernst nimmt, eine implizite Anmaßung, die ich nur akzeptieren kann, wenn sie als bewusste sprachliche Verkürzung dem Zweck der Alltagstauglichkeit dient.[14]

Eigentlich müsste es stattdessen heißen: »Ich öffne mich für dich und deine Not in der Hoffnung, dass du durch unsere Begegnung Trost findest.« Das wäre der Ausdruck einer Haltung, die die Grenzen ihrer Einflussmöglichkeiten erkennt und akzeptiert. Frei nach Theodor W. Adorno könnte man diese Haltung als eine Form von Liebe für den erschütterten Menschen verstehen: »Geliebt wirst du einzig, wo du schwach dich zeigen darfst, ohne Stärke zu provozieren« (2001, 365).

Die Hoffnung der unterstützenden Person ist immer ungewiss und unbestimmt; sie lässt sich nicht begründen, denn sie beruht allein auf der anteilnehmenden Haltung dessen, der die Hoffnung im Interesse des erschütterten Menschen hegt, ohne dabei jemals wissen zu können, ob das Erhoffte eintritt und, wenn ja, in welcher Form, bzw. ob die leidendende Person sich von seiner Hoffnung überhaupt affizieren lässt.

Scham, Vertrauen und »Innewerden«

Die Person, die Trost erfahren möchte, muss ebenfalls Voraussetzungen erfüllen, wenn auch ganz andere: Vor allem muss sie bereit sein, sich mit ihrer Not *anzuvertrauen* und zu *zeigen*; die erwähnten

---

13 Ein nicht beabsichtigter Nebeneffekt besteht darin, dass sich somit auch die Person in der unterstützenden Position auf eine gewisse Ohnmacht einlässt und so das mögliche Gefälle zwischen sich und der anderen Person, die sich ihrem Leid mehr oder weniger hilflos ausgeliefert fühlt, mindestens in der Tendenz reduziert.

14 Ich werde mich deshalb darum bemühen, solche Verkürzungen im Weiteren zu vermeiden, und nehme die eine oder andere etwas umständliche Formulierung lieber in Kauf.

Darbietungsregeln – z.B. »Ein Mann zeigt keinen Schmerz« – oder auch ganz individuelle, biografisch entstandene Schamgefühle – z.B. »Wenn ich hilflos bin, werde ich ausgelacht« – können das verhindern. Gerade Scham kann hier ein einflussreicher Faktor sein, weil sie für das Gegenüber oft nicht als konkret erlebtes Gefühl des Leidenden erkennbar wird, das ja im Prinzip ebenso wie jedes andere Gefühl in ihm eine Resonanz finden könnte. Aber zur Scham gehört häufig auch die Scham für die Scham, die dann zum Verbergen der Scham führt und dem Gegenüber die Resonanz unmöglich macht oder wenigstens erschwert.[15]

Wenn man Trost erfahren möchte, muss man also darauf vertrauen können, »daß nichts von dem, was anvertraut wurde, mißbraucht und gegen einen verwendet wird. Dies bedeutet, daß man durch Selbstentblößung, durch Selbstenthüllung der innersten Bestrebungen, nicht Verachtung oder kalte Ablehnung erwartet, sondern Annahme« (Wurmser 1990, 453). Gerade nach einem schockierenden Erlebnis ist man auf respektvolle Behandlung angewiesen, insbesondere nach Situationen wie Gewalterfahrungen, in denen die eigene Würde bereits verletzt wurde. Dann braucht man zum Trost einen taktvollen Umgang seines Gegenübers mit der offensichtlich werdenden eigenen Fragilität, der geeignet ist, die erschütterte Würde wieder zu stabilisieren. Ein solcher Umgang rechtfertigt erst im Nachhinein den Vertrauensvorschuss, den man seinem Gegenüber gewähren muss, denn ohne sich anzuvertrauen, kann man keine tröstliche Rückwirkung auf sich selbst erfahren.

Die Angst vor der Scham ist nicht nur der direkte Weg in die Vereinsamung, sondern zugleich auch der in die Trostlosigkeit: »Wenn der Mensch … keine Trauer, keine Melancholie, keine Schuld mehr meint eingestehen zu dürfen, versickern im gleichen Maße die Trostpotenziale und die Tröstungsbereitschaft[16]« (Kissler 2008, 120). Deshalb ist es wichtig, dass der Erschütterte dieser Angst nicht erliegt und auch nicht der Gefahr, die drohende Scham durch falschen Stolz zu überspielen – »Ich brauche niemanden; ich komme schon allein

15 Ich danke Doris Köhler herzlich für die Anregung, den Einfluss von Schamgefühlen deutlich anzusprechen.

16 Gemeint ist die Bereitschaft, sich trösten zu *lassen*.

klar«. – Dabei hilft es, sich bewusst zu machen, dass man sich nur für etwas zu schämen droht, das man *selbst* für einen eigenen *Makel* hält, z. B. den Kontrollverlust, wenn heftige Gefühle einen überwältigen, die Hilflosigkeit gegenüber der traumatischen Situation oder das daraus erwachsende Angewiesensein auf Unterstützung durch andere:

> Sich … dem Trost nicht entziehen heißt auch, sich einzugestehen, dass man mit sich allein nicht fertig wird. Man ist angewiesen. Diese Bedürftigkeit ist vielleicht die größte Kunst, die man lernen kann. In den wichtigsten Dingen des Lebens ist man nicht sein eigener Meister. (Steffensky 2008, 53)

Oft verbirgt sich in der Meinung, die eigene Hilfsbedürftigkeit und Bestürzung zu zeigen sei eine Blamage, die Befürchtung, die *anderen* Menschen könnten meinen, diese Gefühle stellten einen Makel dar und könnten mich dafür verachten. Auch wenn es sich dabei häufig um eine Projektion handelt, ist natürlich nie mit vollständiger Sicherheit auszuschließen, dass sie auch einmal zutrifft. Es bleibt darum immer ein gewisses Risiko bestehen, wenn man sich jemandem anvertraut; dies bewusst in Kauf zu nehmen, ist natürlich nicht leicht, speziell wenn man sich ohnehin schon besonders verletzlich fühlt.

Aber es gehört zur menschlichen Realität, dass man nicht nur unabhängig und autark durchs Leben geht, sondern auch auf andere angewiesen ist und viele Lebensereignisse einem *widerfahren*, die man sich nicht ausgesucht hat und nie ausgesucht hätte. Das ist kein Makel, und man kann dieser Gegebenheit nicht entfliehen (vgl. Anfang Kapitel 3, über »primäres Leid«).

> Vielmehr ist das, was ich als mein Leben erfahre, in hohem Maße durch Kontingenz [Zufall] bestimmt, also durch die Menschen, die ich getroffen habe, die Konstellationen, in die ich hineingeraten bin, durch die Ereignisse, an denen ich teilgenommen habe, und die Geschicke, etwa die Krankheiten, die ich *bekam*. (Böhme 2008, 194)

> Die leichten Blutungen haben zwar wieder aufgehört, aber Sandra macht sich weiterhin Sorgen und hat Angst. Mit Tim darüber zu sprechen, traut sie sich nicht mehr. Sie schämt sich für ihre Gefühle und hat die Befürchtung, er finde ihre Ängste albern und übertrieben. Sie überlegt, ob sie sich an ihre Freundin Maria wenden soll, aber auch dabei überwiegen ihre Scham und Gedanken, Maria könnte der Meinung sein, sie würde übertreiben und sich in etwas hineinsteigern.

»Jeden trifft es einmal, und es hat keinen Zweck, mit dem Schicksal zu hadern. Ferner geht es darum, die Betroffenheit, die sich insbesondere im Schmerz manifestiert, nicht abzuwehren, sondern als Bestätigung der Subjektivität aufzunehmen: *Es geht jetzt um mich*« (Böhme 2008, 197 – H.d.V.). Damit haben es allerdings diejenigen leichter, die, wie es in der Bindungstheorie von John Bowlby heißt, »sicher gebunden« sind, d.h. auf einfühlsame und zuverlässige Beziehungserfahrungen zurückblicken können. Denn

> paradoxerweise erscheint die wirklich selbstsichere Person … keineswegs so unabhängig. Ein wichtiger Bestandteil ist die Fähigkeit, vertrauensvoll auf andere zu bauen, wenn die Gelegenheit es erfordert, und zu wissen, auf wen zu bauen angemessen und richtig ist. Eine in gesunder Weise selbstsichere Person ist also fähig, die Rollen zu tauschen, wenn die Situation sich verändert: einmal stellt sie selbst eine sichere Basis dar, von der aus ihr(e) Gefährte(n) handeln kann, und ein andermal ist sie froh, darauf bauen zu können, daß der eine oder andere ihrer Gefährten ihr umgekehrt die gleiche Basis liefert. (Bowlby 1986, 410 f.)

Jemand, der über so ein sicheres Bindungsmuster verfügt, wird sich daher in den meisten Fällen auch nicht für seine Hilfsbedürftigkeit schämen, denn er weiß, dass nicht nur er in eine solche Lage geraten kann, wie es aktuell der Fall ist. Er erinnert sich zugleich auch daran, dass er selbst, wenn es nötig war, auch anderen Hilfe zukommen lassen konnte, die sie brauchten. Das macht es ihm dann auch leichter, sich mit dem eigenen Leid bewusst einem anderen Menschen zuzumuten und dabei darauf zu vertrauen, dass der andere sich ihm mitfühlend zuwendet, selbst wenn es für ihn eine gewisse Belastung bedeutet.

Dessen ungeachtet wird er sich mit seinem Wunsch nach Trost natürlich spontan und bevorzugt an eine Person wenden, mit der er bereits gute Erfahrungen gemacht hat, von der er sich geachtet, anerkannt oder geliebt fühlt. Gerade in überraschend eintretenden Situationen von existenzieller Bedeutung hat man aber oft diese Wahl nicht – entweder weil die Plötzlichkeit des Ereignisses einen so unvermittelt aus der Bahn wirft, dass man sofort Trost braucht, oder weil die Menschen, an die man sich eigentlich wenden wollte, aus irgendwelchen Gründen gerade nicht erreichbar sind. Dann bleibt eventuell nichts Anderes übrig, als die nächstliegende Chance zu nutzen und sich nach der Devise zu verhalten, »*If you can't be with the one you love, love the one you're with*«.[17]

> Die seelische Eruption, die hervorbrechende Lava der Gefühle, spült den Schutzwall weg. Ohne es geplant zu haben, zeige ich mich, wie man mich sonst nicht gekannt hat. Und während ich mich zeige, spüre ich: Es wurde Zeit, auch öffentlich zu der Empfindung zu stehen, und meine Würde liegt in diesem Augenblick darin, mich nicht … zu verstecken. (Bieri 2013, 186)

Wenn ich mich dann aber mit meinen Emotionen zeige und die andere Person sich ihnen gegenüber nicht unempfindlich macht oder sich mit negativen Bewertungen verschließt, wird diese andere Person *unmittelbar berührt* sein von dem, was ich an Gefühlen äußere. Sie stellt sich dann nicht nur kognitiv vor, was ich gerade spüre, sondern sie lässt sich davon *affizieren*. Denn Gefühle lassen sich als »räumlich ausgedehnte Atmosphären« (Schmitz 1995, 56) begreifen, und das bedeutet: Die primär von der ersten Person *leiblich empfundene* Emotion findet sekundär in der zweiten Person eine gleichfalls

17 Dies ist eine Liedzeile der Band *Crosby, Stills and Nash*.

leiblich wahrnehmbare Resonanz. »Andere emotional zu verstehen heißt primär *mit ihnen in non-verbaler, zwischenleiblicher Kommunikation zu stehen*« (Fuchs 2014, 17 – H. i. O.).

Dem so stimulierten »eigenen leiblichen Befinden entnimmt der Feinfühlige manchmal direkter und subtiler etwas über den Gesprächspartner als der Beobachtung dessen, was sich vor ihm abspielt« (Schmitz 1990, 149). Denn der Leib »bildet eine Art Resonanzboden, der bei jeder noch so geringen Veränderung unseres Bewusstseins einen Nachhall erzeugen kann« (James 1884, 191): Die Erschütterung eines anderen Menschen, der sich mir anvertraut, dem ich mich zuwende und dem ich mich öffne, wird durch die leibliche Resonanz, die sich zwischen ihm und mir entwickelt, für mich in ähnlicher Weise erfahrbar, wie er selbst sie empfindet, auch wenn sie für mich meist mit einer geringeren Intensität einhergeht (vgl. Textbox S. 21). Unsere gemeinsame leibliche Empfindsamkeit (und Empfindlichkeit) befähigt uns dazu.[18] »Eben mein Leib ist es, der den Leib des Anderen wahrnimmt, und er findet in ihm so etwas wie eine wunderbare Fortsetzung seiner eigenen Intentionen« (Merleau-Ponty 1966, 405).

Die Qualitäten der emotionalen Schwingungen zwischen uns nähern sich auf diese Weise an, weil »Menschen Wesen sind, die als Resonanz*körper* zu fungieren vermögen« (Rosa 2016, 269 – H. d. V.), und in dem Maße, in dem die andere Person realisiert, dass ich mit ihr in Resonanz trete, entsteht in ihr das Gefühl von Verbundenheit: Sie ist in diesem Moment nicht mehr allein mit dem, was sie erlebt. Daran, dass sie Resonanz bei einer anderen Person findet, wird für sie unmittelbar erfahrbar, dass ihr subjektives Erleben *nicht nur* individuell ist, sondern auch einer anderen Person zugänglich werden kann. Die Resonanz der anderen findet dann Resonanz in ihr

18 Das hat natürlich auch seine bedrohliche Seite, die dann zu vielerlei Erschütterungen führen kann: Denn unsere Leiblichkeit versetzt uns zugleich »in eine Sphäre der *Verletzlichkeit*; als leibliche und zwischenleibliche Wesen sind wir dem Zugriff des Anderen ausgesetzt, der mit der Zudringlichkeit des Blicks beginnt und in Tortur und Mord sein zerstörerisches Extrem erreicht« (Waldenfels 1995, 22 – H. i. O.).

selbst;[19] so geht die Schwingung zwischen beiden hin und her, und ein umfassend tragendes Gefühl der Gemeinsamkeit und Zusammengehörigkeit kann sich entfalten – neben und trotz dem, was die erste Person erlitten hat. Dieser Prozess wird übrigens vom lateinischen Wort für Trost, *consolatio*, das sich u. a. im Englischen als *consolation* erhalten hat, benannt; dieses Wort besteht aus den Teilen *cum* und *solus* und bedeutet wörtlich etwa »mit einem sein, der allein ist«.

Diese gelebte Anteilnahme ist eine erste und wesentliche Voraussetzung jeden Trostes für die leidende Person. Dabei ist wichtig zu verstehen, dass es sich hier nicht um eine aktive Tätigkeit der anteilnehmenden Person handelt, sondern eher um eine passive, rezeptive Art der Präsenz, mit der sie sich für die Not der anderen empfänglich macht und bereit ist, mit ihr im genauen Sinne des Wortes *mitzufühlen*, also nicht aus einer Distanz heraus die Situation der anderen zu verstehen zu versuchen, sondern sich ihr durch die Öffnung für die Resonanz auch selbst emotional auszusetzen. Die für die leidende Person tröstliche Verbundenheit mit ihr, die dadurch entsteht, kann man nicht herstellen, sondern nur zulassen. Dafür sind die Bereitschaft und manchmal auch ein gewisser Mut notwendig, sich selbst emotional direkt berühren zu lassen, auch wenn die dabei spürbar werdenden Gefühle heftig sein mögen, wie z. B. bei der Begleitung eines sterbenden Menschen:

> Dabei kommt es nicht auf spezifische Interventionen an, sondern auf die innere Haltung des Sterbebegleiters und die Bereitschaft, sich von dem Leid des Sterbenden berühren zu lassen: und in diesem Sinne ein Stück mitzusterben (dies beginnt bereits dann, wenn die … Rolle als »tätig Helfender« ein stückweit aufgegeben wird).
> (Müller & Loetz 2019, 158)

---

19 Was in der sprachlichen Beschreibung dieses Ablaufs den irreführenden Eindruck erwecken kann, als handele es sich um eine Folge von nacheinander stattfindenden, *wechsel*seitigen Schritten, ist in Wirklichkeit ein Prozess ineinander verschränkter, gleichzeitiger und *gegen*seitiger Beiträge der Beteiligten zu einem gemeinsamen und integrierten Geschehen, einer »gemeinsamen Situation« (vgl. Schmitz 1997; Staemmler 2009a, 209 ff.).

Diese zwischenleibliche Resonanz stellt »eine Kommunikation mit der Welt [dar], die älter ist als alles Denken« (Merleau-Ponty 1966, 296). Leider wird sie von dem bei uns vorherrschenden, von einer individualistischen Kultur geprägten Denken wenig beachtet; es benennt die »Einfühlung« zwar mit diesem Begriff, versteht sie aber eher als etwas, bei dem sich ein selbst nicht direkt beteiligter Beobachter eine vorwiegend mentale Vorstellung davon bildet, was in der Psyche seines ihm äußerlich bleibenden Gegenübers vorgehen könnte (vgl. Staemmler 2009a, 37ff.).[20] Zu diesem Denkmodell gehört auch die Idee, der Beobachter solle möglichst klar abgegrenzt bleiben und weitestgehend seine emotionale Unabhängigkeit aufrechterhalten, um einen kühlen Kopf und damit auch eine gewisse »Gefühlskälte« (Freud 1912/1975, 175) zu bewahren.

Diese Idee mag von der berechtigten Sorge bestimmt gewesen sein, der Mitfühlende könne die Distanz zu seinem Gegenüber in einem so großen Ausmaß verlieren, dass er sich nicht mehr darüber im Klaren ist, um wessen Erleben es eigentlich primär geht.[21] Doch der Preis für die Abwehr dieser Sorge ist hoch. Denn die überwiegend gedankliche, emotional distanziert bleibende Zuwendung zum anderen wird nie zu jenem Empfinden *unmittelbarer Gemeinsamkeit* führen, nach dem ein trostsuchender Mensch sich sehnt. Denn es ist wesentlich dafür, dass es für ihn möglich wird, sich mit einem anderen Menschen – und damit mit den Menschen insgesamt – verbunden zu fühlen. Wer Trost braucht, kann keine kühlen Beobachter, neugierigen Zuschauer und schon gar keine Voyeure gebrauchen, auch wenn deren Interesse gut gemeint sein mag.

> Einige Tage später ist Sandra bei ihrer Frauenärztin zur Vorsorgeuntersuchung. Sie berichtet dieser von den leichten Blutungen, und nach der Untersuchung, bei der alles in Ordnung zu sein scheint, spricht sie auch von ihren Ängsten. Dabei steigen ihr wieder Tränen in die Augen.

20 Aus diesem Grund hat der Philosoph Hermann Schmitz (1989) den Begriff der »Einleibung« geprägt.

21 Wenn das geschieht, spricht man von »Identifikation« oder »Konfluenz«.

Die Frauenärztin reagiert kaum und denkt sich: »Ich kann diese Gefühle ja verstehen, aber wenn ich mich darauf einlasse, helfe ich ihr nicht. Abstand zu Emotionen ist in meinem Beruf die richtige Einstellung.« Ihre Reaktion auf Sandra fällt daher recht kühl aus: »Hören Sie auf mit diesen Sorgen. Die schaden Ihrem Kind. Es ist ja alles in Ordnung.«
Sandra verlässt die Praxis mit Selbstzweifeln: »Bin ich wirklich überängstlich? – Ich muss mich mehr zusammennehmen. – Aber Sorgen mache ich mir doch.«

Der jüdisch-deutsche Philosoph Martin Buber (1984) hat dazu eine nützliche Unterscheidung von drei verschiedenen Arten getroffen, mit denen man sich einem anderen Menschen zuwenden kann. Da ist erstens das gezielte *Beobachten*, mit dem man jemanden auf bestimmte, vorab definierte Eigenschaften oder Verhaltensweisen hin ›scannt‹. Zweitens gibt es das *Betrachten*, das nicht auf etwas Bestimmtes fokussiert ist, sondern unvoreingenommen darauf wartet, was entstehen und sich zeigen wird. Und drittens kann es geschehen, dass mir

> in einer empfänglichen Stunde meines persönlichen Lebens, ein Mensch begegnet, an dem mir etwas, was ich gar nicht gegenständlich zu erfassen vermag, ›etwas sagt‹. *Dieser Mensch ist nicht mein Gegenstand*; ich habe mit ihm zu tun bekommen. Vielleicht habe ich etwas an ihm zu vollbringen; aber vielleicht habe ich nur etwas zu lernen, und es kommt nur darauf an, daß ich ›annehme‹.... Diese Wahrnehmungsweise sei *Innewerden* genannt. (Buber 1984, 151 f. – H. d. V.)

Das Beobachten ist z. B. für manche wissenschaftliche Zwecke gut geeignet, bleibt aber distanziert – wie es auch, auf nicht ganz so zugespitzte und weniger gezielte Weise, für das Betrachten gilt. Beiden Haltungen ist allerdings gemeinsam, dass sie den anderen Menschen zum *Objekt* ihrer Aufmerksamkeit machen, zu einem »Es«, wie Buber sagt. Die dritte Einstellung hingegen, das Innewerden, bedeutet eine persönliche Offenheit für den anderen, durch die man sich erreichbar, empfänglich und bereit macht, sich von ihm als einem »Du« ansprechen, beeindrucken, beeinflussen, berühren oder betreffen zu lassen. »Trösten ist ein dialogischer Vollzug im Sinne von Martin Bubers Ich-Du-Beziehung« (Kaufmann 2008, 69).

Buber war übrigens selbstkritisch genug, von einer Begegnung zu erzählen, bei der es ihm nicht gelungen war, sich der Situation seines Gegenübers innezuwerden. Auch am negativen Beispiel wird deutlich, um was es hier geht:

> Es ereignete sich nichts weiter, als daß ich einmal … den Besuch eines unbekannten jungen Menschen empfing, ohne mit der Seele dabei zu sein. Ich ließ es durchaus nicht an einem freundlichen Entgegenkommen fehlen, ich behandelte ihn nicht nachlässiger als alle seine Altersgenossen, die mich um diese Tageszeit wie ein Orakel, das mit sich reden läßt, aufzusuchen pflegten, ich unterhielt mich mit ihm aufmerksam und freimütig – und unterließ nur, die Fragen zu erraten, die er nicht stellte. Diese Fragen habe ich später, nicht lange darauf, von einem seiner Freunde – er selber lebte schon nicht mehr – ihrem wesentlichen Gehalt nach erfahren, habe erfahren, daß er nicht beiläufig, sondern schicksalhaft zu mir gekommen war, nicht um Plauderei, sondern um Entscheidung, gerade zu mir, gerade in dieser Stunde. Was erwarten wir, wenn wir verzweifeln und doch noch zu einem Menschen gehen? Wohl eine Gegenwärtigkeit, durch die uns gesagt wird, daß es ihn dennoch gibt, den Sinn. (1984, 158)

Persönliche Präsenz

Die Form der Zuwendung, die das Innewerden unterstützt, lebt von der persönlichen Präsenz der Person, die sich einem leidenden Menschen zuwendet. Präsenz ist sowohl einfach als auch schwierig. Sie ist insofern einfach, als sie weder intellektuelle noch sprachliche Raffinesse erfordert und in diesem Sinne schlicht ist. Um präsent zu sein, muss man weder gut reden können noch kluge Gedanken produzieren.

> Und das ist ein glücklicher Umstand, denn wenn man dafür besonders schlau oder gut oder reif oder weise sein müsste, geriete man wahrscheinlich in Schwierigkeiten. Aber darauf kommt es nicht an. Was zählt, ist, ein menschliches Wesen gegenüber einem anderen menschlichen Wesen zu sein und die andere Person als ein anderes menschliches Wesen zu erkennen. (Gendlin 1990, 205)

Genau das kann auch schwierig sein, weil es eine sehr konzentrierte Aufmerksamkeit verlangt, die sich auf das in der gegebenen Situation menschlich Wesentliche einstellt, es ernst nimmt und dabei alles Ablenkende und Nebensächliche unbeachtet lässt. Das gilt auch für die möglicherweise vorhandenen eigenen Bedürfnisse dessen, der zu einer tröstlichen Situation beitragen möchte: Wünsche danach, irgendeinen Ehrgeiz zu befriedigen und mit seiner Zuwendung ein vorgefasstes Ziel zu erreichen, um sich selbst ein Erfolgserlebnis zu verschaffen, sowie Wünsche nach Beachtung, Anerkennung oder Dank für das, was er der erschütterten Person anbietet.

So verständlich derartige Wünsche auch sein mögen – in einer Situation, in der Trost gefragt ist, müssen sie eine Zeit lang in den Hintergrund treten, damit die Situation des leidenden Menschen ganz in den Vordergrund kommen kann und nicht unter das Vorzeichen anderer Interessen gerät. Wenn ich für eine gewisse Zeit als jemand präsent sein möchte, dessen Zuwendung für andere Menschen eine tröstliche Erfahrung ermöglichen soll, wird es vorrangig, dass ich uneigennützig »für … die Anderen *empfindsam* bin … Ich erkenne meine Verwandtschaft mit ihnen, ich bin nichts als ein Vermögen, ihnen Widerhall zu geben, sie zu verstehen, ihnen zu antworten« (Merleau-Ponty 2003, 63 – H. i. O.).[22] Sich derart auf die Situation eines anderen Menschen einzulassen, bezeichnet Karen Horney als »rückhaltlose Herzlichkeit« (engl.: *wholeheartedness*). Sie meint damit die Bereitschaft, sich der Zuwendung zum anderen

22 Merleau-Pontys Einsichten werden uns etwas weiter unten im Zusammenhang mit dem Begriff des Mitgefühls wieder begegnen.

> hinzugeben, alle unsere Fähigkeiten arbeiten zu lassen und uns dabei fast selbst zu vergessen. Das ist, als würden wir uns der Musik oder einem Kunstwerk hingeben. Wenn unser Wissen und unsere Erfahrung zu einem integralen Bestandteil von uns selbst werden, sind wir uns kaum noch bewusst, was wir sind, während wir gleichzeitig alles *sind*, was wir sind. Wir können die Grenzen unseres Selbst erweitern und offener für das Wesen des anderen sein. (1999, 188 – H. i. O.)

Es mag zu offensichtlich sein, um erwähnt werden zu müssen: Der »Widerhall«, die Resonanz, die Verbindungen schafft, ereignet sich zwischen (mindestens) *zwei* Menschen. Was allerdings der Erwähnung bedarf, weil es häufig zu wenig beachtet wird, sind die zwei Arten von Bezügen, die zwischen den Beteiligten stattfinden. Da ist zunächst die ›*E-motion*‹, die der erschütterte Mensch erlebt; sie ist dem Wortsinn nach nicht nur ein ›innerer‹ Zustand, sondern, weil sie an Seele *und* Leib erfahren wird, zugleich etwas, das sich in Form verschiedener Bewegungen äußert, z. B. in Form von unwillkürlichem Zittern, spontanem Schluchzen oder auch willkürlichen Gesten und Worten.

Das ermöglicht dann die zweite Form des Bezugs: Die Äußerungen des einen können von dem anderen mit den Augen gesehen, mit den Ohren gehört und mit dem Körper gespürt werden und so eine Wirkung in ihm hervorrufen, ihn ›*af-fizieren*‹ und in Schwingung versetzen, sodass die geäußerten Bewegungen (›E-motionen‹) des einen durch den anderen zurück-tönen, ›*re-sonieren*‹. Welche Gefühle auch immer die Beteiligten dabei erleben mögen, die zwischen ihnen entstehende »*Resonanz ist kein Gefühlszustand, sondern ein Beziehungsmodus*« (Rosa 2016, 288 – H. i. O.), und dieser ist es, der die Verbundenheit entstehen lässt.

Sandras Sorgen sind leider berechtigt, nach sechs Wochen treten bei ihr heftige Blutungen auf. Es kommt zu einer Fehlgeburt und Sandra muss ins Krankenhaus.
Sandra liegt nach dem Eingriff allein in einem Krankenzimmer.
Sandras beste Freundin Maria hört durch Tim von der Fehlgeburt.

Tim ist beruflich in einer anderen Stadt und kann Sandra nicht gleich besuchen. Maria entschließt sich deshalb sofort, in ihrer Mittagspause zu Sandra ins Krankenhaus zu gehen. Bevor sie die Zimmertür öffnet, hält sie mit folgenden Gedanken inne: »Mir ist so etwas ja auch schon passiert. Ein bisschen kann ich mir vorstellen, wie es Sandra geht. Aber ich weiß es nicht wirklich. Ich schaue jetzt mal und bin für Sandra da.«
Maria klopft vorsichtig an und öffnet die Türe behutsam, als sie Sandras schwaches Ja hört. Sandra laufen die Tränen übers Gesicht und sie schluchzt heftig. Maria schaut sie, ohne etwas zu sagen, liebevoll an und setzt sich an ihr Bett. Sandra scheint gar nicht zu reagieren. Maria bleibt ruhig sitzen und nach einer Weile legt sie ihre Hand sanft auf Sandras Unterarm. Jetzt wendet Sandra sich ihr zu, ihre Tränen laufen weiter. Maria nickt: »Ja, das ist wirklich schlimm.« Sandra nickt auch und weint und schluchzt weiter. Nach einer ganzen Weile wird Sandra etwas ruhiger. »Es tut so gut, dass du wieder einfach nur da bist, Maria.«
Lange kann Maria nicht bleiben, denn ihre Mittagspause ist gleich zu Ende. »Ich komme morgen wieder zu dir. Und ich schicke dir immer wieder gute Gedanken.«

In diesem Zusammenhang möchte ich noch auf eine andere Art von Bezügen verweisen, die in Trostsituationen eine Rolle spielen: Während die erschütterte Person sowohl mit der schockierenden Erfahrung beschäftigt ist, die sie erlebt hat, ist sie zugleich auch auf die Person bezogen, von der sie sich Unterstützung erhofft. Die unterstützende Person dagegen ist und sollte mit ihrer ganzen Aufmerksamkeit vornehmlich auf die bestürzte Person und deren *aktuelles* Befinden sowie auf ihre eigene Resonanz bezogen sein und nicht so sehr auf das schockierende Ereignis, das sie selbst in der Regel nicht miterlebt hat, sondern, wenn überhaupt, nur vom Hörensagen und in Ausschnitten kennt. Wenn sie dieses Ereignis in den Vordergrund ihrer Aufmerksamkeit rücken würde, müsste sie *ihren Fantasien* von dem nachgehen, was die leidende Person erlebt hat, und würde dadurch einen Teil ihrer Aufmerksamkeit von der

Person, so wie sie sich ihr im gegebenen Augenblick real zeigt, abziehen.

Damit würde sie die Deutlichkeit der Resonanz zwischen den beiden Anwesenden einschränken, was ungünstige Folgen hätte. Denn deren Prägnanz hat hinsichtlich der tröstenden Wirkung insbesondere für stark erschütterte Menschen, für die alles bisher Selbstverständliche fraglich geworden ist, einen geradezu existenziellen Aspekt: »Wer Resonanz erhält, hat einen Beweis dafür, dass er sozial überhaupt vorhanden und von Bedeutung ist. Resonanzbeziehungen sind deshalb lebens- und überlebensnotwendig. Ohne Antworten des Anderen beginnt das Selbst an der eigenen Existenz zu zweifeln« (Altmeyer 2016, 193). Dabei geht es für den Trostbedürftigen aber nicht nur darum, von seinem Gegenüber etwas zu *empfangen*, sondern gleichermaßen auch darum zu erleben, dass er, so verstört wie er gerade ist, noch über die Fähigkeit verfügt, die emotionale Anteilnahme seines Gegenübers *hervorzurufen*.

»Resonanz … bezeichnet ein wechselseitiges Antwortverhältnis, bei dem die Subjekte sich nicht nur *berühren lassen*, sondern ihrerseits zugleich zu berühren, das heißt handelnd Welt zu erreichen vermögen.… Subjekte wollen Resonanzen gleichermaßen *erzeugen* wie *erfahren*« (Rosa 2016, 270 – H. i. O.). Das Vermögen, andere Menschen mit dem eigenen Erleben ansprechen und erreichen zu können, d. h. mitfühlende Resonanz bei ihnen hervorzurufen, stellt in Situationen des Erschüttertseins – ähnlich wie das Weinen (vgl. Einleitung, Zitat Plessner) – eine der wenigen verbliebenen Handlungsmöglichkeiten des Betroffenen dar. Sie wird für ihn aber nur dadurch erfahrbar, dass er von seinem Gegenüber eine angemessene *Antwort* erhält. Und diese besteht nicht primär in Worten, sondern im erkennbaren Mitschwingen – eventuell auch in der Form des Schweigens: Manch ein Schicksal kann einem die Sprache verschlagen, und in solchen Situationen ist es meist angemessener, auf Aussagen zu verzichten, die nur platt oder peinlich wirken können.

Carl Rogers schreibt über solche Situationen:

> Ich stelle fest, daß von allem, was ich tue, eine heilende Wirkung auszugehen scheint, wenn ich meinem inneren, intuitiven Selbst am

> nächsten bin, wenn ich gewissermaßen mit dem Unbekannten in mir in Kontakt bin, wenn ich mich vielleicht in einem etwas veränderten Bewußtseinszustand befinde. Dann ist allein schon meine *Anwesenheit* für den anderen befreiend und hilfreich. Ich kann nichts tun, um dieses Erlebnis zu forcieren, aber wenn ich mich entspanne und dem transzendentalen Kern von mir nahekomme, dann verhalte ich mich manchmal etwas merkwürdig und impulsiv in der jeweiligen Beziehung, ich verhalte mich auf eine Weise, die ich rational nicht begründen kann und die nichts mit meinen Denkprozessen zu tun hat. Aber dieses seltsame Verhalten erweist sich merkwürdigerweise als *richtig*: Es ist, als habe meine Seele Fühler ausgestreckt und die Seele des anderen berührt. (1981, 80 – H.i.O.)

Wenn ein betroffener Mensch diese Antwort bekommt, wird es ihm oft möglich, sich (wieder) als jemanden zu erleben, der bei seinem Gegenüber eine Resonanz hervorrufen und auf diese Weise selbst etwas bewerkstelligen kann. Das ist ein weiterer, aktiver Aspekt der Verbundenheit mit der Welt, den man »Selbstwirksamkeit« (Bandura 1997) oder auch »Handhabbarkeit« (Antonovsky 1997) nennt, womit gemeint ist, dass ein Mensch über die notwendigen Ressourcen verfügt, mit schwierigen Situationen im eigenen Interesse sinnvoll umzugehen. Das Erleben von Selbstwirksamkeit ist natürlich besonders dann wichtig und heilsam, wenn man zuvor einer Situation *ausgesetzt* war, über die man *keine* Kontrolle hatte, in der somit die der Selbstwirksamkeit entgegengesetzte Erfahrung von fehlender oder mangelnder Handhabbarkeit stattgefunden hat. Gerade aus Ohnmacht und Hilflosigkeit erwächst ja oft ein großer Teil der dann eintretenden Fassungslosigkeit.

Wenn es nun aber gelingt, mit der Erschütterung Resonanz bei einem anderen Menschen zu finden und darauf eine mitfühlende Antwort zu bekommen, hat das zwei wichtige positive Effekte: Erstens fühlt man sich nicht mehr allein mit dem, was man an Schrecklichem erlebt hat, und darin liegt etwas Wohltuendes. Das Gefühl von Verbundenheit wirkt sich schon ganz generell, d.h. auch in Abwesenheit belastender Ereignisse, positiv auf das Wohlbefinden von Menschen aus (vgl. Feeney & Collins 2014; Lakey & Orehek 2011). Und unter der Bedingung von ernsten Stressfaktoren ist die Erfahrung von »soziale[r] Unterstützung … ein mächtiger Resilienzfaktor.[23] Stress allein auszuhalten ist ungemein schwieriger als Stress in Anwesenheit einer fürsorglichen Person zu verarbeiten« (Hasler 2017, 5). Zusätzlich zeigen Untersuchungen, »dass Menschen, die von Freunden oder Familienangehörigen in belastenden Situationen Zuwendung erhalten, weniger langfristige emotionale, psychosomatische und gesundheitliche Probleme erfahren« (Burleson 1985, 255).

Und weil es gelingt, den anderen mit den eigenen Gefühlen zu erreichen und zu berühren, stellt sich zweitens – zumindest im Ansatz – wieder das Zutrauen ein, selbst etwas unternehmen, sein Schicksal in die eigene Hand nehmen und im eigenen Interesse positiv beeinflussen zu können. Das ist nicht nur unmittelbar wohltuend, sondern auch eine gute Voraussetzung für eine langfristig positive Entwicklung. Die Erfahrung, *irgendetwas* tun zu können, um für sich zu sorgen, beugt dem verheerenden Gefühl vor, den Ereignissen völlig ohnmächtig ausgeliefert zu sein – jenem Zustand, den Martin Seligman (1979) als »erlernte Hilflosigkeit« gekennzeichnet hat. Diesem Zustand entgegenzuwirken ist gleichbedeutend damit, chronischen Ängsten, Depressionen, Schlafstörungen, Suizidalität und anderen Folgeerscheinungen der Traumatisierung vorzubeugen bzw. sie abzuschwächen.

Die Bereitschaft der Person, die Trost ermöglichen will, sich emotional berühren zu lassen, ist darum außerordentlich wichtig. Bei allem notwendigen Mitgefühl besteht allerdings die von Freud (siehe weiter oben) betonte Gefahr, dass sie sich von der Intensität der miterlebten Emotionen davontragen lässt und dabei das Bewusstsein davon verliert, dass nicht sie die primär Betroffene ist. Nicht sie selbst ist es, die das Leid erfahren hat; sie befindet sich vielmehr in einer *anderen* persönlichen Situation, nämlich in der Situation derer, die *mit*-fühlt. Wenn ihr das klar bleibt, kann sie zwar emotional von

23 »Resilienz ist die menschliche Fähigkeit, sich angesichts von Tragödien, Traumata, Widrigkeiten, Härten und andauernden bedeutenden Lebensstressfaktoren anzupassen.… Gute Beziehungen zu pflegen, eine optimistische Sicht der Welt zu haben, die Dinge ins richtige Verhältnis zu setzen, Ziele zu verfolgen und Schritte zu unternehmen, um sie zu erreichen, selbstbewusst zu sein – all dies sind Aspekte von Resilienz« (Newman 2005, 227). – Vgl. auch den Anhang am Ende dieses Buches.

der in ihr eintretenden Resonanz durchaus stark bewegt sein; aber ein Unterschied zum Erleben der leidenden Person wird insofern fortbestehen, als ihr vorrangiger Bezugspunkt das Erleben der *anderen* Person ist, das diese in Reaktion auf die traumatische Situation empfindet; sie selbst, die tröstende Person, war dem Trauma aber nicht, jedenfalls nicht unmittelbar, ausgesetzt.

Dieser Unterschied muss spürbar bleiben: Die miterlebten Emotionen haben ihren Ursprung bei der leidenden Person, nicht bei der, die sie unterstützt und sie nur an zweiter Stelle, auf dem Weg der Resonanz, die sie bei ihr hervorruft, erfährt. Die Gefühle der Beteiligten haben einen jeweils *anderen* Bezugspunkt: Bei der trostbedürftigen Person sind ihre Emotionen die Antwort auf die traumatische Situation; bei der sich einfühlenden Person sind sie die Antwort auf die Emotionen der leidenden. Die tröstende Funktion der Anteilnahme ginge verloren, wenn bei der trostsuchenden Person der Eindruck entstünde, diejenige, mit der sie den Trost sucht, würde in *derselben* Weise leiden wie sie selbst oder sich ihr Leid quasi anzueignen versuchen: Sie hätte nicht mehr den Eindruck, dass es um *sie* ginge. Wer Trost entstehen lassen möchte, muss sich berühren lassen, darf sich aber nicht überwältigen lassen.

Eine halbe Stunde später steht Sandras Mutter vor der Tür des Krankenzimmers. In ihr geht Folgendes vor: »Oh, meine arme Tochter, das ist alles so schrecklich. Ich hätte so gerne endlich auch ein Enkelkind. Alle meine Freundinnen haben schon welche. Oh, ich leide genauso wie meine Tochter unter dieser Fehlgeburt.« Dann tritt sie ein und stürzt mit Tränen in den Augen an Sandras Bett: »Du tust mir ja so leid. Du Liebes … Ich tu alles für dich. Wirklich alles … Was können wir nur machen, dass du endlich Kinder bekommst?« Sie weint und wirkt völlig aufgelöst.

Sandra weiß gar nicht, wie ihr geschieht, und hat das Gefühl, ihrer Mutter geht es mindestens so schlecht wie ihr selbst. Sie glaubt eine Erwartung zu spüren, sie sollte jetzt ihre Mutter trösten. Doch davon fühlt sie sich völlig überfordert, sie starrt an die Decke und schweigt.

Mit anderen Worten: Der größere Anteil am gemeinsamen Raum muss dem Trostbedürftigen vorbehalten bleiben. Die prinzipielle Haltung der unterstützenden Person lässt sich mit einem Gedicht von Hilde Domin gut beschreiben:

Nicht müde werden
Nicht müde werden
sondern dem Wunder
leise
wie einem Vogel
die Hand hinhalten.
(2010, 142)[24]

Wunder geschehen, man kann sie nicht herstellen. Das bedeutet, das Trösten nicht in erster Linie als etwas zu verstehen, das man *machen* könnte. Es geht vielmehr darum, sich in den Dienst des erschütterten und daher empfindlichen und verletzlichen Menschen zu stellen und dabei ebenso geduldig wie demütig auf jede Form der Machtausübung oder zielgerichtete Beeinflussung zu verzichten. Das ist nicht nur als Voraussetzung für die Entstehung deutlicher Resonanzen wichtig, sondern auch dafür, dass das Gefühl von Selbstwirksamkeit auf Seiten des Trostbedürftigen wieder stärker werden kann.

Akzeptanz und Mitgefühl

In diesem Sinne stellt Hartmut von Hentig fest, »dass Trösten-Wollen eine löbliche Absicht, aber eine wenig aussichtsreiche Bemühung ist.... Trost ist wie die Schönheit eine Gnade« (2008, 15). Und Reinhard Feiter kennzeichnet das Trösten treffend als »die Kunst, nicht trösten können zu wollen« (2006, 149).[25] Sie besteht in einem bescheidenen, aber entschieden zugewandten und mitfühlenden Da-

---

24 Abdruck mit freundlicher Genehmigung des Verlags S. Fischer, Frankfurt am Main.

25 Im Gegensatz zu solchen Einsichten stehen Definitionen wie etwa die von O'Connell, der im Zusammenhang mit dem Tod eines Menschen schreibt: »Ich meine mit Tröstungen Gründe dafür, nicht (so sehr) zu trauern« (2009, 1).

sein für den Leidenden, das auf jeden Anspruch verzichtet, etwas mit ihm zu *machen* – paradoxerweise einschließlich jedes Bemühens, ihn von seinem Leiden zu befreien –, sondern sich darauf konzentriert, sich die Not des anderen zu vergegenwärtigen und sich von ihr berühren zu lassen.

So sehr man einem erschütterten Menschen wünscht, es möge ihm bald besser gehen, so falsch wäre es, daraus abzuleiten, man müsse *schnell* irgendetwas *tun* oder *sagen*, um sein Leid zu lindern. Wohlfeile Phrasen wie »Das wird schon wieder« sind deplatziert, weil sie die Lage des Betroffenen verfehlen, nur um *irgendetwas* zu sagen, dabei aber nur einen weitgehenden Mangel an Resonanz dokumentieren. In solchen Situationen aktionistisch zu werden, entspringt ohnehin meist der Motivation des Anteilnehmenden, seine Resonanz im Interesse der Selbstentlastung abzuschwächen, und dient damit mehr ihm selbst als dem, um dessen Not es eigentlich geht:

> Es scheint, dass es für die Anbieter von Unterstützungsleistungen sehr schwierig sein kann, die durch die Begegnung mit Betroffenen persönlicher Krisen verursachte Belastung zu ertragen. Aus diesem Grund zeigen sie oft Verhaltensweisen wie z. B. die Probleme des Opfers zu minimieren oder zu versuchen, fröhlich zu sein. Diese Verhaltensweisen mögen ihren eigenen Stress reduzieren, aber die Opfer fühlen sich nur noch mehr isoliert. (Kessler et al. 1985, 548)

Jede Betriebsamkeit erschwert außerdem das Entstehen von Resonanz mit dem leidenden Menschen und behindert so die mögliche Verbundenheit. Resonanz lebt von Ruhe und Empfänglichkeit. Eilige Bemühungen bewirken darum eher das Gegenteil von dem, wozu sie gedacht sind. Der Schock, das Entsetzen oder die Fassungslosigkeit des Betroffenen benötigen ihre Zeit, ebenso wie seine Trauer oder sein Schmerz. Der Erschütterte braucht unbedingt den Eindruck, dass sein Leid sein darf und mitfühlend akzeptiert wird (vgl. Staemmler 2009b). Und das erfordert einen langen Atem, oftmals Stille und – *Schweigen.* Ich meine ein Schweigen, das nichts mit Indifferenz zu tun hat, ein Schweigen, bei dem es auch nicht peinlich ist, wenn Worte fehlen, sondern in dem sich die Achtung vor der existenziellen Bedeutung der Erfahrung des anderen ausdrückt und das Gespür, dass Worte dieser Erfahrung nicht wirklich gerecht werden können.

> Tim kommt abends von seinem auswärtigen Termin zurück und eilt ins Krankenhaus. Vor Sandras Zimmertür geht ihm Folgendes durch den Kopf: »Ich fühle mich ja betroffen und traurig, aber das darf sie nicht merken. Ich kann ihr nur helfen, wenn ich stark bin und daher muss ich mich gegen ihr Unglück wappnen.«
> Mit diesen Gedanken tritt er ein und begrüßt Sandra mit kräftiger Stimme. »Nicht weinen, mein Schatz! Das wird schon wieder. Die Hauptsache ist, dass du gesund bleibst. Ich liebe dich und wir bekommen bestimmt noch Kinder.« Und er versucht sie zu küssen. Sandra erstarrt bei seinen Worten und wendet sich ab. Sie fühlt sich verwirrt und unverstanden.

Sogar gut gemeinter Zuspruch kann in solchen Situationen inadäquat sein. Eine Untersuchung über die Verarbeitung des Todes von Ehepartnern kam z. B. zu dem klaren Ergebnis, dass jeder Aufmunterungsversuch auf negative Reaktionen stößt, wenn er früher als drei Monate nach dem Trauerfall erfolgt. »In den ersten Monaten nach Hans' Tod wollte ich nicht getröstet werden. Die Trauer war das Einzige, was ich noch hatte – sie war meine Verbindung zu ihm« (Palmen, in Herpell & Waechter 2013). In besonderer Weise problematisch wirkten die (vermutlich wohlmeinenden) Hinweise von Freundinnen, die verwitwete Frau werde sicher schon bald wieder einen neuen Partner finden. Die Autoren der Untersuchung schreiben dazu: »Wir hatten den deutlichen Eindruck, dass, was immer man zu einer Witwe auf dem Höhepunkt der Krise auch sagen mag, jede Erwähnung oder auch nur ein Hinweis auf eine zukünftige romantische Liaison immer eine gefährliche Operation sein wird« (Maddison & Walker 1967, 1063).

Solche Zukunftsperspektiven liegen einfach viel zu weit von dem entfernt, was das aktuelle Erleben der trauernden Frau gerade bestimmt, als dass sie sich dadurch mitfühlend gesehen, geschweige denn getröstet fühlen könnte. Außerdem trauert sie um den Verlust *dieses* Ehemanns, der eben nicht irgendwie austauschbar ist. Vielmehr werden seine Individualität und die Einzigartigkeit der Beziehung, die er mit der Hinterbliebenen hatte, nicht auch nur annähernd angemessen gewürdigt, wenn man ihr suggeriert, sie könne ihn durch einen anderen Mann ersetzen. Sie wird das mit großer Wahrscheinlichkeit eher als eine Entwertung des Verstorbenen und ihrer Beziehung mit ihm empfinden, die sie gerade so schmerzlich vermisst.

Das Akzeptieren der momentanen Befindlichkeit derer, die erschüttert sind, muss wirklich ernst gemeint sein und darf nicht irgendwie instrumentalisiert werden, wie es etwa geschehen kann, wenn man nach der verbreiteten Vorstellung vorgeht, jemanden »dort abzuholen, wo er ist«. Das klingt erst einmal plausibel, aber die Metapher vom Abholen impliziert, dass es danach irgendwo anders hingehen solle. So ähnlich ist es auch bei einer therapeutischen Strategie gedacht, die im NLP *»pacing and leading«* genannt wird (vgl. Richardson 1992). Ihr zufolge kann man sich zunächst in die Befindlichkeit eines Menschen mitfühlend einschwingen, dann aber auf Basis der entstandenen Resonanz allmählich in eine andere Stimmung überwechseln. Dabei wird empfohlen, das recht langsam zu tun, damit die Resonanz nicht abreißt und es dem Betroffenen eventuell gar nicht auffällt, dass er geführt wird.

In den Situationen, die ich hier vor Augen habe, halte ich es aber nicht für angebracht, den Betroffenen von irgendwo *abzuholen* oder irgendwohin zu *führen*; es ist stattdessen wichtig, genau hier, in seiner aktuellen Verfassung, wie er sie aktuell empfindet, bei ihm zu sein. Carl Rogers hat das in seinem Gespräch mit Martin Buber einmal so formuliert: »Ich meine, daß ich aus meiner Erfahrung gelernt habe, daß Hilfe erfolgt, wenn es uns gelingt, einander zu begegnen; aber die Hilfe ist ein beiläufiges Ergebnis« (in Rogers & Buber 1992, 193).

Vielleicht ist Ihnen, meine Leserinnen und Leser, aufgefallen, dass ich auf den letzten Seiten wiederholt vom Mit*gefühl* eines Menschen für das *Leid* des anderen gesprochen habe. Diese Wortwahl habe ich mit Absicht getroffen, denn auch wenn es um das *Leid* eines betroffenen Menschen geht, glaube ich nicht, dass es für ihn besonders tröstlich wäre, Mit*leid* zu erfahren. Meine Ansicht hat selbstverständlich damit zu tun, wie ich die Wörter »Mitgefühl« bzw. »Mitleid« verstehe. Das möchte ich gerne erläutern, um meine Wortwahl nachvollziehbar zu machen.

Unter *Mitgefühl* verstehe ich jene unmittelbare, primär leibliche Resonanz, von der oben die Rede war; ich meine damit das Berührtsein von und das Mitschwingen mit dem emotionalen Befinden eines anderen Menschen, dem ich mich als einem Mit-Menschen auf Augenhöhe und mit der Bereitschaft zuwende, mich von ihm und seiner persönlichen Situation ansprechen und bewegen zu lassen. »Indem ich den anderen auf mich wirken lasse, erlaube ich ihm, mit seiner Wirkung in mich einzutreten« (Längle 2019, 75). Als Mitfühlender wende ich mich meinem Gegenüber persönlich interessiert und engagiert zu und bin offen dafür, mich von diesem in eine Schwingung versetzen zu lassen, die dem emotionalen Befinden meines Gegenübers ähnelt.

Die Möglichkeit, mit der Schwingung des anderen in Resonanz zu geraten, sodass eine vergleichbare eigene Schwingung entsteht, beruht dabei auf der Tatsache, dass sowohl das eigene Erleben als auch das des anderen sich im Rahmen dessen bewegt, was im grundsätzlich möglichen Erfahrungsbereich der beiden Beteiligten liegt. Der eine könnte ohne Weiteres auch das erleiden, was der andere durchsteht, weil es für sie beide menschenmöglich und nichts irgendwie Besonderes ist. Sie sind dadurch prinzipiell Gleiche, auf eine gemeinsame Stufe gestellt und miteinander verbunden.

Diese Gleichheit existiert in dem, wie *Mitleid* oft verstanden wird, nicht oder jedenfalls nicht so ausgeprägt. Wer sich einem anderen Menschen mitleidig zuwendet, tut das in der Regel aus einer sozialen Rolle und einer gewissen Distanz heraus, die sich daraus ergibt, dass er sich nicht selbst betroffen fühlt. Doch damit nicht genug; diese Distanz enthält häufig auch eine vertikale Dimension, die es dem Mitleidigen ermöglicht, sich dem ›armen‹ Leidtragenden zumindest ein wenig von oben herab zuzuwenden – aus der überlegenen, eventuell sogar arroganten oder gönnerhaften Haltung dessen, der von den fraglichen Niederungen des Leids, in denen der Trostbedürftige sich aufhält, nicht tangiert ist. Sein Mitleid hat Ähnlichkeit mit dem eines wohlhabenden Spenders, der einen Teil seines Geldes jovial für wohltätige Zwecke zur Verfügung stellt und sich vielleicht für das Bekanntwerden seiner (finanziellen) Privilegierung selbstgefällig geniert (oder wenigstens so tut) und deshalb anonym bleiben möchte. Peter Bieri sagt es so:

> Das Mitleid der anderen macht mich *klein*. Deshalb kann es auf mich *herablassend* wirken: Ich bin der Starke, du der Schwache. Dann ist die Symmetrie der Begegnung verletzt und die Würde in Gefahr. Anders bei der mitfühlenden Anteilnahme: Sie verbindet, ohne dass Stärke und Schwäche, Groß und Klein, eine Rolle spielen. (2013, 150 – H. i. O.)

Am nächsten Morgen bringt eine Krankenschwester einen riesigen Blumenstrauß mit einer Karte von Sandras Bruder. Er schreibt: »Du armes Schwesterlein, tausend Blumen für dich! Aber halt die Ohren steif.« Sandra fühlt sich von ihm überhaupt nicht gesehen und kann sich nicht an den Blumen freuen.

Die Ungleichheit von durch Mitleid aufeinander bezogenen Menschen besteht unter Umständen sogar in einer merkwürdigen Gemeinsamkeit hinsichtlich eines subtil elitären Selbstbewusstseins. Ironischerweise hält sich nämlich manchmal auch derjenige für etwas Besonderes, der bemitleidet werden will. Sein eigenes Leid erscheint ihm so außergewöhnlich, dass ihm daraus beinahe ein spezieller persönlicher Wert zu erwachsen scheint, den andere Menschen, denen es nicht so extrem schlecht zu gehen scheint wie ihm, aus seiner Sicht prinzipiell nicht teilen könnten. Er geht davon aus, sie seien nicht fähig zu ermessen, was es für ihn heißt, einem so einzigartigen Schicksal wie dem seinen ausgesetzt zu sein, weil sie ein mit dem seinen vergleichbares Leid noch nie erfahren haben.

Zur angenommenen Besonderheit seines Leids gesellt sich dann noch die selbstattestierte Besonderheit, die sich für ihn aus der den anderen unterstellten Unfähigkeit zu Einfühlung ergibt und mit der er die Kluft zwischen sich und den anderen zusätzlich vertieft.[26] Mit dieser Haltung, die man dann auch als »Selbstmitleid« bezeichnen kann, verschärft er auf tragische Weise seine aktuelle Not. Als Außenstehender erkennt man die selbstschädigende Qualität des Selbstmitleids relativ leicht und fühlt sich animiert, dieser Haltung entgegenzutreten. Meist ist es allerdings besser, dazu zu schweigen, weil jeder Widerspruch von dem Betroffenen meist als weiterer Beweis dafür gewertet wird, wie schlecht es ihm geht: Jetzt ist ja offensichtlich, dass die anderen sich nicht in ihn einfühlen können! Manchmal hilft aber ein dezenter Hinweis darauf, dass es durchaus noch andere Menschen gibt, die unter einem vergleichbaren Schicksal leiden.

> Immer wenn Sandra auf den Blumenstrauß ihres Bruders schaut, kommen ihr die Tränen. »Keiner versteht mich. Tim nicht, mein Bruder nicht, meine Mutter nicht. Niemand kann ermessen, wie groß mein Leid ist.« Sie weint, schluchzt und fühlt sich hoffnungslos. »Mir geht es so schlecht. Niemand auf der ganzen Welt kann das nachempfinden.«
> Dann starrt sie an die Decke, und die Gedanken drehen sich immer wieder im Kreis. Ständig muss sie weinen. Und sie versinkt in ihrem Leid.

Um Missverständnissen vorzubeugen, möchte ich hierzu anmerken, dass es natürlich immer Nuancen und manchmal auch ganze Dimensionen im Erleben eines anderen Menschen gibt, in die man sich nicht ohne Weiteres bzw. überhaupt nicht einfühlen kann. »*Die Andersheit des anderen begrenzt die Empathie*« (Crepaldi 2018, 75 – H. i. O.). Das kann für den leidenden Menschen in seiner konkreten Notlage ohne Zweifel schlimm sein, weil er gerade jetzt jedes mögliche Verständnis gut gebrauchen könnte. Aber das begründet dennoch nicht die Annahme, dass er deswegen *besonders* sei oder es ihm

26 Das Wort »Besonderheit« enthält das Verb »sondern«, dessen Synonyme »scheiden«, »separieren« oder »trennen« sind.

besonders schlecht ginge, denn auch in diesem Punkt geht es ihm nicht anders als *allen* Menschen.

Und es gibt gerade in solchen Situationen des (meist gegenseitigen!) Unverständnisses immer noch die Möglichkeit des gemeinsamen Bedauerns darüber, dass die einfühlende Anteilnahme auch Grenzen hat. Hier ist es hilfreich, die prinzipielle Unvollkommenheit aller empathischen Bemühungen als etwas, das zum Menschsein dazugehört, anzuerkennen, »auszuhalten und zu akzeptieren und damit letztlich auch *die Andersheit des anderen anzuerkennen*« (a.a.O. – H.i.O.). So kann auf einer neuen Ebene eine Verbundenheit zustande kommen, die geeignet ist, die Grenzen der menschlichen Einfühlungsfähigkeit hinsichtlich ihrer trennenden Funktion zu transzendieren. Susan Sprecher und Beverly Fehr haben darum vorgeschlagen, nicht nur von »Mitgefühl«, sondern von »mitfühlender Liebe« zu reden, die sie so definieren:

> *Mitfühlende Liebe* ist eine Haltung gegenüber anderen – entweder nahestehenden Menschen, Fremden oder der gesamten Menschheit. Sie umfasst Gefühle, Kognitionen und Verhaltensweisen, die auf Fürsorge, Sorge, Zartgefühl und auf Unterstützung, Hilfe und Verständnis des/der anderen hin ausgerichtet sind, insbesondere wenn der/die andere(n) als leidende oder bedürftige Person(en) wahrgenommen wird (werden). (2005, 604 f. – H.i.O.)

Doch zurück zum Unterschied zwischen Mitleid und Mitgefühl: Meiner Meinung nach betont Mitleid eher die Unterschiedlichkeit und Getrenntheit von Menschen; es impliziert Verschiedenheit und Isolation. Mitleid steht darum eher im Kontext einer individualistischen Vorstellung vom Menschen, deren Gültigkeit ich bezweifle. Mitgefühl dagegen unterstreicht nach meinem Verständnis die zwischenmenschliche Solidarität als wesentliche Dimension, weswegen Pema Chödrön sagen kann: »Wahres Mitgefühl entspringt nicht dem Wunsch, anderen zu helfen, die schlechter dran sind, sondern der Erkenntnis, dass wir mit allen Lebewesen verbunden sind« (2003, 11). *Mitgefühl umfasst Resonanz, Gleichheit und Verbundenheit*; es ist für mich daher vor dem Hintergrund eines relationalen Menschenbilds zu sehen, für das es viele gute Gründe gibt, die ich an anderer Stelle ausführlich dargestellt habe (vgl. Staemmler 2009a; 2014; 2017).

Selbstverständlich kann man die Begriffe auch anders verstehen und definieren, als ich das tue (oder Peter Bieri). Ich will auch nicht behaupten, mein Verständnis sei das ›Richtige‹. Aber ich möchte mein Verständnis hier offenlegen, damit klar ist, wovon ich spreche. Demnach kann eine mitleidige Haltung gegenüber einem trostbedürftigen Menschen jenes Erleben zwischenmenschlicher Verbundenheit verhindern, das der Betroffene zuerst und am allermeisten braucht. So sagte z. B. eine Frau, die unter einem Karzinom litt, in diesem Sinne über ihren Freund: »Für mich war wichtig, dass er mich in dem Moment nicht als arme Krebskranke behandelt hat, die man schonen muss« (Rita K., in Herpell & Waechter 2013). Mitleid hätte ihr einen solchen Eindruck vermitteln können. Dagegen kann anteilnehmendes Mitgefühl die für Trost so wesentliche Verbundenheit ermöglichen und es dem leidenden Menschen gestatten, sich in seiner Erschütterung gesehen und begleitet zu fühlen.

Unmittelbare und »kollaterale« bzw. »existenzielle« Gefühle

Ich hoffe, es ist deutlich geworden, dass ich in diesem Kapitel mit Bedacht weder über konkrete *Handlungen* noch über bestimmte *Worte* geschrieben habe, die für einen bestürzten Menschen hilfreich sein können. Das lag mir sehr am Herzen, denn ich bin überzeugt, dass die entscheidende Dimension des Tröstens *nonverbal* ist und in einer Art des präsenten *Daseins* besteht, das nicht von Worten und Taten lebt. Was ich hier mit »Dasein« meine, ist trotz der Einfachheit des Wortes etwas für den Leidenden äußerst Wertvolles. Es ist mehr als räumliche Anwesenheit, es ist auch mehr als beobachtende oder betrachtende Zeugenschaft; es ist jene zum Innewerden der erschütternden Situation des anderen erforderliche anteilnehmende Präsenz, von der oben schon die Rede war. Fulbert Steffenskys Bericht von der Zeit nach dem Tod seiner Frau illustriert das sehr deutlich:

> Nicht getröstet hat mich, wenn jemand versuchte, meinen Schmerz zu mindern. »Das Leben geht weiter«, haben mir wohlmeinende Leute gesagt und: »Die Zeit heilt alle Wunden.« Es gibt abstrakte Richtigkeiten, die zugleich konkrete Falschheiten sind. Das Leben ging eben nicht weiter....
> Den tiefsten Trost aus jener Zeit will ich nennen, es waren Freunde und Freundinnen, die mich oft besuchten und die den Schmerz ehrten. Sie haben keine tröstenden Worte gefunden, sie waren da und sie haben sich von meinem Unglück nicht vertreiben lassen.... Meine Freunde sind geblieben, sie haben mir den Schmerz gelassen.... Die Trauer wurde nicht gemildert, aber geteilt. Der Trost der Freunde war ihre Anwesenheit, keine klugen Worte und kein Versuch, mich aus meinem Abgrund zu retten. (2008, 52 f.)

Wenn hier davon die Rede ist, dass die Trauer »geteilt« wurde, ist damit keine illusorische Schmerzverteilungsarithmetik gemeint – etwa nach dem Motto des Volksmunds: »Geteiltes Leid ist halbes Leid.« Subjektives Erleben ist kein Gegenstand, sondern ein psychischer Prozess, den man nicht in demselben Sinne ›teilen‹ kann wie ein Stück Kuchen. Die mitfühlende Person nimmt der leidenden nicht die eine Hälfte ihrer Not ab oder weg; ihre Not bleibt voll und ganz ihre eigene Not. Und das ist bezüglich des erhofften Trostes durchaus sinnvoll. Denn für diejenige, die mitfühlt, kann eine deutliche Resonanz auf das Leid der anderen überhaupt nur in dem Maß entstehen, wie die Not der Leidenden sich prägnant leiblich manifestiert und für die Anteilnehmende deutlich zeigt. Das ist empirisch belegt: »Je mehr die sich mitteilende Person ihre Emotionen fühlt und ausdrückt, desto mehr wird ihr Partner darauf in sozialer und affektiver Weise antworten« (Rimé 2007, 479 f.).

Die auf dem Weg der Resonanz entstehende Verbundenheit ist zwar eine positive Erfahrung, die zum schmerzlichen Erleben der Not der betroffenen Person ein gewisses Gegengewicht bildet, aber sie tut dies nicht etwa dadurch, dass sie vom Leid des anderen irgendetwas wegnähme, sondern weil sie es in einen größeren Rahmen von *gemeinsamer Menschlichkeit* stellt. Mit Hilfe der anteilnehmenden Zuwendung »ist der Schmerz nun nicht mehr zu sich selbst verurteilt; ... [er] befreit ... sich aus dem Zwang des ›Sichselbst‹, findet ›frische Luft‹, eine Dimension und eine Zukunft« (Lévinas 1997, 112).

Falls einem die Sprache und Denkweise eines Philosophen wie Emmanuel Lévinas nicht so sympathisch sind wie mir, kann man aus einer ganz anderen, heute weit verbreiteten, neuropsychologischen Perspektive und mit der dazu gehörenden Diktion zu derselben Einsicht kommen: Wenn die aufgewühlte Person die berührbare Empfänglichkeit des Unterstützenden erlebt, wird ein neuronales Erregungsmuster in ihr aktiviert, das mit dem durch die belastende Erfahrung aktivierten Muster positiv interferiert. »Schwierige und beängstigende Gefühle, die in einer sicheren, unterstützenden Umgebung aktiviert sind, führen zur Veränderung und reduzieren Ängste und Symptome des Traumas« (Whelton 2004, 67). Es findet eine Überlagerung oder Verknüpfung parallel ablaufender Erregungsmuster statt, sodass die Nachwirkungen der schlimmen Erfahrung von der gegenwärtigen Situation positiv moderiert werden (vgl. Grawe 1998, 230; Staemmler 1999, 105).

Hierzu liegen auch sehr interessante emotionspsychologische Untersuchungen vor, bei denen die Forscher zunächst belegen konnten, dass Menschen nach intensiven emotionalen Erfahrungen – sowohl positiven wie negativen – sich sehr häufig an andere wandten, um mit ihnen darüber zu sprechen. Einer Untersuchung an über tausend Personen zufolge fanden es 89 % aller Befragten im Rückblick erleichternd, sich anderen Menschen nach einem solchen Erlebnis mitgeteilt zu haben (vgl. Zech 2000). So weit entsprechen die Untersuchungsergebnisse der Alltagserfahrung und sind daher nicht überraschend.

Umso verblüffter waren die Forscher, als sie sich mit der Frage beschäftigten, als wie belastend Menschen die emotional negative Erfahrung *vor* und dann *nach* der Mitteilung an andere einschätzten. Denn trotz der eingetretenen Erleichterung erwiesen sich die »Daten … als völlig inkonsistent mit der Annahme, dass das Mitteilen einer [unangenehmen] Erfahrung die emotionale Belastung durch diese Erfahrung reduzieren würde« (Rimé 2007, 469). Das warf die Frage auf, wie dieser Widerspruch zu erklären sei; sie ließ sich erst beantworten, als man die *unmittelbaren* Wirkungen einer traumatischen Erfahrung von den sogenannten *»kollateralen«*[27] Konsequenzen unterschied.

Unter den unmittelbaren Wirkungen versteht man die durch das Ereignis direkt ausgelösten belastenden Gefühle, also die Angst, den Schreck, den Schmerz, die Trauer, vielleicht auch Ekel oder Wut,[28] die die emotionale Reaktion auf die erlebte Situation selbst ausmachen. Über diese situationsbezogenen Emotionen hinaus rufen insbesondere existenziell einschneidende Erlebnisse weitergehende, »kollaterale« Gefühle hervor, die auf die Bedeutung verweisen, die die traumatische Situation für das Verhältnis der betroffenen Person zum Leben in *genereller* Hinsicht bekommt und die im Weiteren ihre Art, in der Welt zu sein, prägt. Dies kann z. B. die Form einer umfassenden Verunsicherung annehmen, eines allgemeinen Gefühls von Machtlosigkeit, einer Verlorenheit in der Welt oder Entfremdung von allen Menschen, eines weitgehenden Verlusts an Selbstwertgefühl etc.

Ratcliffe (2008) spricht hier von *»feelings of being«*, was meist mit »existenzielle Gefühle« übersetzt wird. Jan Slaby hält auch »die Bezeichnung *existenzielle Orientierungen* [für passend], da diese Gefühle die bewusstseinsfähigen Lebensvollzüge einer Person in ihrer Gesamtheit nachhaltig ausrichten«. Es geht hier »um einen grundlegenden Wirklichkeits- und Möglichkeitssinn, gleichsam um die Melodie der Existenz« (2020, 327), d. h. um die Infragestellung der prinzipiellen Gewissheiten, auf die ein Mensch sich bisher mehr oder weniger selbstverständlich verlassen hat (vgl. Janoff-Bulman 1992; Kauffman 2002; Parkes 1971; Stolorow 1999).

In unserem Kontext handelt es sich um eine umfassende *psychische Destabilisierung*, die über das rein situative Erleben hinausgeht und sich oft in umfassenderen Ansichten über die Welt und das

27 Ich empfinde diesen Begriff als nicht besonders glücklich und verwende ihn hier nur, weil er in den zitierten Untersuchungen benutzt wird. Ich möchte aber betonen, dass mit diesem Wort keineswegs gesagt sein soll, dass es sich um *nebensächliche* Gefühle handelte, sondern um solche, die nicht im Zentrum des *unmittelbaren* Erlebens stehen. Sie können dennoch *existenzielle* Bedeutung haben, und das ist auch häufig der Fall.

28 Auf solche sogenannten »kategorialen Affekte«, auch »diskrete Emotionen« genannt, werde ich später noch zurückkommen.

Selbst niederschlägt – z. B. »Die Welt ist gefährlich«, »Ich bin dem Leben hilflos ausgeliefert«, »Niemand, der mir wichtig ist, bleibt zuverlässig da«, »Menschen sind grausam«, »Ich bin an allem schuld« oder »Es gibt keine Gerechtigkeit«.[29] Solche Ansichten führen dann zu Stimmungen – Damasio (1997, 207 ff.; 2000, 342) spricht von »Hintergrundgefühlen« –, die dem gesamten weiteren Lebenslauf ihre Färbung verleihen können, z. B. durch

> eine tiefe Trauer, die dem gesamten Erfahrungsraum einer Person das schmerzliche Gepräge eines unwiederbringlichen Verlustes verleiht; … eine latente aber umso hartnäckigere und alle Seinsvollzüge affizierende Angst, oder eine Enttäuschung, die in eine dermaßen schrankenlose Hoffnungslosigkeit mündet, dass auf konkrete Ereignisse bezogene Hoffnungen nicht mehr ausgeprägt werden, weil dem Hoffen die existenzielle Grundlage entzogen ist. (Slaby 2020, 327)

Die Forschungsergebnisse legen nun nahe, dass es speziell diese *»kollateralen«* Gefühle und existenziellen Orientierungen sind, die durch die tröstliche Präsenz eines anderen Menschen positiv beeinflusst werden. So wird denn auch verständlich, dass die isolierte Einschätzung der *situativen* Belastung durch die betroffene Person, die sie vor und nach der tröstlichen Interaktion empfindet, im Wesentlichen unverändert bleibt. Aber die *weiterreichenden* Bedeutungen des belastenden Ereignisses, die ich im Vorangegangenen mit dem Wort »Erschütterung« bzw. den Synonymen »Bestürzung« oder »Aufgewühltsein«[30] zusammengefasst habe, werden durch den entstehenden Trost abgemildert und führen zu einer Stabilisierung und damit zu der erwähnten Erleichterung. Außerdem werden durch die erlebte Resonanz die sozialen Bindungen der leidenden Person mit der anteilnehmenden gestärkt, und »die sofortige und nachhaltige Erfüllung ihrer sozioemotionalen Bedürfnisse ist die eigentliche Quelle

29 Auf diese Ansichten gehe ich im dritten Kapitel genauer ein.

30 Bob Stolorow (1999) spricht davon, dass sich die Erschütterung auf die »Absolutismen des alltäglichen Lebens« bezieht und damit jene Selbstverständlichkeiten und Gewohnheiten in Frage stellt, ohne die man im normalen Alltag kaum einigermaßen effektiv funktionieren könnte.

für den bedeutenden Nutzen, von der die sich mitteilende Person nach der tröstlichen Erfahrung berichtet« (Rimé 2007, 480).

Gerade die »kollateralen«, existenziellen Gefühle und Stimmungen verdienen besonders freundliche und geduldige, manchmal auch ausdauernde Aufmerksamkeit. Sie dürfen nicht von Aktivitäten gestört werden, die mit der Zeitlichkeit interferieren, die den Emotionen eigen ist; sie sollten auch nicht mit vermeintlich guten Ratschlägen oder Worten beschwichtigt werden, die in solchen Situationen nur noch jene »Sinnleere aus[drücken], die Worte in einer Welt der Verzweiflung haben können: Worte, die nicht mehr berühren, Worte, die zu den eigentlichen Empfindungen nicht stimmig sind, und die eine Begegnung zwischen den Menschen … eher verstellt [*sic!*]« (Kriz 2019, 53). Solche Worte sind dann eher eine Verlegenheitslösung, weil die Verzweiflung so schwer zu ertragen ist.

> Genau dies ist aber meist auch die Situation des Leidenden. Er sucht eine Antwort und findet keine, die er annehmen kann. Trost liegt nun nicht darin, ihm eine Antwort zu geben, sondern die Situation der Unwissenheit mit auszuhalten. Dies bedeutet, dass der Begleiter keine Antworten gibt, (Schäfer 2015, 64)

und er sollte auch eher auf Antworten verzichten, wenn deren Ausdruck hauptsächlich verbal und deren Sinn überwiegend inhaltlich und an möglichen Lösungen orientiert ist.

Die »Sinnleere«, von der Jürgen Kriz spricht, entsteht im Wesentlichen dadurch, dass der Bereich des Selbsterlebens, der in Situationen von Verzweiflung oder Erschütterung für den betroffenen Menschen im Vordergrund steht, in der Regel erst einmal nicht der *verbale* Bereich ist, sondern der Bereich des sogenannten »Kern-Selbst« bzw. der des »subjektiven Selbst« (vgl. Stern 1992), also Bereiche, in denen die körperliche Integrität und Selbstkontrolle sowie das Bewusstsein von psychischen Zuständen im Vordergrund stehen. Menschen fühlen sich aber meist nur dann wirklich verstanden, wenn ihr Gegenüber ihnen primär in dem Bereich der Bezogenheit antwortet, der dem Bereich ihres aktuell dominanten Selbsterlebens entspricht. Wer sich z. B. gerade in seinem Kern-Selbst erschüttert fühlt, braucht von seinem Gegenüber vorzugsweise eine Resonanz im Bereich der Kern-Bezogenheit; erst danach kann er etwas mit verbal geäußertem Verständnis anfangen (vgl. Staemmler 2020a).

Wenn es in dieser Hinsicht Fehlabstimmungen gibt, wird das für jeden der Beteiligten sowie für ihre Beziehung zueinander häufig nachteilige Konsequenzen nach sich ziehen, wie man sich leicht ausmalen kann. Die erschütterte Person wird jene Resonanz vermissen, die sie primär braucht, und wird sich in ihrer Hoffnung auf Trost enttäuscht fühlen. Diese Frustration wird sich ihrem Gegenüber vermitteln, das ja trotz seiner suboptimalen Vorgehensweise durchaus gute Absichten hatte, sich nun aber seinerseits gleichfalls enttäuscht fühlt, weil eine Bestätigung für den zwar intendierten, aber nicht eintretenden Erfolg ausbleibt. In der Folge

> wird Unterstützung nicht mehr gesucht, um mögliche Enttäuschungen über nicht erlebte Hilfe zu vermeiden, um dem Helfer unangenehme Rückmeldungen, die ihm seine Unfähigkeit signalisieren, zu ersparen und um überdies die Spannungen zu umgehen, die solche Vorgänge auf der Beziehungsebene hervorrufen können.
> (Gottlieb & Wagner 1991, 169)

Solche Interaktionen haben außerdem schnell einmal negative Rückwirkungen auf denjenigen, der es mit seinen Ratschlägen oder dergleichen eigentlich gut meint. Mit seinem überwiegend verbal vermittelten und lösungsorientierten Vorgehen setzt er sich selbst auf die erfolgsorientierte Schiene, die, wie gesagt, in vielen Fällen zu Enttäuschungen führen wird. Er kommt so in die Gefahr, seine Hinwendung zu dem Leidenden frustriert oder gekränkt zu beenden und selber mit einem unangenehmen Gefühl eigenen Versagens oder auch dem Eindruck mangelnder Wertschätzung durch denjenigen, den er unterstützen wollte, zurückzubleiben. Das kann seinen mehr oder weniger ausgeprägten Rückzug aus der Beziehung zur Folge haben und es ihm in Zukunft schwer machen, seine Unterstützung erneut anzubieten (vgl. Notarius & Herrick 1988).

Im Gegensatz dazu zeigen sowohl viele Alltagserfahrungen als auch sozialpsychologische Untersuchungen, dass diejenigen sich im

Nachhinein sehr viel besser fühlen, die »Unterstützung anboten, indem sie Akzeptanz für das niedergeschlagene Gefühl ihres Partners zum Ausdruck brachten, keine Anzeichen einer Stimmungsverbesserung erwarteten und daher nicht mit dem Gefühl von Inkompetenz aus der Interaktion hervorgingen, wenn ihnen keine solche Anzeichen kommuniziert wurden« (Gottlieb & Wagner 1991, 168).

Wie Einfühlung und Resonanz im nicht-verbalen Bereich vermittelt werden können, wird ein wichtiger inhaltlicher Aspekt des nächsten Kapitels sein.

Zusammenfassung von Kapitel 1

In diesem ersten Kapitel habe ich versucht, die wesentlichen sozialen Aspekte dessen darzustellen, was tröstend wirkt. Dabei war für mich wesentlich, das Trösten nicht als etwas zu verstehen, das ein Mensch (Subjekt) mit einem anderen (Objekt) *macht* (Handlung), wie es mit gängigen Formulierungen (wie z. B. »Ich tröste dich«) suggeriert wird. Trost ist aus meiner Sicht zuerst und vor allem etwas, das sich aus einer emotionalen Interaktion zwischen zwei Menschen heraus *ergibt*; Trost *entsteht*, wenn ein leidender, emotional aufgewühlter Mensch seine Empfindungen gegenüber einem anderen (primär nonverbal) zum Ausdruck bringt, der sich seinerseits für die Gefühle seines Gegenübers öffnet und zulässt, sich davon *berühren* (»affizieren«) zu lassen.

Eine solche Interaktion habe ich als *Resonanz* beschrieben, die in zwei Richtungen wirkt: Denn die Emotionen der schockierten Person lösen nicht nur ähnliche Empfindungen in ihrem Gegenüber aus, sondern die Resonanz, die das Gegenüber erlebt, wird wiederum für die leidende Person als *Mitgefühl* ihres Gegenübers für die eigene Not erfahrbar. Daraus kann das Empfinden zwischenmenschlicher *Verbundenheit* erwachsen, das dann die tröstliche Wirkung hervorruft. In Shakespeare's *King Lear* sagt Edgar: »Wer einsam duldet, fühlt die tiefste Pein./Fern jeder Lust, trägt er den Schmerz allein;/Doch kann das Herz viel Leiden überwinden,/wenn sich zur Qual und Not Genossen finden« (1608/1912, 505). Und bei Baruch de Spinoza heißt es kurz und knapp: »Trost für Unglückliche ist's, Genossen im Unglück zu haben« (1677/2014, 320).

Dieses Verständnis von Trost bedeutet, dass es angesichts des Leids eines anderen Menschen nicht vorrangig darum gehen darf, irgendetwas für ihn zu *tun*; es geht nicht zuerst oder hauptsächlich darum, zu handeln oder zu reden; das mag zu einem späteren Zeitpunkt bzw. an nachrangiger Stelle hilfreich sein. Aber primär und vor allem ist wichtig, für den anderen in seiner Not *da zu sein*, damit Mitgefühl des einen für den anderen entstehen und sich daraus das Gefühl von Verbundenheit zwischen ihnen entwickeln kann. Diese *Verbundenheit stiftet Trost.*

Das Gedicht *Die Nachtwolken*[31] von Antje Sabine Naegeli (in Naegeli 2015) fasst in lyrische Worte, was ich in diesem Kapitel zum Ausdruck bringen wollte:

Die Nachtwolken
an deinem Himmel
kann ich nicht vertreiben,
deinen Schmerz
kann ich nicht von dir nehmen,
das Verlorene
nicht wiederbringen.
Lass mich dennoch,
arm[32], wie ich bin,
an deiner Seite bleiben,
bis das Leben
die zarte Spur der Hoffnung
in dein Herz zeichnet.

31 Abdruck mit freundlicher Genehmigung der Autorin. – Ich danke Dominik Wernicke herzlich für seinen Hinweis auf dieses Gedicht.

32 Ich interpretiere das Wort »arm« an dieser Stelle zwar als zusammenfassende Bezugnahme auf die vorhergehenden Aussagen darüber, was man nicht kann. Da die Formulierung hier aber auf mich so wirkt, als würde demjenigen, der die genannten Dinge nicht tun kann, damit eine Unfähigkeit (oder Ver-»*arm*«-ung) attestiert, was unzutreffend wäre, weil das, was er »nicht kann« in der Struktur der Situation liegt, würde ich das Wort »arm« gerne durch ein schlichtes »so« ersetzen.

KAPITEL 2

Die emotionale Dimension – Halt für das Aktuelle

> *Trost besteht aus einer Reihe von Praktiken und Interventionen (beruhigende Gesten, Rituale, mündliche oder schriftliche Mitteilungen etc.), die darauf abzielen, den Stress zu reduzieren, der durch die Erfahrung von Grenzen der menschlichen Existenz hervorgerufen wird, so weit wie möglich das normale Funktionieren wieder herzustellen und die Resilienz … zu fördern.*
>
> *(Jedan 2019, 33 f.)*

Die von mir im ersten Kapitel beschriebene Haltung der *rezeptiven Berührbarkeit* gegenüber einem erschütterten Menschen ist aus meiner Sicht die Grundlage für jeden Trost; diese Einstellung sollte sich wie ein roter Faden durch den gesamten Prozess des Tröstens hindurchziehen. Das dafür notwendige aufmerksame und zugewandte *Dasein* für den anderen ist keineswegs passiv, sondern durchaus aktiv, obwohl es nicht aus *Handlungen* im engeren Sinn[33] besteht. Das möchte ich an dieser Stelle unbedingt noch einmal betonen, obwohl es möglicherweise zunächst im Widerspruch dazu zu stehen scheint, dass ich mich in diesem und dem nächsten Kapitel einigen weiteren Aspekten des Tröstens zuwende, die mehr oder weniger Handlungscharakter annehmen oder zu Handlungen führen können.

Doch ich sehe hier keinen Widerspruch, sondern ein Vordergrund-Hintergrund-Verhältnis: »Die Figur hängt hinsichtlich ihrer

33 Ich meine »Handlung« hier im alltagssprachlichen Sinn und nicht in einem speziellen theoretischen Sinn, in dem auch aufmerksame Zuwendung als eine Form von Handlung verstanden werden kann (vgl. Lenk 1977–1984).

Charakteristika von dem Grund ab, auf dem sie erscheint. Der Grund dient als *Rahmen*, in den die Figur hineingestellt ist und der deswegen die Figur bestimmt« (Koffka 1936, 184 – H.i.O.). Wie sich einzelne Wellen aus dem großen Ganzen des Meeres erheben und dann wieder dorthin zurückfallen, kann sich aus dem Hintergrund der Einstellung von Offenheit für die Resonanz, die in mir mit den Emotionen des leidenden Menschen entsteht, für eine begrenzte Zeit die Initiative zu einer Handlung (»Figur«) ergeben, der nachzugehen für den anderen deshalb hilfreich und sinnvoll sein kann, weil sie vom Charakter des Grundes, aus dem sie hervorgeht, geprägt ist und bleibt.

Mit anderen Worten: Alles, was man *tun* kann, um zum Trost eines anderen Menschen beizutragen, muss vom Geist der oben beschriebenen Einstellung getragen und Ausdruck von ihr sein – immer nur eine pragmatische Konkretion dieser Haltung, eine Konkretion, die jederzeit wieder fallengelassen werden kann und nie eine Alternative zu ihr darstellt, vergleichbar mit den metaphorisch erwähnten Wellen, die sich zeitweilig aus dem Meer erheben, in ihrer Form davon unterscheidbar sind, aber immer Teil davon bleiben und ihren Charakter als Wasser nie verlieren. Dies ist der Rahmen, in dem alles Folgende steht und in dessen Geist ich es zu verstehen bitte.

Aufforderungscharakter und angemessene Antwort

Die akute Erschütterung, die einen Menschen fassungslos macht und trostbedürftig werden lässt, kommt zustande, weil die erlebte Situation den Rahmen der Möglichkeiten sprengt, die ihm zum gegebenen Zeitpunkt für die Bewältigung und Verarbeitung emotionaler Erfahrungen zur Verfügung stehen. Seine individuellen Ressourcen sind von den Herausforderungen der Situation überlastet; das meint die Redensart »Es ist nicht zu fassen«.

Die Folge ist eine Krise, »ein Gefühl von Hilflosigkeit und Wirkungslosigkeit gegenüber einem unlösbaren Problem, und dies geht mit einer Desorganisation des Funktionierens einher, so dass die

Person weniger effektiv erscheint, als sie es normalerweise ist« (Caplan 1964, 40). Dabei werden insbesondere zwei Dimensionen des alltäglichen Bewusstseinszustands, die ansonsten selbstverständlich gegeben sind, zeitweilig außer Kraft gesetzt: die Selbst*reflexion* und die Selbst*beherrschung*. Der betroffene Mensch ist mehr oder weniger vollständig in seinem aktuellen Selbst*erleben* und der entsprechenden Perspektive gefangen, außerhalb dessen in diesem Moment kaum noch etwas Bedeutsames für ihn zu existieren scheint.

»Die Wirklichkeit packt den Betroffenen unmittelbar, ohne ihm seine Distanzierungsfähigkeit zu lassen« (Schmitz 1989, 76). Er ist auf eine Weise in sein augenblickliches Erleben involviert, die es ihm nur noch sehr eingeschränkt ermöglicht, sich und seine gegebene Situation von ›außen‹, sozusagen mit den Augen der anderen, zu betrachten und sie auf diese Weise zu begreifen. Die emotionale Überwältigung durch die schreckliche Situation führt zu Schock und Bestürzung und damit zu einer weitgehenden Befangenheit in sich selbst. Auch wenn man vom Anlass für eine solche Erfahrung einmal absieht, ist der Verlust an Contenance schon deswegen für viele Menschen schwer zu ertragen, weil sie – sozusagen ›am Rande‹ ihres Bewusstseins – noch mitbekommen, dass sie durch die Ereignisse weit hinter ihre sonstigen psychischen Fähigkeiten auf eine Art Minimum (manchmal auch »Kern« genannt) zurückgeworfen werden.[34]

Der schon zitierte Philosoph Hermann Schmitz spricht hier von »personaler Regression«, und auch in der Psychologie ist von »regressiven Prozessen« die Rede, wenn Menschen in die Lage geraten, nur noch einige wenige Aspekte ihres Selbst aktivieren zu können. In den Situationen, um die es mir hier geht, erfolgt die Regression meistens so, dass das von Daniel Stern sogenannte »Kern-Selbst« zum dominierenden Aspekt der Person wird, während das subjektive und das verbale Selbst weitgehend in den Hintergrund rücken (vgl. Stern 1992; Staemmler 2013a). Das bedeutet, dass die betroffene Person überwiegend von ihrem leiblich-emotionalen Erleben ein-

34 Daher rührt auch die im ersten Kapitel erwähnte Scham.

genommen ist und ihr die Fähigkeiten zu zwischenmenschlichem Kontakt sowie zu sprachlichen Formen der Mitteilung nicht mehr in der Form und dem Umfang zugänglich sind, wie das unter ›normalen‹ Bedingungen ohne Weiteres der Fall ist.

Wenn man sich nun als jemand, der in einer solchen Situation anwesend ist, des Leids dieses Menschen innewird und sich für die Resonanz mit seiner Not öffnet, geht von seinem Befinden eine unmittelbare »Aufforderung zur Antwort« (Lévinas 1983, 224) aus: Das Leid des anderen hat für den Anteilnehmenden »Aufforderungscharakter«, wie es der berühmte Gestaltpsychologie Kurt Lewin (1926) genannt hat. Dieser Aufforderungscharakter ergibt sich aus der leiblichen Ausstrahlung des leidenden Menschen und braucht keine Worte. Er kann sehr unterschiedliche Aspekte haben, zu denen aber wohl immer die Aufforderung gehört, dem Betroffenen Aufmerksamkeit und Zuwendung zu schenken und ihm dadurch den Zugang zu der Welt außerhalb seines unmittelbaren Selbsterlebens wieder zu erschließen bzw. zu erleichtern.

Allgemein gesagt entsteht der Aufforderungscharakter, der vom leiblich-emotionalen Ausdruck eines Menschen ausgeht, dadurch, dass ein »Ausdruckszeichen … Symptom für ein aktuelles Gefühl … [des Senders ist]. Es besitzt Appellcharakter aufgrund der Eindrucksbildung, die beim Empfänger hervorgerufen wird, und beeinflusst somit dessen nachfolgendes Verhalten« (Holodynski 2006, 68). Das gilt speziell für Ausdruckszeichen der Not, die für den Empfänger aus der Fülle aller gegebenen Reize auffällig hervorstechen und seine Aufmerksamkeit und die entsprechende Handlungsbereitschaft in besonderer Weise erregen. Hartmut von Hentig beschreibt eine solche Erfahrung:

> Als ich zwölf Jahre alt war, überfiel mich eines Nachts, etwa um drei Uhr, ein furchtbarer Schmerz in der Brust. Ich wimmerte erbärmlich; der Vater hörte es im Nebenzimmer und er holte mich in sein Bett, legte seine Arme um mich und redete in einem bestimmten, … mitfühlenden Ton: Das sei wahrscheinlich eine Lungenentzündung, … gleichmäßige körperliche Wärme sei für mich im Augenblick das Beste. Der Schmerz blieb, die Beruhigung trat ein … Der Trost bestand in des

> Vaters ungewohnter, ausdauernder, physischer Gegenwart und darin, dass er nichts verharmloste, nichts vergessen machen wollte, viel mehr vom ersten Augenblick an die Gewissheit gab: »Ich werde ernst genommen – und nicht alleingelassen.« (2008, 14)

Der Appell, der von der Not eines anderen Menschen ausgeht, hat natürlich einen evolutionspsychologischen Hintergrund, der Menschen prädestiniert, auf Leidensäußerungen von Artgenossen, insbesondere das von Kindern, sensibel zu reagieren. Es handelt sich dabei um einen Aspekt unserer weitreichenden sozialen Resonanzfähigkeit und beruht darauf, dass die Eindrücke, die man von Leid des anderen bekommt, auf »die eigenen Möglichkeiten zu handeln und zu reagieren« (Bermúdez 1995, 155) treffen und man sich dadurch »seines Leibes bewusst wird als einer Vielfalt von Handlungsmöglichkeiten, die von den auffordernden Eigenschaften von … Situationen hervorgerufen werden« (Gallese & Sinigaglia 2011, 135). Das liegt daran, dass »die Welt wahrnehmen zugleich auch sich selbst wahrnehmen heißt. … Das Gewahrwerden der Welt und der eigenen komplementären Beziehungen zu dieser Welt sind nicht voneinander zu trennen« (Gibson 1982, 153)[35].

So kann die wahrgenommene Not des einen spontan den Impuls des anderen auslösen, ihm beizustehen, und ein solcher Impuls kann vielfältige Formen annehmen. Denn er ergibt sich aus der Interaktion zwischen den beteiligten Personen, d. h. nicht nur aus dem emotionalen Ausdruck des leidenden Menschen und seinen zahlreichen Aspekten (wie Körperhaltung und unwillkürliche Körperbewegungen, Gestik, Mimik, Klang der Stimme etc.), sondern gleichermaßen daraus, von welchem dieser Aspekte sein Gegenüber sich ›angesprochen‹ fühlt, sowie daraus, welche Antwortmöglichkeiten ihm zur Verfügung stehen. Die Bandbreite der möglichen Reaktionen reicht

---

35 James J. Gibson begründete die »ökologische Psychologie«. Er war beeinflusst von William James' Pragmatismus, der Phänomenologie und der Gestaltpsychologie, speziell von Koffka (vgl. Lobo et al. 2018). – Auf diese Strömungen bzw. Autoren habe ich bereits im Vorangehenden in der einen oder anderen Weise Bezug genommen, weil sie wichtige Spuren in meinem eigenen Denken hinterlassen haben.

vom wortlosen, aber zugewandten Gegenübersitzen über eine zarte Umarmung bis zu einer Mitteilung wie dieser: »Das ist gerade so furchtbar, ich weiß gar nicht, was ich sagen soll« (Valerie B., in Herpell & Waechter 2013).

Norberg et al. berichten von einer Situation, die hier als Beispiel gelten kann: Sie ergab sich, als während eines Autorennens ein Fahrzeug verunglückte, sich überschlug und unkontrolliert auf die Tribüne prallte. Einige Zuschauer wurden erfasst und verletzt, darunter ein Kind, das in Begleitung seiner Mutter war. Ein nicht selbst betroffener Mann aus dem Publikum

> ging auf sie zu, während sie bei ihrem verletzten Kind stand und auf den Krankenwagen wartete. Er wollte etwas zu ihr sagen, aber er brachte kein Wort heraus. Daraufhin legte er seine Arme um sie. Die Zeit verging; sie hatten das Gefühl, ewig warten zu müssen, bevor die Ambulanz kam. Und er konnte immer noch nichts sagen. Als die Sanitäter endlich eintrafen, trennten sie sich, ohne dass er ein einziges Wort gesprochen hatte. Später, als er ihr zufällig noch einmal begegnete, dankte sie ihm und sagte: »Vielen Dank, Herr X, wir haben zusammen gestanden und uns an das Leben geklammert, das dabei war, uns zu entgleiten. Das hat mich getröstet.« (2001, 549)

Für viele Menschen ist die Gegenwart einer freundlichen Person, die ihnen allein durch ihre ruhige Anwesenheit Gelegenheit bietet, ihren Gefühlen Raum zu geben, nicht nur ausreichend, sondern genau das, was ihnen guttut: »Wenn ich am Heulen war, habe ich niemanden gebraucht, der mir ein Taschentuch nach dem anderen gibt. Sondern jemanden, der einfach nur bei mir war und es ausgehalten hat, dass ich alles rausgelassen habe« (Rita K., in Herpell & Waechter 2013). Dementsprechend kann sich die unterstützende Person stillschweigend aufgefordert fühlen, der erschütterten Person durch eine solche aufmerksame, tolerante und akzeptierende Zuwendung einen weiten zwischenmenschlichen Rahmen anzubieten, in dem sie für alles, was sie durchlebt, Zeit und Raum finden kann.

Das ist auch und gerade dann wichtig, wenn die heftigen und nicht selten auch vielfältigen und widersprüchlich wirkenden Emotionen eines aufgewühlten Menschen erst einmal unverständlich, ungerechtfertigt, unmoralisch oder ansonsten schwer nachvollziehbar erscheinen. Dabei kann es sich z. B. um Wut auf einen verstorbenen Partner, um Erleichterung beim Tod eines lebensgefährlich erkrankten Kindes, um Schuldgefühle bei Schicksalsschlägen, für die keiner verantwortlich zu machen ist, und vieles mehr bzw. mehreres zugleich handeln. Ein solches ›Gefühlswirrwarr‹, als das es sowohl für die Betroffenen als auch für ihre Begleiter erscheinen mag, ist ein wesentliches Charakteristikum des psychischen Aufruhrs; es nicht zu akzeptieren, wäre gleichbedeutend damit, sich gegen die Tatsache zu wehren, dass die Betroffenen überhaupt aufgewühlt sind. Man mag über den äußeren Anlass für die Erschütterung empört sein, aber die Erschütterung selbst abzulehnen, wäre absurd und inhuman.

Dabei ist es außerdem wichtig zu berücksichtigen, dass die erschütterte Person von ihrem akuten Erleben in der Regel emotional derartig überwältigt ist, dass es für sie subjektiv nichts mehr gibt, das sozusagen ›außerhalb‹ der aktuellen Gefühle läge. Die heftigen Gefühle nehmen ihr *gesamtes* Erleben ein; mit anderen Worten: Die betroffene Person findet in diesem Zustand selbst keine Distanz dazu; sie ist überwältigt von ihren Emotionen und hat die Kontrolle darüber verloren. Damit entsteht zugleich eine soziale Isolation, denn die »gemeinsame Welt verschwindet, wenn sie nur noch unter einem Aspekt gesehen wird; sie existiert überhaupt nur in der Vielfalt ihrer Perspektiven« (Arendt 1960, 57). Deshalb braucht die von ihren Gefühlen überwältigte Person jemanden, der es aushält, dass sie erst einmal unzensiert »alles rauslässt«, wie es in der notgedrungenen Alltagssprache von Rita K. und auch ansonsten oft irreführend heißt. Denn es geht hier nicht um eine kathartische Entsorgung unerwünschten ›Materials‹, sondern um die *kommunikative* Funktion der Gefühle, d. h. darum, sich mit deren Ausdruck an einen anderen Menschen zu wenden, sein Mitgefühl hervorzurufen und ihn zu einer resonanten Antwort zu bewegen, um mit diesen Emotionen nicht mehr allein zu sein.

Der Aufforderungscharakter dieser Ausdruckszeichen kann so intensiv sein, dass man sich nicht nur unmittelbar angesprochen, sondern auch zum sofortigen Handeln gedrängt fühlt. Auch wenn spontanes Engagement die zutreffend erscheinende Antwort sein kann, heißt das nicht, dass es immer passend wäre, dem entstehenden Handlungsimpuls naiv und ungeprüft nachzugehen. Denn neben dem, was die leidende Person vordergründig zum Ausdruck bringt, kann sie durchaus zugleich noch andere Bedürfnisse empfinden, die sie nicht genauso expressiv äußert und die deshalb weniger auffallen. Es empfiehlt sich nach meiner Erfahrung darum, in den meisten Fällen kurz nachzufragen, ob die Handlung, zu der man sich aufgefordert fühlt, für die Betroffene auch wirklich passt. So könnte man z.B. sagen: »Ich würde dir gerne den Arm um die Schultern legen. Magst du das?«

Möglicherweise bleibt eine derartige Frage in Situationen, in denen die trostbedürftige Person besonders heftige Emotionen erlebt, unbeantwortet; sie kommt sozusagen gar nicht bei ihr an und stellt die anteilnehmende Person vor ein Dilemma: Einerseits fühlt sie sich motiviert, sich der erschütterten Person zuzuwenden und ihr ihre Unterstützung zu geben; andererseits ist es gar nicht einfach, sich zwar bemerkbar zu machen, das aber so zu tun, dass die Zuwendung auch als solche ankommt und nicht als Störung oder Unterbrechung erlebt wird. Denn die leidende Person braucht ja beides: sowohl den Eindruck, dass sie mit dem Aufruhr ihrer Gefühle verstanden und akzeptiert wird, als auch die tröstliche Erfahrung, dass es außerhalb ihrer akuten Not noch eine andere, positive Wirklichkeit gibt, deren Wahrnehmung es ihr ermöglicht, ihren regressiven Zustand tendenziell zu überwinden und – wenigstens ansatzweise – wieder eine selbstreflexive Perspektive auf sich selbst einzunehmen. Dafür muss

> der Grad der emotionalen Erregung … so sein, dass … [die Person] in der Lage ist, eine Arbeitsdistanz zur Emotion zu entwickeln und aufrechtzuerhalten …, sodass sie sich kognitiv an der Emotion als Information orientieren kann und so eine Integration von Kognition und Affekt möglich wird.… Eine intensive emotionale Aktivierung ist eine verstörende, negative Erfahrung, wenn die Person das Gefühl hat, daran zu zerbrechen. (Herrmann & Auszra 2019, 206)

Sandra ist noch immer in ihrem Leid gefangen, als Maria sie zum zweiten Mal besucht. Maria ist ganz betroffen von dem Anblick ihrer Freundin. Sandra ist bleich, unentwegt fließen die Tränen aus ihren geröteten Augen, und sie schaut Maria gar nicht an. Maria fühlt sich unsicher: Was soll sie tun? Sie möchte Sandras Leid gerne lindern; sie spürt deutlich, wie elend es ihrer Freundin geht. Doch da Sandra sie gar nicht anschaut, zögert sie mit einer Reaktion.

Sie holt sich einen Stuhl und setzt sich erst einmal still neben Sandras Bett. Sie schaut sie liebevoll an und stellt sich vor, dass ihr liebevolles Gefühl Sandra erreichen möge. Nach einer Weile legt sie zart ihre Hand auf Sandras Arm. Sandra reagiert aber immer noch nicht auf ihre Anwesenheit, sondern weint weiter und schaut zur Decke, manchmal auch auf den riesigen Blumenstrauß ihres Bruders.

Maria fühlt sich weiterhin unsicher, aber sie denkt: »Vielleicht hilft es, wenn ich sie anspreche.« »Sandra, ich bin bei dir, und ich sehe, dass es dir arg schlecht geht.« Kurz blickt Sandra zu ihr, dann wieder zur Decke. »Darf ich dich in den Arm nehmen?« Sandra nickt. Als Maria behutsam ihren Arm um ihre Schultern legt, verstärkt sich Sandras Schluchzen und dann bricht aus ihr heraus: »Niemand versteht mich ... mein Baby ist tot ... was soll ich mit den blöden Blumen? Ich würde sie am liebsten aus dem Fenster werfen. Ich bin so wütend auf die Frauenärztin. Sie hat mich nicht ernst genommen. Hätte sie das, würde mein Baby noch leben. Oder doch nicht?« Und sie bricht erneut in heftiges Schluchzen aus.

Maria hält sie einfach weiter im Arm und reagiert einfach nur mit »hmh«, denn sie hat nicht den Eindruck, dass irgendeine Antwort oder eine Erwiderung Sinn machen würden.

Externe Perspektive, Selbstgespräch und Contenance

Es gilt daher, eine emotionale Überforderung nach Möglichkeit zu verhindern, damit die Person zu ihren Kompetenzen zurückfindet und sich wieder als diejenige erlebt, als die sie sich kennt, nämlich als eine, die u.a. die Fähigkeit besitzt, ihre Gefühle zu reflektieren und sich z.B. fragen zu können: »Wie möchte ich mit dieser schrecklichen Erfahrung umgehen?« Sich diese Frage zu stellen, bedeutet nicht, die Emotionen zu unterdrücken oder zu verleugnen; aber es heißt, neben der Perspektive des leidenden Selbst auch wieder eine *Selbst-Position* außerhalb des nach wie vor bestehenden Leidens einnehmen und dadurch in ein (öffentliches oder auch privates) *Selbstgespräch*[36] eintreten zu können. Denn um den regressiven Zustand hinter sich zu lassen und wieder eine vollständige Person zu werden, muss man zu sich *selbst* so in Beziehung treten können, wie *andere* zu einem in Beziehung treten (vgl. Bertau 2013, 50), d.h. man muss zugleich man selbst und ein Anderer für sich selbst sein (vgl. Ricoeur 1996).

Daraus ergibt sich eine Relativierung der leidenden Selbst-Position, jedoch nicht in dem Sinne, dass deren Leid verharmlost oder beschwichtigt würde, sondern in dem Sinne, dass die Position der Leidenden, so heftig ihre Not auch nach wie vor sein mag, nicht mehr die *einzige* Perspektive darstellt, aus der heraus die Person sich erlebt. Diese Form der Relativierung ist äußerst wichtig und heilsam, denn sie macht zweierlei gleichzeitig möglich: sowohl dem bestehenden Schmerz den ganzen Raum zuzugestehen, der ihm zukommt, als auch ihm zugleich die Totalität zu nehmen, die ihn so verheerend

36 Die beiden oben kursiv gesetzten Begriffe (Selbst-Position, Selbstgespräch) haben in meiner Theorie über *Das dialogische Selbst* eine systematische Bedeutung. Das in dem entsprechenden Buch (Staemmler 2015) dargestellte Verständnis des menschlichen Selbst beruht auf Einsichten wie der von Gabriel Marcel: »Durch eine ärgerliche Vereinfachung der geistigen Realität konnten Philosophen lange Zeit diese Verbindung, die das Ich zu sich selber unterhält, und die, tiefer betrachtet, das Ich als solches erst konstituiert, unter dem Gesichtspunkt der Identität zu denken versuchen. Es handelt sich in Wahrheit in mir um ein geistiges Gemeinwesen, das fähig ist, ebenso vielfältige, ebenso abgestufte Formen anzunehmen wie die soziale Gemeinschaft selber« (1985, 19f.).

werden lässt. Analog verhält sich im besten Fall ja auch die unterstützenden Person, denn deren Beistand liegt »in dem Blick, der aufs Grauen geht, ihm standhält und im ungemilderten Bewusstsein der Negativität die Möglichkeit des Besseren festhält« (Adorno 2001, 21).

Die damit wiedergewonnene Fähigkeit zum Selbstgespräch entsteht auf der Basis des zuvor wieder möglich gewordenen Dialogs mit der unterstützenden Person, die dafür die schon beschriebene Gratwanderung zu bewältigen hatte. Das gelingt ihr meist dadurch, dass sie sich auf dezente und taktvolle Weise ins Spiel bringt, z. B. indem sie einfache prosodische Laute wie »Hmh« von sich gibt oder ein Wort bzw. einen schlichten Satz äußert, mit dem keine Forderungen gestellt werden, z. B. »Ja« oder »Ich bin bei dir«. Wenn solche Signale keine Irritation oder gar Abwehr auslösen, kann eine sanfte Berührung an der Körperperipherie, etwa an der Hand oder der Schulter der Trostbedürftigen, die Wirkung hervorrufen, dass sie sich sowohl *in ihrem Leid gesehen* als auch *in ihrem Erlebnishorizont erweitert* fühlt. Sich gesehen zu fühlen impliziert bereits die Kenntnisnahme der anderen Person. Deren aktive Anteilnahme und unterstützende Stellungnahme zu erfahren bedeutet die unmittelbare Erfahrung, dass es neben dem schmerzlichen Selbsterleben auch noch eine *Außen*perspektive gibt, aus der heraus dieses Erleben betrachtet werden kann.

Der so erweiterte Erlebnishorizont enthält dann *mehr* als die Erschütterung, auch wenn diese noch im Vordergrund stehen mag. Er bildet eine soziale Umgebung für die schockierende Erfahrung, die deren subjektive Ausschließlichkeit relativiert und sozusagen einen ›Rahmen‹ liefert, der dem empfundenen Aufruhr eine Grenze setzt – eine »Kontaktgrenze«, die zugleich verbindet[37] – und im doppelten Sinne einen Halt gibt, indem sie sowohl der Überwältigung Einhalt gebietet als auch eine psychische Festigkeit und menschliche Stabilität bereitstellt, die in der empfundenen Totalität der Erschütterung

37 Die Begründer der Gestalttherapie schreiben: »Die Kontaktgrenze … *trennt* nicht den Organismus von seiner Umwelt; vielmehr begrenzt sie den Organismus, umschließt und beschützt ihn, und *gleichzeitig* berührt sie die Umwelt« (Perls et al. 2006, 24 – H. i. O.). Insofern ist hier eher ans *An*grenzen zu denken als ans *Ab*grenzen.

verloren gegangen war. So kann die betroffene Person ihre Contenance wiederfinden, was dadurch möglich wird, dass die Begleitperson zwar mit ihrer Erschütterung in Resonanz tritt, aber davon selbst nicht überwältigt wird, sondern eine *Antwort* darauf gibt, bei der zusätzliche emotionale Aspekte zur Geltung kommen, insbesondere die aus einer externen Perspektive erfolgende mitfühlende Zuwendung.

Das sind natürlich meist keine Vorgänge, die in dem Sinne bewusst wären, dass sie, schon während sie sich gerade ereignen, in klare Worte gefasst werden könnten, aber sie verstärken dennoch die allgemeine Bewusstheit von jenen Bereichen der Bezogenheit, die Stern (1992) »intersubjektiv« bzw. »verbal« nennt. Die weitgehende Exklusivität des leiblich-emotionalen Empfindens wird mit Hilfe der erlebten Resonanz des anderen Menschen überwunden, und das Selbsterleben der betroffenen Person wird ergänzt und erweitert, sodass sie anfangen kann, sich wieder als ein vollständigerer Mensch mit seinen diversen Möglichkeiten und Kompetenzen zu erfahren.

Um diese Wirkung zu verstehen, muss man sich vergegenwärtigen, was ich schon im ersten Kapitel geschrieben habe: Resonanz ist keineswegs dasselbe wie ein Echo oder eine Spiegelung, die einfach nur eins-zu-eins zurückwerfen, was auf sie trifft. Resonanz ist eine Art *Antwort*, die eine Stellungnahme dessen enthält, der sie erlebt. Das, was mein Gegenüber durch den Ausdruck seiner Emotionen in mir hervorruft, wird zwar in abgeschwächter und qualitativ ähnlicher Weise für mich spürbar, aber es nimmt nie mein *ganzes* Erleben ein; in der Regel[38] bleibe ich mir der Tatsache bewusst, dass der emotionale Impuls ursprünglich von dem *anderen* Menschen ausging und ich die Wirkung, die er in mir stimuliert, nicht nur mehr oder weniger deutlich zulassen, sondern zugleich auch einschätzen und bewerten kann; so kann mir meine Resonanz auf den anderen z. B. mehr oder weniger angenehm sein.

Das heißt, sie steht im Kontext meiner persönlichen Art, in der Welt zu sein; ich *verarbeite* sie auf *meine* Weise. *Was* ich dann von meinem Erleben zum Ausdruck bringe und *wie* ich das tue, unter-

38 Von der Ausnahme, dass ich konfluent werde, war oben schon die Rede.

liegt wiederum *meiner* subjektiven Auswahl und Präferenz. Eben darin liegt die Chance, auf mein Gegenüber einen günstigen Einfluss auszuüben. »Die rezeptive Qualität unserer seelischen Konstitution erlaubt es uns …, Empfindungen, Affekte, Gefühle, Impulse oder Fantasien anderer Personen ›aufzunehmen‹, die manchmal überwältigenden emotionalen Eruptionen mit oder für andere aus-zu-*halten*« (Crepaldi 2018, 12 – H. i. O.).

Ich greife auf, was ich von ihnen auffange, moduliere oder modifiziere es in der mir eigenen Weise, bringe es auf eine mir für sie hilfreich erscheinende Art zum Ausdruck und lade sie so dazu ein, ihr eigenes Erleben von dem meinen so affizieren zu lassen, dass ihre Erfahrung für sie erträglicher oder akzeptabler wird. Sich von dem Erleben eines Gegenübers »affizieren« zu lassen, ist gleichbedeutend mit einer partiellen Übernahme – auch »Internalisierung« genannt – der Form, wie dieses Gegenüber auf die fragliche Situation emotional reagiert. Dieser sozialpsychologische Prozess wird auch als *»social referencing«* bezeichnet (vgl. Staemmler 2009a, 64 ff.); ohne ihn wäre ein abgestimmtes Zusammenleben von Menschen kaum möglich, denn er bewirkt, dass Menschen im Rahmen ihrer Interaktionen ständig »die Perspektiven anderer Individuen internalisieren … und dabei ihre Selbstkontrolle, ihre Selbstregulation und die Überprüfung ihrer eigenen Ansichten verbessern« (Decety & Sommerville 2003, 527).

Der Psychoanalytiker Wilfred Bion (1990) versuchte, solche Interaktionen mit dem Begriff des *»containment«* zu fassen, womit er einen zwischenmenschlichen Prozess meinte, der aus einem *»container«* (Behälter) und dem darin Enthaltenen (*»contained«*) besteht.

> Die Eingängigkeit des Konzepts wird durch die semantische Nachbarschaft des Wortes Be-*hälter* zu verschiedenen Vorstellungen des ›Haltens‹ … und ›Halt-gebens‹ … verstärkt. Das Konkrete bzw. Sinnliche des Container-Begriffs ist zweifelsohne ein Vorteil, wenngleich darin auch die Gefahr unzulässiger Vereinfachungen liegt,

stellt Crepaldi (2018, 12 – H. i. O.) zutreffend fest. Obwohl das Containing-Konzept heute etwas altmodisch und mechanistisch klingt, beschreibt es auf seine Weise eine resonante Interaktion, wie ich sie oben skizziert habe.[39] Der Wortstamm ist im Übrigen auch im Begriff der *Contenance* enthalten, die einem erschütterten Menschen mit Hilfe von Halt gebender Unterstützung wieder möglich werden kann.

Contenance ist übrigens auch ein Aspekt der Haltung, der von der Beistand leistenden Person gefordert ist und der für Bion eine wichtige Komponente dessen war, was er mit *Containing* meinte. Er dachte dabei an die Notwendigkeit, »Gefühle der Unklarheit, Verwirrung, Unkenntnis oder Ungewissheit … zu ertragen, ohne in ein vorschnelles Agieren zu verfallen und einem Handlungsdruck nachzugeben« (Crepaldi 2018, 75). Er votierte dafür, die eigene Unsicherheit angesichts des emotionalen Aufruhrs der aufgewühlten Person zu akzeptieren, anstatt sie durch impulsives Nachfragen, Deuten oder Handeln zu überspielen. In jüngerer Zeit hat Eugene Gendlin eine ähnliche Einstellung befürwortet, die er »Halten und Lassen« nennt: Es »ist ähnlich wie einen Rahmen halten und dabei allem, was zum Vorschein kommt, erlauben, sich in diesem Rahmen zu zeigen« (2015, 425).

Damit ein erschütterter Mensch seinen eigenen Halt wiedergewinnen kann, muss er selbst natürlich auch eine Voraussetzung erfüllen; sie besteht darin, der mitfühlenden Anwesenheit des anderen Menschen und dessen freundlicher Zuwendung hinlängliche Aufmerksamkeit zu schenken. Jede Empathie, die von ihrem Adressaten nicht gleichfalls einfühlsam als solche erfasst wird, muss wirkungslos bleiben (vgl. Staemmler 2009a). Alle beteiligten Personen müssen das Ihre beitragen: »Erst durch das Zulassen von und Mitwirken beim Trösten [durch die Betroffenen] … können Trosthandlungen[40] entstehen« (Imo 2017, 8). Dabei besteht ihr erster und notwendiger Beitrag darin, sich für die anteilnehmende Zuwendung dessen, der

39 Auch das Konzept der »projektiven Identifikation« versucht, ähnliche Interaktionen zu beschreiben (vgl. Staemmler 1993, 167 ff.).

40 Mit dem Begriff der »Trosthandlung«, deren Subjekt offenbar nicht ein einzelner Mensch ist, vertritt der Autor recht unauffällig eine wichtige Einsicht: Trost ergibt sich aus der *Kooperation* zweier (oder mehrerer) Menschen (vgl. Kapitel 1).

ihnen beistehen möchte, zu öffnen, d. h. ihr bzw. ihm Aufmerksamkeit zu schenken.

Körperliche Berührung

Das können sie manchmal nicht aus eigener Kraft tun und müssen sozusagen dazu eingeladen oder aufgefordert werden. Die Heftigkeit ihres aktuellen emotionalen Aufruhrs kann alles andere so weit in den Hintergrund des Bewusstseins drängen, dass es kaum noch eine Wirkung hat. Hier kann Körperkontakt hilfreich sein, wie es ja auch schon bei Kleinkindern der Fall ist, wenn sie schreien. Winnicott spricht im wörtlichen wie auch im übertragenen Sinn vom *»holding environment«*; dazu »gehört besonders das physische Halten und Tragen des Säuglings, das eine Form der Liebe ist« (1984, 63) und bei Bedarf nicht nur tröstet, sondern auf umfassende Weise die Entstehung einer positiven Bindung fördert.

In dem schönen Büchlein von Daniel Stern, *Tagebuch eines Babys*, kann man dazu Folgendes lesen:

> Die Zauberkraft einer Bindung drückt sich am deutlichsten in der Berührung aus und dringt durch die Haut in uns ein. Bei allen Primaten … ist die für den Aufbau und die Aufrechterhaltung einer Bindung am besten geeignete Körperhaltung der direkte Bauchkontakt. Dabei liegt Brust an Brust, der Kopf des einen auf Schulter und Nacken des anderen. So wie es Joey fühlt, beginnt die Beruhigung ›an der Oberfläche und fließt nach innen‹.
> Der Körperkontakt in den Armen seiner Mutter beruhigt Joey nicht nur, sondern der ›Sog ihrer Anwesenheit‹ hilft ihm dabei, sich neu zu ordnen und wieder eins zu werden, nachdem er sich zuvor ›aufgelöst‹ gefühlt hatte. Er ist nicht nur besänftigt und wiederhergestellt, sondern kann jetzt nach der Auflösung ›den Linien ihre Berührung folgend‹ zu seiner eigenen Abgegrenztheit zurückfinden.
> (1991, 106 – vgl. auch Montagu 1986)

Selbstverständlich ist die von Stern beschriebene Form des Körperkontakts nur mit Babys, kleineren Kindern, guten Freunden oder anderen Personen angemessen, mit denen man sehr vertraut ist. In anderen Situationen müssen andere angemessene Formen gefunden werden; ich komme gleich darauf zurück. Aber, wie Winnicotts Wort »Liebe« schon andeutet, muss in jedem Fall immer glasklar sein: Es geht hier um »kein Betasten des Körpers als etwas Drittem, sondern [um] ein *Beziehungsgeschehen*, das die innere Mitbewegung [dessen, der berührt,] einschließt« (Geuter 2015, 69 – H. d. V.), d. h. die Qualität der haltenden Berührung muss geeignet sein, die Entstehung von Resonanz zwischen den Beteiligten zu begünstigen.[41] Das erfordert in vielen solchen Situationen Präsenz, Geduld und Ausdauer.

Falls die sanften Kontaktangebote über längere Zeit hinweg keine Beachtung finden, ist es oft hilfreich, die fassungslose Person mit ihrem Namen anzusprechen, eventuell mehrfach und auch etwas nachdrücklicher. Zusätzlich kann man auch fragen, »Hörst du mich?«, oder hinzufügen, »Ich bin's, [eigener Name].« Auch »taktvoll beruhigende Worte, unterstützt etwa von ermutigendem Händedruck, wenn das nicht genügt, freundliches Streicheln des Kopfes, mildern die Reaktion zu einem Grade, bei dem der [Leidende] … wieder zugänglich wird« (Ferenczi 1970, 285).

Oft kommt man auf diese Weise an und wird wahrgenommen. Das kann allerdings damit einhergehen, dass die erschütterte Person zunächst wie aufgestört reagiert und ihre intensiven Gefühle schnell und weitgehend unterbricht. Weil das aber nicht der Sinn der Kontaktaufnahme sein kann – die Betroffene braucht ja den Kontakt gerade *in* ihrer Not! –, hilft es ihr, wenn man ihr dann mit den folgenden oder ähnlichen Worten klarmacht: »Du kannst dich mir mit allen deinen Gefühlen zumuten.« So kann deutlich werden, dass man nicht die intensiven Emotionen der Betroffenen unterbrechen, sondern vielmehr die Isolation auflösen möchte, in die die von ihren Gefühlen überwältigte Person geraten ist.

41 Dabei ist zu berücksichtigen: »Der [eigene] Gesichtsausdruck beeinflusst das Erleben und die kortikale Reaktion des Interaktionspartners auf die Berührung« (Ravaja et al. 2017, 2). Die Mimik sollte daher eine mit der Berührung im Einklang stehende freundliche Zuwendung signalisieren, damit der Körperkontakt positiv aufgenommen werden kann.

Sobald sie das erkannt hat, werden ihre Emotionen meist wieder lebendig, und es ist wichtig, den Kontakt mit der Betroffenen vorzugsweise durch Präsenz und körperliche Berührung, aber auch mit Hilfe weniger, ruhiger Worte aufrechtzuerhalten. Die sich nun wieder einstellende Gefühlsintensität erfordert stabile Begleitung und manchmal auch einen festen körperlichen Halt sowie die Anregung, tief zu atmen. Eine in Maßen kraftvolle, aber nicht beengende (und auch nicht erotisch gefärbte Umarmung[42]) führt in manchen Fällen zwar zunächst zu einer Steigerung der emotionalen Intensität, weil die Betroffene sich in der Gewissheit, gehalten zu werden, ›fallen‹ lassen kann. Manchmal klammert sie sich sogar mit großer Kraft an den Unterstützenden, und der feste körperliche Halt dient ihr nicht nur als Bestätigung dafür, dass sie nicht allein ist, sondern auch dafür, dass wirklich noch irgendetwas Verlässliches existiert. Meist tritt danach aber einige Minuten später eine Beruhigung ein: Die Gefühle der Erschütterung treten etwas mehr in den Hintergrund, und das Gefühl, gehalten, getragen und umsorgt zu werden, nimmt einen größeren Raum im Erleben ein (vgl. die Textbox im Nachwort).

Hier wird deutlich, dass Trost auch damit zu tun hat, wie sich die Regulation der Emotionen durch die erschütterte Person gestaltet, die ja meistens von Extremen hinsichtlich des Erregungsniveaus geprägt sind. Diese Extreme treten häufiger in Form einer Übererregung als in der einer Untererregung auf. Ob das eine oder das andere geschieht, hängt davon ab, ob die »traumaunwissenden oder traumaleugnenden, scheinbar normalen Anteile« oder aber die »fragilen emotionalen Anteile« (Nijenhuis 2016, *passim*) der Person dominieren. Im ersten Fall ist mit einer Untererregung (Erstarrung) zu rechnen, im zweiten Fall mit einer Übererregung (heftige Emotionen). Aber in *beiden* Fällen unterstützt die mitfühlende Zuwendung die erschütterte Person dabei, sich wieder in Richtung auf ein emotionales Gleichgewicht, d. h. auf ein mittleres Erregungsniveau zu bewegen.

42 Es versteht sich von selbst, dass jeder Körperkontakt in derartigen Situationen »die Sprache der Zärtlichkeit« und nicht die »der Leidenschaft« zum Ausdruck bringen muss (vgl. Ferenczi 1970, 237). Wo die Grenze zwischen beiden überschritten wird, droht ein *sanctuary trauma* (vgl. Einleitung).

So konnte Nijenhuis bei entsprechenden psychophysiologischen Untersuchungen feststellen:

> Die soziale Unterstützung … durch die Hand einer vertrauten Person auf dem Rücken verhinderte die extreme Zunahme und Abnahme der psychophysischen Reaktionen … Diese Unterstützung aktiviert wahrscheinlich das ventral-vagale Nervensystem, genauer gesagt das Bindungssystem. Das ventrale Vagussystem setzt die Vagus-Bremse in Gang, die eine volle Aktivierung des Verteidigungssystems in Reaktion auf starke Erinnerungen an traumatische Erfahrungen … unterdrückt. Anders gesagt, emotionale Unterstützung verstärkt die integrative Kapazität der [Menschen]. (2016, 515)

»Die Hand einer *vertrauten* Person auf dem Rücken« ist natürlich immer besser als die einer unvertrauten. Aber sie ist leider nicht immer verfügbar. Wenn es um Körperkontakt zwischen einander nicht vertrauten Menschen geht, ist dieser häufig mit einer gewissen Distanziertheit verbunden, der ihrem Verhältnis zueinander angebracht ist. Doch das schließt Körperkontakt nicht notwendig aus, sondern legt nur andere, der gegebenen Beziehung angemessene Formen der Berührung nahe.[43]

In diesem Zusammenhang ist der Bericht von Larry James interessant, dem Chefpsychologen einer Klinik in Washington, wo am 11. September 2001 eines der von Terroristen entführten Flugzeuge über dem Pentagon zum Absturz gebracht wurde. James war mit der Erstversorgung von Pentagon-Mitarbeitern und Helfern aller Art betraut, die selbst nicht körperlich verletzt, aber psychisch völlig schockiert von dem waren, was sie erlebt hatten. Er stellte fest: »Die häufigste Bitte um Hilfe nach den Angriffen auf das Pentagon war die nach einer Massage« (in Teahen 2012, 268; vgl. auch Kurianskiy 2003), also eine Form des Körperkontakts, die die Konventionen für den Kontakt von Personen respektiert, die einander unbekannt sind.

---

43 Die Wichtigkeit körperlichen Halts zeigt sich besonders dann, wenn er gar nicht möglich ist. Viele Menschen z. B., die eine wichtige Bezugsperson während der Regelungen, die zur Eindämmung der Corona-Epidemie erlassen wurden, verloren haben, waren extrem davon betroffen, dass ihre Trauer keinen Trost in körperlicher Berührung finden konnte.

Auch das Angebot, Hunde oder Katzen zu streicheln, wurde gerne angenommen und als sehr wohltuend empfunden.[44]

Ein weiterer Aspekt Halt gebender Berührungen darf nicht unerwähnt bleiben. Es geht dabei um einen *prozessualen* Aspekt, nämlich den, dass der Halt nicht statisch verstanden werden darf, als sei er eine Art Korsett, das eine Ersatzfunktion bezüglich der fehlenden Fähigkeit des betroffenen Menschen ausübt, sich selbst zu halten. Zwar ist ihm diese Fähigkeit im Zustand des Entsetzens oder Aufruhrs zeitweilig nicht zugänglich, aber das heißt nicht, dass er sie grundsätzlich verloren hätte. Es geht also darum, ihm einen Halt zu geben, der es ihm erleichtert, seine *eigenen* Kompetenzen innerhalb eines für ihn angemessenen Zeitraums wieder aktivieren zu können und so seine emotionale Autonomie zurückzugewinnen. Hier gibt es keine Eile, aber eine Perspektive ist nötig, die eine Veränderung hinsichtlich des aktuellen krisenhaften Zustands für möglich hält und sie behutsam fördert. Das heißt praktisch,

> dass der angemessene Gebrauch von Berührungen die Beherrschung des überwältigenden Affektes, die Beruhigung des [Betroffenen] …, der sich unverbunden fühlt, und die Überwindung kindlicher Ich-Zustände, die von der aktuellen Situation überfordert sind, einschließt … Dem [Unterstützer] … wird dringend empfohlen, Berührungen zu vermeiden, die die eigenen Ressourcen des [Hilfsbedürftigen] … eher schwächen als stärken. (Kertay & Reviere 1998, 30)

Ganz konkret wird sich das darin bemerkbar machen, wie die Halt gebende Berührung von dem Betroffenen aufgenommen wird. Während es am Anfang des tröstlichen Prozesses durchaus angemessen und wünschenswert ist, dass der Betroffene sich erlaubt, seine Selbstkontrolle auf- und sich ganz in die haltenden Hände seines Unterstützers zu begeben,[45] kommt früher oder später der Moment,

---

44 Selbst bei Erwachsenen kann sogar das Berühren von Teddy-Bären beruhigend wirken (vgl. Koole et al. 2014).

45 Wie ich weiter oben schon sagte, die betroffene Person braucht ja den Halt gebenden Kontakt gerade *in* ihrer Not.

an dem die Erschütterung nachlässt und wieder mehr Kraft für Selbstunterstützung zur Verfügung steht. Jetzt kann der Betroffene sich auch körperlich wieder mehr selbst halten, d. h. dass der Unterstützer entsprechend weniger Kraft aufwenden muss und vielleicht eher in die Richtung wirken kann, dass der Betroffene sich aufrichtet.

Als ein Beispiel dafür kann ich von einer eigenen Erfahrung berichten, an die ich mich gerne und mit Dankbarkeit erinnere. Es handelt sich um einen Moment während der Beerdigungsfeier für meinen Vater. Ich stand damals unmittelbar vor dem offenen Grab, während der Sarg hinabgelassen wurde. Meine Trauer wurde sehr intensiv und bewegend; ich schwankte leicht. Mein Sohn, der zunächst etwas seitlich hinter mir gestanden hatte, bemerkte das offenbar. Ohne dass ich ihn gebeten hätte, rückte er direkt hinter mich, trat nahe an mich heran, berührte mit seinem Oberkörper meinen Rücken und mit seinen Händen meine Schultern. Das tat mir nicht nur wegen der Wärme gut, die von dieser Kontaktaufnahme ausging, sondern es erleichterte mir auch auf angenehme Weise, mein Gleichgewicht beim Stehen[46] wiederzufinden und wieder freier zu atmen.

In diesem Zusammenhang fällt mir ein, was ich über die Wurzeln des hebräischen Begriffs für Trost gelesen habe, die auf die leibliche

> Grundbedeutung »heftig atmen, Luft schnappen, schnaufen, aufseufzen« bzw. »wieder atmen können, aufatmen, durchatmen« zurückgehen. Zugrunde liegt offensichtlich die Idee, dass eine wie immer entstandene körperliche oder seelische Atemnot bzw. heftige Atemerregung überwunden und beendet wird. Dabei ist wichtig, dass in der Vorstellungswelt der Bibel der Atem den Vollzug des Lebens realisiert und signalisiert – und zwar sowohl Gottes als auch des Menschen … Für das Bedeutungsspektrum »Trost« bedeutet dies: Wer Trost erfährt, erfährt Hilfe und Kraft zum »Aufatmen« und zum (Weiter-)Leben. (Zenger 2008, 182)

46 Auf die Bedeutung des *»grounding«* werde ich später zurückkommen.

Allmählich wird Sandras Schluchzen weniger, und sie wendet sich Maria zu, die sie immer noch im Arm hält. Sie schaut Maria an und äußert fast erstaunt: »Du bist wirklich da.«
»Ja, ich bin bei dir und ich fühle mit dir, wie schlimm es gerade für dich ist.«
»Es ist gut, dass du da bist. Und es tut gut, bei dir im Arm zu sein. Gerade erst merke ich, dass ich nicht mehr ganz alleine bin. Bitte halte mich noch ein bisschen.«
Sandra lehnt ihren Kopf an Marias Schulter. Ab und an ergreift noch ein Schluchzen ihren Körper. Nach einiger Zeit meint sie: »Danke, Maria. Ich glaube, jetzt geht es wieder ein bisschen.«
Vorsichtig löst Maria ihre Umarmung und Sandra setzt sich in ihrem Bett auf. »Glaubst du, dass ich diese Hoffnungslosigkeit und den Schmerz packen kann?«, fragt sie Maria.
»Ja, das glaube ich, aber es wird noch Zeit brauchen. Und die musst du dir lassen. Der Schmerz wird immer mal wiederkommen. – Morgen darfst du doch nach Hause?«
»Ja, das ist gut.«
»Ich rufe dich morgen auf jeden Fall zu Hause an.«
Als Maria geht, gelingt es Sandra, ein kleines bisschen zu lächeln.

Emotionale Konfrontation und zeitweilige Ablenkung

Bei solchen Gesten wie der meines Sohnes ist natürlich ein sensibles Timing sowie ein Fingerspitzengefühl für die Grenze zwischen einer hilfreichen Entlastung, die stärkt, und einer zu weit gehenden Entlastung, die eher schwächt, wesentlich. Von Lore Perls, der Mitbegründerin der Gestalttherapie, wird überliefert, sie habe den von ihr lernenden Therapeuten und Therapeutinnen immer wieder die Empfehlung gegeben, ihre Klienten und Klientinnen »so viel wie nötig und so wenig wie möglich« zu unterstützen, sodass sie weder allein gelassen noch verwöhnt würden.

Eine ganz ähnliche Haltung hat der Bindungsforscher John Bowlby vertreten, als er über den »Kern elterlichen Pflegeverhaltens« schrieb; dieser bestehe in einer

> verlässlichen Basis, von der aus Kinder ›auf Entdeckung‹ gehen, die sie aber auch jederzeit wieder aufsuchen können, in der Gewissheit, willkommen zu sein, etwas zu essen zu bekommen, verstanden, getröstet und bei Ängsten beruhigt zu werden. Hierzu müssen die Eltern das Kind akzeptieren, ermutigen und stützen, dürfen aber nur im Ernstfall eingreifen. (2018, 9)

Die Konzepte von Lore Perls bzw. John Bowlby lassen sich meines Erachtens auch in *nicht*-therapeutischen Situationen gut nutzen. Sie werden allerdings noch nützlicher, wenn man sie nicht nur quantitativ (»viel/wenig«) versteht, wie Lore Perls es tat, sondern wenn man sie *qualitativ* konkretisiert, wie Bowlby es schon ansatzweise vorschlug, als er von einem notwendigen Eingreifen »nur im Ernstfall« sprach.

Für eine qualitative Konkretisierung ist ein Konzept hilfreich, das der berühmte Entwicklungspsychologe Lew Vygotsky (1934/2002) schon in den 30er Jahren des vergangenen Jahrhunderts formuliert hat. Er nannte es (etwas sperrig) die »Zone der proximalen Entwicklung«; er meinte damit jenen Entwicklungsschritt, den ein Mensch von seinem jeweils gegebenen Stand aus zwar gehen möchte, den er aber erst einmal nur mit der Hilfe einer unterstützenden Person bewältigen kann. Dieser Schritt ist nach Vygotskys Verständnis nicht nur der nächstmögliche, sondern auch einer, der nur so groß sein darf, dass der Mensch, der ihn *mit* Hilfe geschafft hat, ihn danach auch *ohne* Beistand allein aufrechterhalten kann. Ein größerer Schritt wäre mit Hilfe von außen vielleicht möglich gewesen, hätte sich aber, sobald die Unterstützung nicht mehr vorhanden war, als eine Überforderung erwiesen und zu einem Rückfall auf die Ausgangsposition geführt. ›Unter dem Strich‹ wäre weniger dann mehr gewesen.

In diesem Sinne kann es für den Trostbedürftigen durchaus sehr wohltuend sein, wenn er *nicht sofort*, kaum dass er wieder ein bisschen zu Kräften kommt, dazu ermutigt wird, wieder auf den eigenen Beinen zu stehen, sondern wenn ihm die Zeit gelassen wird, sich zu erholen und erst wieder selbständig zu werden, wenn er selbst die Initiative dazu verspürt und sich in der Lage fühlt, auf dem dann erreichbaren Niveau selbständig weiterzumachen. Und vielleicht tut es ihm auch gut, von diesem Zeitpunkt an nicht gleich auf Dauer die eigenen Kräfte mobilisieren zu müssen, sondern noch das eine oder andere Mal in den sicheren Hafen des Beschützt-, Unterstützt- und Gehaltenwerdens zurückkehren zu können.

Mehr noch: Es kann eine sehr tröstliche Erfahrung sein, von jemandem, der einem in einer krisenhaften Situation beisteht, auch in gewissem Maße *versorgt* zu werden und nicht alles selbst machen zu müssen, auch wenn man es könnte. Das darf zwar selbstverständlich keine entmündigenden oder bevormundenden Formen annehmen. Aber für eine gewisse Zeit nach einer Erschütterung, die viel Energie gekostet hat und von daher sogar Verrichtungen mühsam macht, die ansonsten nicht der Rede wert wären, ist es einfach wunderschön, sich nicht selbst um alle alltäglichen Notwendigkeiten kümmern zu müssen – z. B. einen Tee gekocht oder eine Erledigung abgenommen zu bekommen.

So zieht Connie Palmen aus den Erfahrungen, die sie nach dem Tod ihres Mannes gemacht hat, die Konsequenz: »Wenn in meinem Freundeskreis jetzt jemand seinen Mann oder seine Frau verliert, weiß ich, was ich tue: Ich mache einen großen Topf Suppe, packe ein paar Sachen ein, fahre hin und sage fast nichts« (in Herpell & Waechter 2013).[47] Und Tina K. berichtet nach dem gewaltsamen Tod ihres Bruders Jonny: »Ich habe viel Trost durch mein Umfeld bekommen. Alle waren da. Meine Freunde haben eingekauft und gekocht und uns alle versorgt« (a. a. O.). Schäfer berichtet:

> Unter Juden ist es noch heute üblich, dass nach einem Trauerfall in der Familie die Nachbarn für die trauernde Familie 14 Tage lang kochen. Die Trauernden müssen sich in diesen zwei Wochen nicht darum kümmern. Stattdessen können sie sich ganz auf das Trauern konzentrieren. (2015, 95)

---

47 Von Connie Palmen (2013) gibt es ein ganzes Buch zu diesem Thema mit dem Titel *Logbuch eines unbarmherzigen Jahres.*

Allein schon, danach gefragt zu werden, ob man etwas braucht oder auch von etwas abgeschirmt werden möchte, vermittelt nicht nur die Erfahrung der Solidarität, sondern verdeutlicht auch die Außenperspektive, von der ich oben schon gesprochen habe. Man spürt wieder: Es gibt Lebensbereiche *außerhalb* der Erschütterung und sogar außerhalb aller Emotionalität; gerade, wenn man sich dieser Bereiche noch nicht wieder annehmen kann oder will, hilft schon das Bewusstsein ihres Vorhandenseins dabei, wenigstens vorübergehend eine wohltuende Distanz zum fassungslosen Selbsterleben finden.

So gesehen kann es durchaus hilfreich sein, wenn die unterstützende Person die Ebene der schmerzhaften Gefühle ab und zu verlässt und von ganz ›normalen‹ Dingen redet. Wenn klar bleibt, dass die Beschäftigung mit den Emotionen damit nicht vermieden werden soll, sondern nur eine Erholungspause (für den einen oder den anderen bzw. für beide) ansteht, kann auch und gerade ein *›triviales‹* Gespräch zwischendurch wohltuend wirken. Die Hinwendung zu Dingen des Alltags hat manchmal zwar etwas Ernüchterndes an sich, aber genau das ermöglicht eine emotionale Ruhezeit, in der Teile des Erlebten verarbeitet und Kräfte für die weiterhin notwendige Auseinandersetzung gesammelt werden können.

Sandra ist wieder zu Hause. Doch sie fühlt sich dort fast elender als in der Klinik. Vor allem die Stunden, in denen Tim auf der Arbeit ist, sind für sie schwer auszuhalten. Immer wieder bricht sie über dem Schmerz der Fehlgeburt zusammen, weint und schluchzt und hat das Empfinden, nie könne irgendetwas wieder gut werden. Als sie wieder einmal in einer solchen Stimmung ist, kommt eine andere Freundin, Elke, sie besuchen. Sandra kann ihre Freundin zwar begrüßen, aber kurz darauf fließen ihre Tränen erneut. Elke bleibt zunächst neben ihr sitzen, dann aber unterbricht sie Sandras Kummer mit der Aussage: »Ich habe uns Hühnchensalat mitgebracht, den aus meiner Rezeptsammlung, der dich immer so begeistert hat. Ich gehe jetzt in deine Küche und richte uns einen kleinen Imbiss.«

Sandra schaut bei diesen Worten auf, und ein winziges Lächeln huscht über ihr Gesicht. »Das ist ja schön.«
Mit diesen Worten steht sie auch auf, und beide gehen gemeinsam in die Küche. Für kurze Zeit steigt Sandra aus ihrem Elend aus und bereitet zusammen mit Elke diesen Imbiss zu. Als sie gemeinsam beim Essen sitzen, erzählt sie von ihren Zusammenbrüchen und davon, wie schwer ihr das Alleinsein fällt.
Elke äußert viel Verständnis, schlägt ihr aber nach einer Weile vor, doch auch wieder zu Aktivitäten zu finden. »Du könntest zum Beispiel Tagebuch schreiben und auf diese Weise allen deinen Gefühlen einen Platz geben. Hast du das früher nicht auch gemacht?«
»Hmh, das wäre vielleicht eine Möglichkeit.«
»Und du könntest rausgehen, einen Spaziergang machen oder einkaufen.«
Sandra kann sich das überhaupt noch nicht vorstellen, aber sie hört Elke zu, ohne wieder in Tränen auszubrechen. Sie überlegt: »Könnte ich denn zum Einkaufen gehen? Nein, das geht nicht, dann sehe ich womöglich eine Frau mit einem Kinderwagen. Überhaupt, nein, das Risiko, kleine Kinder oder gar Babys zu sehen, ist viel zu groß.«

Eine zeitweilige (oder auch über längere Zeit hinweg wiederholte) Ablenkung von den überwältigenden Gefühlen bedeutet nicht unbedingt deren grundsätzliche Vermeidung, sondern kann eine absolut konstruktive Form der emotionalen Regulation sein (vgl. Gross & Thompson 2007). Das aktive Herstellen einer anderen Situation (etwa einen Spaziergang machen) oder das absichtliche Ausrichten der Aufmerksamkeit auf eine andere Tätigkeit (etwa die Pflege des eigenen Körpers oder die Beschäftigung mit einem Haustier) sind Beispiele für Ablenkungen, die zwischenzeitlich sehr wohltuend sein können. »In ein fesselndes Buch oder einen spannenden Film einzutauchen ist ebenfalls förderlich. Wenn man sich in die Geschichte eines anderen vertieft, gewinnt man Abstand zur eigenen« (Barrett 2019, 10). Diese und andere Techniken der Aufmerksamkeitslenkung, wie sie in traumatherapeutischen Verfahren sogar systematisch angewandt werden, lassen sich auch in nichttherapeutischen Situationen bei Bedarf nutzen:

> Die gezielte Konzentration der Aufmerksamkeit auf emotional neutrale oder positive Aktivitäten oder auf Körperempfindungen kann eine Distanzierung von traumatischem Erleben und eine Reduktion der Stressbelastung bewirken.... Beispiele sind: einen Igelball oder einen Eiswürfel in die Hand nehmen, laute Musik hören oder das Riechen geruchsintensiver Stoffe. (Wöller 2006, 406)[48]

Solche Maßnahmen beugen außerdem der Gefahr vor, dass der erschütterte Mensch sich auf seine belastenden Gefühle in unproduktiver Weise fixiert und ins Grübeln[49] verfällt – und sei es nur aus Erschöpfung. Auch psychische Prozesse wie Verdrängung oder Verleugnung sind nicht generell negativ zu bewerten, sondern können durchaus eine positive Funktion in der Hinsicht haben, dass die betroffene Person die erschütternde Wirkung ihrer Erfahrung in

48 Hier ist allerdings eine ruhige und eindeutige Entschiedenheit für eine *bestimmte* Form der Ablenkung wichtig. Denn »manche Menschen, die viele ablenkende Tätigkeiten ausüben, huschen vielleicht von einer zur anderen und versuchen verzweifelt, sich von ihrer negativen Stimmung und ihrem Grübeln abzulenken. Es kann jedoch sein, dass sie ihre Aufmerksamkeit nicht vollständig auf eine dieser Aktivitäten richten und so feststellen, dass keine dieser Aktivitäten Erleichterung bringt.... Im Gegensatz praktizieren Menschen, die Ablenkung effektiv nutzen, nur eine oder zwei Aktivitäten, wenn sie sich verstört fühlen oder von Sorgen überwältigt sind, und konzentrieren sich voll und ganz auf diese Aktivitäten. Zum Beispiel ... nehmen sie ein Hobby auf (Stricken, Klavierspielen) oder eine körperliche Aktivität (ein kraftvolles Tennismatch, ein Basketballspiel mit Freunden), die fesselnd, ablenkend und belebend ist« (Nolen-Hoeksema et al. 2008, 405).

49 Mit »Grübeln« meine ich das, was in der Fachliteratur als *»rumination«* bezeichnet wird, d. h. eine andauernde Beschäftigung mit negativen Ereignissen, die eher *depressive* Qualität hat, sich sozusagen ›im Kreis dreht‹ und kaum zu einer konstruktiven Verarbeitung des Erlebten beiträgt (vgl. Kelly & Gross 2010; Nolen-Hoeksema et al. 2008): »Unter Berücksichtigung diverser Forschungsbefunde lässt sich der Prozess des Grübelns beschreiben als ein rekursiver und persistierender Denkprozess, der ausgerichtet ist auf vergangene bzw. bereits eingetretene Ereignisse ..., einen hohen Selbstbezug aufweist ... und geprägt ist durch eine pessimistische ... sowie vergleichsweise abstrakte ... Auseinandersetzung mit problembehafteten Themen, welche keine bzw. nur eine geringe Ziel- und Veränderungsorientierung ... aufweist« (Teismann et al. 2017, 5).

einer Weise ›dosiert‹, die es ihr ermöglicht, sie noch einigermaßen zu bewältigen.

> Abwehrmechanismen verhindern eine Überflutung mit Emotionen, zum Beispiel mit Todesangst, die nicht mehr bewältigt werden können … Deshalb wird aus neuerer … Sicht Abwehr durchaus als in vielen Fällen notwendiger Mechanismus verstanden, der langfristig adaptiv sein kann, indem er eine der Situation angemessene Bewältigung erst ermöglicht. (Kendel & Sieverding 2012, 466)

Solche Formen der *Selbst*regulation sind selbstverständlich in keiner Weise gleichzusetzen mit Beschwichtigungen oder Bagatellisierungen, mit denen von *außen* versucht wird, dem Betroffenen sein Leid dadurch erträglicher zu machen, dass man es ihm aus- oder kleinredet, positiv umdeutet oder anderweitig relativiert. Der Notarzt Peter Sachse »zählt die Sätze auf, die er immer wieder hört: ›Das wird schon wieder.‹ ›Die Zeit heilt alle Wunden.‹ ›Darüber darfst du nicht nachdenken.‹ ›Es gibt welche, denen geht es noch schlechter.‹ Und der schlimmste? ›Reiß dich mal zusammen‹« (in Kullmann 2014, 125). Solche Sprüche werden glücklicherweise von fast allen, die tröstend wirken wollen, als derartig unangemessen und taktlos empfunden, dass ich sie gar nicht erwähnen müsste, wenn sie für die Betroffenen nicht so unerträglich wären: »Die Klischees treiben mich zum Wahnsinn.… All diese Platituden machen mich rasend«, schreibt Connie Palmen (2013, 251) nach dem Tod ihres Mannes.

Aber hinweisen will ich noch auf eine Art der Stellungnahme, die meist einfühlsam gemeint, aber nicht wirklich empathisch ist, weil sie das eigene Leid mit dem des anderen gleichsetzt oder verwechselt. Solche Stellungnahmen beginnen typischerweise mit einem Satz des Inhalts »Das habe ich auch schon erlebt« und werden mit einer Geschichte aus der Lebenserfahrung dessen fortgesetzt, der den erschütterten Menschen eigentlich unterstützen will. Eine solche Geschichte mag *aus der Sicht dessen, der sie erzählt*, eine mehr oder weniger große Analogie zu der aktuellen Situation der leidenden Person aufweisen, geht aber nicht nur deswegen in die falsche Richtung, weil sie schon im Prinzip das ganz *persönliche Erleben derjenigen, die sie zu hören bekommt,* nicht erfassen kann, sondern auch, weil sie zu der ihr unbedingt gebührenden vorrangigen Aufmerksamkeit in Konkurrenz tritt und daher irritierend oder störend wirken muss.[50]

> Elke hat den Eindruck, zunächst mit Sandra über andere Dinge sprechen zu wollen, um sie ein bisschen von ihrem Elend abzulenken. Sie tauschen währenddessen auch Neuigkeiten über andere Bekannte aus.
> Dabei berichtet ihr Sandra von einem Anruf einer Arbeitskollegin, den sie sehr seltsam fand. »Diese Kollegin hat mir lang und breit von ihren zwei Fehlgeburten berichtet, total ausführlich. Und jedes Mal, wenn ich etwas von meinen Erfahrungen oder Gefühlen zu ihr sagen wollte, hat sie mich nach wenigen Worten unterbrochen und gemeint: ›Ach, bei mir war das viel schlimmer, vor allem beim zweiten Mal.‹ So ging das die ganze Zeit.«
> Dazu meint Elke: »Das war wohl kaum hilfreich. Ich hoffe, du hast das Gespräch bald beendet.«
> »Ja, aber danach habe ich mich ziemlich blöd gefühlt.«

In Momenten des Aufgewühlt- und Schockiertseins benötigt die betroffene Person alle mitfühlende Aufmerksamkeit für ihre *eigenen* Gefühle. Denn eine gelingende Bewältigung des entsetzlichen Ereignisses besteht im Wesentlichen in einer *emotionalen* Verarbeitung, auf die die betroffene Person in ihrem eigenen Interesse zurückkommen muss, sobald sie (wieder) die Kraft dazu spürt, die Rahmenbedingungen dafür geeignet sind und die notwendige menschliche Unterstützung erreichbar ist. In einer entsprechenden empirischen Untersuchung verglich Melissa Hunt die emotionale Wirkung von

50 Es gibt nach meiner Erfahrung zu dieser Regel eigentlich nur eine Ausnahme: wenn der Zuhörer den begründeten Eindruck hat, der Betroffene meine irrtümlich, er sei der einzige Mensch auf der Welt, der dergleichen erlebt hat, und sich dadurch vermeidbar einsam macht. Hier kann eine *kurz gehaltene* Anmerkung, dass man *Ähnliches* (nicht genau dasselbe!) aus eigener Erfahrung kennt, manchmal hilfreich sein.

drei unterschiedlichen Bewältigungsstrategien (emotional, kognitiv, ablenkend) bei Menschen, die niederschmetternde Situationen erlebt hatten. Das Ergebnis war deutlich:

> Die wichtigsten experimentellen Ergebnisse zeigten deutlich, dass sich die Personen in der emotionalen Verarbeitungsgruppe schließlich besser fühlten als die Personen sowohl in der Ablenkungs- als auch in der kognitiven Gruppe. Dies unterstützt die Hypothese, dass emotionale Verarbeitung eine vorteilhafte Bewältigungsstrategie angesichts deprimierender Lebensereignisse ist. In der Tat scheint emotionale Verarbeitung effektiver zu sein … als … Ablenkung oder … kognitive Umstrukturierung. (1998, 369)

Dem ist ergänzend hinzuzufügen, dass die rein kognitive Auseinandersetzung praktisch keine Stimmungsverbesserung nach sich zog, während Ablenkung immerhin zu einer positiven Veränderung der Befindlichkeit um 0,2 Punkte auf einer Skala von 0 bis 2 führte. Die emotionale Verarbeitung hatte allerdings den doppelten positiven Effekt, nämlich eine Verbesserung der Gestimmtheit um etwas mehr als 0,4 Punkte. Hunt gab der Veröffentlichung ihrer Untersuchung daher den zugespitzten Titel: *»Der einzige Weg hinaus führt hindurch«* (a. a. O., H. d. V.).[51]

Die größere Wirkung der emotionalen Bewältigung könnte übrigens auch damit zu tun haben, dass wir uns hier mit erschütternden Erfahrungen befassen, die typischerweise durch ihre *Unkontrollierbarkeit* gekennzeichnet sind. Dafür gibt es interessante Untersuchungsergebnisse aus dem Bereich der Forschung über die Folgen sozialer Unterstützung: Die mehr kognitiv orientierte Unterstützung bei der Entwicklung von Strategien »der Problemlösung ist am wirksamsten bei kontrollierbaren Stressoren, und emotionale Unterstützung ist am wirksamsten bei unkontrollierbaren Stressoren« (Lakey & Orehek 2011, 486 – vgl. auch Cutrona & Russell 1990).

51 Dieses Motto entspricht übrigens einer in der Gestalttherapie schon lange gültigen Devise. Eine neue Variante dieser alten Erkenntnis findet sich bei Susan David (2020) unter dem Titel *Emotionale Beweglichkeit.*

Emotionen und Empathie

Wenn von Gefühlen die Rede ist, sind meistens die sogenannten »diskreten Emotionen« bzw. die »kategorialen Affekte« gemeint. Sie heißen so, weil sie nach ihrer Gefühls*qualität* unterscheidbar (»diskret« von lat. *discernere*, unterscheiden) und dadurch bestimmten begrifflichen Kategorien zuzuordnen sind. Zu diesen Kategorien gehören Trauer, Verzweiflung, Ärger, Überraschung, Freude, Angst, Ekel, Erleichterung, Verachtung, Glück, Neugier und viele mehr (vgl. Ekman 2004), je nachdem auf welche spezielle Weise eine jeweilige Kultur bzw. Sprache die Unterschiede zwischen Emotionen definiert (vgl. Russell 1991), wie exakt ein bestimmter Mensch seine Gefühle wahrnimmt und wie differenziert er sie sprachlich benennen kann.

In Bezug auf diese unterschiedlichen Fähigkeiten zur Differenzierung spricht man von »emotionaler Granularität«; damit soll beschrieben werden, wie ›feinkörnig‹ die Gefühle eines Menschen beschaffen sind. Die emotionale Granularität von jemandem, der nur zwischen angenehmen und unangenehmen Gefühlen unterscheidet, wäre demnach sehr grob. Die meisten Menschen sind hinsichtlich ihrer emotionalen Entwicklung zwar differenzierter, aber in der Alltagssprache bestimmter Subkulturen ist es durchaus üblich, in der Öffentlichkeit z. B. nur zwischen »geil« und »beschissen« zu unterscheiden. Im persönlichen Kontakt wird es dann häufig feinkörniger, und in nahen, vertrauensvollen Situationen besteht ein wichtiger Aspekt des Austauschs zwischen den Beteiligten darin, eine möglichst weitgehende Differenzierung in der Empfindung und Genauigkeit in der Beschreibung der gerade relevanten Emotionen zu erreichen.

So wird sich jemand, der sich verzweifelt und hoffnungslos erlebt, nicht wirklich verstanden fühlen, wenn sein Gegenüber nur versteht und zur Sprache bringt, dass er sich »schlecht« fühlt. In diesem Fall wäre die Granularität der verbalen emotionalen Resonanz unangemessen grob. Positive (angenehme) bzw. negative (unangenehme) Valenzen spielen zwar bei allen Emotionen eine entscheidende Rolle, weil sie das unmittelbar spürbare leibliche Empfinden betreffen; aber sie sind nur *ein* Aspekt dessen, was Emotionen ausmacht. Ein zweiter, gleichermaßen wesentlicher Aspekt von Emotionen besteht in dem jeweils gegebenen Ausmaß an Aktivierung, dem *Erregungsniveau* (engl.: *arousal*). Diese Dimension bedeutet auf dem einen Pol Kraftlosigkeit, Niedergeschlagenheit oder Müdigkeit und auf dem Gegenpol heftige Aufregung, sei es in der negativen Form von Panik oder der positiven von Begeisterung. Zwischen diesen Extremen liegen selbstverständlich alle möglichen Grautöne.

Die beiden genannten Aspekte, Valenz und Aktivierung, werden zusammen als »Kernaffekt« (engl.: *core affect*) bezeichnet (vgl. Russell & Barrett 2009);[52] er ist ein von der gegebenen Kultur ziemlich unabhängiger Bestandteil jeder Emotion, der sich im Falle einer Erschütterung aus einer negativen Valenz und (fast immer) einer starken Erregung[53] zusammensetzt. Diese Aktivierung lässt zwar häufig mit der Zeit zum Teil nach, kann in vielen Fällen allerdings schnell wieder ansteigen, wenn die betroffene Person aus irgendeinem Grund wieder an die schockierende Erfahrung erinnert wird. Wie wir schon gesehen haben, ist die mitfühlende Anteilnahme eines anderen Menschen, durch die sich die aufgewühlte Person verstanden und verbunden fühlen kann, u. a. deswegen eine tröstliche Unterstützung, weil sie zur Besänftigung ihrer unangenehmen und heftigen Erregung beiträgt. Ihr Mitgefühl für die starke emotionale Aktivierung könnte die anteilnehmende Person z. B. mit den Worten ausdrücken: »Oh je, du bist ja völlig außer dir.« Damit ist ein grundlegender Aspekt des emotionalen Zustands der leidenden Person benannt, der Kernaffekt.

Auf ihm bauen allerdings eine Reihe weiterer psychischer, speziell kognitiver Prozesse auf, die ihn erst zu einer Emotion im eigent-

52 Der Begriff des Kernaffekts wird definiert als »ein neurophysiologischer Zustand, der dem Bewusstsein zugänglich ist als ein einfaches, nicht-reflexives Gefühl, das eine integrierte Verbindung von hedonischen Werten (Lust/Unlust) und solchen von Erregung (schläfrig/aktiviert) darstellt« (Russell 2003, 147).

53 Ich lasse hier die selteneren Fälle von anhaltender Untererregung (Erstarrung) bewusst außer Acht; sie erfordern in der Regel fachkundige psychotherapeutische Begleitung, z. B. durch sorgfältig angeleitete und dosierte körperorientierte Energetisierungsarbeit.

lichen Sinne werden lassen. Die beiden Dimensionen der Valenz und der Aktivierung allein machen es nämlich noch nicht möglich, zwischen verschiedenen diskreten Emotionen mit feinerer Granularität zu unterscheiden: Intensive »Wut, Angst, Eifersucht, Ekel, Verachtung, Verlegenheit, Schuldgefühle, Stress, akute Trauer und Neid – all dies sind unangenehme Zustände mit starker Erregung« (Russell 2003, 154), die erst dadurch zu *kategorialen* Affekten werden, dass zusätzlich zum Kernaffekt psychische Verarbeitungsprozesse stattfinden, die abhängig vom Kontext der jeweils aktuellen Situationen und abhängig von den relevanten Beziehungen, Wahrnehmungen, Bewertungen und Bedeutungen sowie – *last but not least* – sprachlichen Zuordnungen sind.

Die unterstützende Person kann die diskreten Emotionen ihres Gegenübers mit einer gewissen Genauigkeit[54] einfühlsam erfassen und behutsam formulieren, was sie davon verstanden hat. Die Wörter »erschüttert« bzw. »aufgewühlt« haben nicht ganz genau dieselben Bedeutungen; deshalb passt manchmal das eine besser als das andere. Dasselbe gilt z. B. für »empört« bzw. »entrüstet«, für »sauer« bzw. »wütend«, für »tief traurig« bzw. »unglücklich«, für »verloren« bzw. »verlassen« usw. Welche Wörter die anteilnehmende Person auch immer wählt, es geht nie darum, auf Anhieb das *richtige* Wort zu finden, sondern immer nur darum, ein *ausreichend* treffendes Wort zu benutzen und auf diese Weise einen Reiz für die zunehmende Granulariät der aktuellen Emotionen zu setzen. Die leidende Person spürt das Bemühen um die passenden Formulierungen, bemerkt dadurch das Engagement ihrer Begleiterin und ist dankbar, wenn diese nicht mit falscher Sicherheit meint und darauf insistiert, den Nagel auf den Kopf getroffen zu haben (vgl. Staemmler 2003), sondern mit ihr gemeinsam nach einem möglichst genauen Verständnis sucht.

Denn gerade ein nicht ganz stimmiges Wort kann die leidende Person dazu anregen, nach dem für sie besser passenden Begriff zu forschen und damit sich selbst noch besser zu verstehen. Martha Nussbaum hat das schön erläutert:

---

54 Ich habe an anderer Stelle genauer abgegrenzt, »was man vom Anderen einigermaßen wissen kann und was nicht« (Staemmler 2009a, 126 ff.).

> Die Tatsache, dass wir unsere Emotionen benennen, verändert die Gefühle, die wir haben können … Wir wenden nicht einfach nur Begriffe auf zuvor geordnete Gegenstände an. Im Prozess des Bezeichnens ordnen wir sie häufig erstmals, grenzen bestimmte Dinge von anderen ab und schärfen Unterscheidungen, die zunächst vielleicht in einer undifferenzierten Weise erlebt wurden. (2001, 149)

Im Aufruhr heftiger Gefühle ist es nicht nur tröstlich, jemanden bei sich zu haben, der sich darum bemüht, einen zu verstehen; es hilft auch, Unterstützung dafür zu bekommen, dass man sich selbst besser versteht. Und um *begreifen* zu können, was ich fühle, muss ich es auch auf einen passenden *Begriff* bringen. Die Formulierungen meines Gegenübers fordern mich zur Zustimmung, Ablehnung, Modifikation oder Differenzierung heraus. Ich fühle mich mehr oder weniger zutreffend beschrieben und bin dadurch angeregt, das, was mir von außen entgegengebracht wird, mit dem abzugleichen, was ich subjektiv erlebe. Ich bin dann nicht mehr nur einer, sondern gewissermaßen ›zwei‹, denn ich trete in ein Selbstgespräch von der Art ein, wie es weiter oben schon beschrieben wurde: Meine erste Selbst-Position ist die des Fühlenden, und die zweite Selbst-Position ist die desjenigen, der prüft, ob das, was die erste fühlt, zu den Wörtern passt, die im Gespräch mit dem Gegenüber benutzt werden. Und diese beiden Positionen treten in einen Austausch, der demjenigen ähnelt, der zwischen den beiden beteiligten Personen stattfindet.

Dieser dialogische Prozess bringt für die erschütterte Person eine größere Differenziertheit (Granularität) hinsichtlich ihrer negativen Emotionen mit sich. Deren Wirkung geht noch über den beruhigenden, aber unspezifischen positiven Effekt hinaus, den das erlebte Verständnis für den aktuellen Kernaffekt hervorruft. Denn »größere emotionale Granularität (insbesondere die genaue Unterscheidung von negativen Gefühlen) ist mit einem größeren Repertoire an emotionalen Regulationsstrategien verbunden« (Tugade et al. 2004, 1169). Gerade heftige negative Emotionen wecken typischerweise den größten Bedarf an emotionaler Regulation. Und exakt dabei ist eine ausgeprägte Differenziertheit besonders hilfreich, wie Smidt und Suvak betonen: »Personen mit einem höheren Grad an Differenzierung bezüglich negativer Gefühle neigten dazu, ein breiteres Spektrum an Strategien zur Regulierung dieser Emotionen zu nutzen, insbesondere wenn sie ihre Emotionen mit größerer Intensität erlebten« (2015, 49). Ein intensiver, unangenehmer Gefühlszustand ist besser zu handhaben, wenn die Person, die ihn erlebt, nicht nur weiß, dass es ihr ›schlecht‹ geht, sondern wenn sie auch unterscheiden kann, ob sie sich verzweifelt, panisch oder wütend fühlt. Barrett et al. konnten das empirisch bestätigen:

> Individuelle Unterschiede in der Neigung, negative emotionale Erfahrungen auf diskrete[55] und feinkörnige Weise zu etikettieren, waren mit einer verstärkten Regulation negativer Emotionen assoziiert, hier wurde eine ganze Bandbreite von Strategien angewandt, insbesondere bei denjenigen Personen, die ihre Emotionen mit größerer Intensität erlebten. (2001, 720)

Die Intensität macht den Bedarf an Bewältigungsstrategien dringend, und eine hohe Granularität trägt dazu bei, dass die Betroffenen wissen, worauf sie sich beziehen müssen. Denn ein nur global empfundener Zustand (»Mir geht es schlecht«) liefert keine klare Orientierung im Unterschied zu einem differenzierten Zustand, der in der Regel auf einen Bezugspunkt hinweist: Man ist wütend *auf* jemanden bzw. *auf* etwas, man ist enttäuscht *von* jemandem bzw. *von* etwas. Jede Zunahme an emotionaler Granularität und Differenziertheit trägt so zur besseren Handhabbarkeit der schwierigen Situation bei und hat dadurch zumindest potenziell etwas Tröstliches an sich. Darum ist es hilfreich, leidende Menschen darin zu unterstützen, dass sie ihre schwierigen Gefühle möglichst differenziert wahrnehmen und benennen.

Die Differenziertheit emotionalen Erlebens führt außerdem zu einem Phänomen, das unter der bemerkenswerten Überschrift

---

55 Das Wort »diskret« meint hier nicht so etwas wie »verschwiegen« oder »taktvoll«, sondern steht hier als Verweis auf »diskrete Emotionen« (kategoriale Affekte – vgl. weiter oben).

»Emodiversität« erforscht wird. Damit ist das Stattfinden von zwei oder drei *verschiedenen*, aber *gleichzeitigen* emotionalen Reaktionen gemeint, mit denen Menschen auf ein bestimmtes Ereignis reagieren können. Wer seine Gefühlswelt sehr differenziert wahrnimmt (hohe Granulariät), wird in vielen Lebenslagen auch verschiedene Nuancen in seinen emotionalen Reaktionen registrieren, die parallel nebeneinander spürbar werden (große Emodiversität). Eine solche Komplexität von Gefühlen hat sich für die Bewältigung problematischer Situationen als vorteilhaft erwiesen: »Menschen mit hoher Selbst-Komplexität (d.h. Menschen mit vielen unterschiedlichen Selbst-Aspekten[56]) sind weniger anfällig für extreme Gefühlsschwankungen … bei belastenden Lebensereignissen als solche mit einer kleinen Anzahl von Selbst-Aspekten« (Quoidbach et al. 2014, 2064; 2018).

Ihre Emodiversität ermöglicht es diesen Menschen, verschiedene Perspektiven auf dasselbe Geschehen einzunehmen und damit auch verschiedene Gefühle im Bezug darauf zu erleben. Dadurch werden »bestimmte Emotionen – speziell belastende wie akuter Stress, Wut oder Trauer – daran gehindert, das emotionale Ökosystem einseitig zu dominieren« (a.a.O.) oder zu überschwemmen. Häufig steht für die betreffende Person allerdings *eine* der parallelen emotionalen Reaktionen im Vordergrund, was zwar normal ist, aber nach dem, was ich in den letzten Absätzen geschrieben habe, im Interesse einer bestmöglichen Verarbeitung des schlimmen Ereignisses nicht zu einer Fixierung auf dieses eine Gefühl führen sollte. Deshalb kann es tröstlich wirken, die Person bei passender Gelegenheit danach zu fragen, ob sie neben dem vorrangig erlebten Gefühl vielleicht auch noch andere Emotionen empfindet, die bislang im Hintergrund geblieben sind und noch keine Beachtung gefunden haben.[57] Denn

56 »Selbst-Aspekte« sind in der Diktion dieser Autoren gleichzusetzen mit dem, was ich »Selbst-Positionen« nenne (vgl. Staemmler 2015).

57 Manchmal bekommt man überraschende Antworten, gelegentlich sogar humorvolle oder selbstironische!

> das Erleben vieler verschiedener spezifischer emotionaler Zustände (z. B. Wut, Scham und Traurigkeit) kann einen größeren Anpassungswert haben als das Erleben weniger und/oder globalerer Zustände (z. B. sich schlecht fühlen), da diese spezifischen Emotionen reichere Informationen darüber liefern, welches Verhalten im eigenen Repertoire für den Umgang mit einer bestimmten affektiven Situation besser geeignet ist. (a. a. O.)

Eine Pluralität emotionaler Reaktionen sowie der dazugehörigen Selbst-Positionen hat zur Folge, dass sie die »negativen körperlichen und psychischen Auswirkungen belastender Ereignisse moderiert und damit als protektiver Faktor für Menschen unter Stress fungiert« (Linville 1987, 663). Wer einen erschütterten Menschen bei einer differenzierten Verarbeitung des Erlebten fördern möchte, kann das folglich dadurch tun, dass er sich mit dem, was er zu ihr sagt, in hellhöriger und feinfühliger Weise auf das konzentriert, was in der Personzentrierten Psychotherapie (vgl. Rogers 1972; Rogers & Schmid 1991) als »Verbalisierung emotionaler Erlebnisinhalte« bezeichnet wird:

> Der Psychotherapeut verbalisiert (äußert sprachlich) die persönlich-emotionalen Inhalte des Erlebens des Klienten, wie sie vom Klienten … ausgedrückt wurden … Das, was der Psychotherapeut jeweils von der vom Klienten zum Ausdruck gebrachten phänomenalen Welt und den Gefühlen verstanden hat, kommuniziert er dem Klienten sprachlich in konkreter, verständlicher Form. (Tausch 1973, 81, 86)

Er versucht also, differenziert in Worte zu fassen, welche aktuellen Gefühle er von seinem Gegenüber gerade auffängt, und *nur* das, z. B.: »Du wirkst völlig verzweifelt auf mich« oder »Das sieht für dich so aussichtslos aus, dass du dir gar nicht vorstellen kannst, wie es jemals wieder anders werden könnte«. Derartige Verbalisierungen verzichten ganz bewusst und entschieden darauf, an den Emotionen des Gegenübers irgendetwas verändern oder abschwächen zu wollen. Mit ihnen ist nichts anderes beabsichtigt, als verbal zu fassen, was für den anderen im gegebenen Moment spürbar ist. Dabei kann man durchaus auch zu unkonventionellen Mitteln greifen: Für manchen Betroffenen kann es sehr hilfreich sein, ein Wort aus einer Fremdsprache zu verwenden;[58] für einen anderen mag es sogar das Beste sein, ein eigenes, neues Wort zu erfinden, mit dem er sein Erleben benennt (vgl. Barrett 2019, 11). Alles, was als möglichst stimmige Verbalisierung empfunden wird, kann ausgesprochen tröstlich wirken.[59]

Gegen alles, was beschönigend, beschwichtigend oder gar kritisierend bzw. entwertend wirkt, würde sich der Betroffene allerdings mit Recht in irgendeiner Form wehren, weil er nicht den Eindruck hätte, dass ihm sein absolut plausibel erscheinender Schmerz zugestanden und erlaubt wird, der für ihn die einzig adäquate Reaktion auf seine schockierende Erfahrung ist. Wörter wirken dann tröstlich, wenn sie die Gefühle des Leidenden, so schrecklich sie auch sein mögen, einigermaßen gut *beschreiben*, aber in keiner Weise *verändern* wollen. Paradoxerweise ergibt sich gerade daraus oft eine weder beabsichtigte noch vorausgeahnte Veränderung (vgl. Beisser 1997; vgl. auch Staemmler 2009b) – eine Erkenntnis, die mir, wenn es ums Trösten geht, besonders wichtig zu sein scheint.

Die verbalen Beschreibungen, die die unterstützende Person von den Emotionen der trostbedürftigen gibt, bedürfen allerdings einer angemessenen nonverbalen Ergänzung. Die Worte mögen noch so zutreffend sein; aber wenn sie im Tonfall eines Nachrichtensprechers gesagt werden, verfehlen sie voraussichtlich ihre wohltuende Wirkung. Irvin Yalom veranschaulich das eindrücklich mit einer Erinnerung:

> Mein Vater starb mit sechsundvierzig beinahe an einem Herzanfall. Es geschah mitten in der Nacht. Ich, vierzehn Jahre alt, war entsetzt, und meine Mutter war so außer sich, dass sie irgendeine Erklärung zu finden versuchte, jemanden, dem sie die Schuld an diesem Schicksals-

58 Hierzu gibt es ein anregendes »*Buch der Gefühle*«, in dem ca. 150 emotionale Begriffe aus vielen Kulturen aufgeführt sind (Smith 2017).

59 Ein positiver Nebeneffekt dieses Bemühens liegt in der Verfeinerung der emotionalen Granularität.

> schlag geben konnte. Ich war die verfügbare Zielscheibe, und sie ließ mich wissen, dass ich – meine Ungebärdigkeit, meine Respektlosigkeit, meine Störmanöver – voll und ganz für diese Katastrophe verantwortlich war. Während sich mein Vater vor Schmerzen krümmte, schrie sie mich mehr als einmal an diesem Abend an: »Du hast ihn umgebracht!«
> Als ich zwölf Jahre später auf der Analytikercouch lag, resultierte meine Beschreibung dieses Vorfalls in einem ungewöhnlichen kurzen Ausbruch von Zärtlichkeit seitens von Olive Smith, meiner ultraorthodoxen Freudianischen Psychoanalytikerin, die mit der Zunge schnalzte, ts ts, als sie sich zu mir beugte und sagte: »Wie schrecklich. Wie furchtbar das für Sie gewesen sein muss.« Ich erinnere mich an keine einzige von ihren klugen, durchdachten und behutsam vorgebrachten Interpretationen. Doch ihre Zuwendung, diesen Augenblick des Mitgefühls – die rechne ich ihr sogar jetzt, fast fünfzig Jahre danach, noch hoch an. (2008, 149)

Nicht zufällig heißt es: »Der Ton macht die Musik.«

Um diesen Aspekt der tröstlichen Kommunikation zu charakterisieren, braucht man außer dem Begriff der »kategorialen Affekte« noch das Konzept der sogenannten »Vitalitätsaffekte«. Dieses Konzept ist leider nicht sehr bekannt, aber umso wichtiger dafür, ob ein Mensch, der ein für ihn bedeutsames Gefühl erlebt, sich von seinem Gegenüber mehr als nur kognitiv verstanden fühlt.

Vitalitätskonturen und Affektabstimmung

Um das Konzept der Vitalitätsaffekte bzw. -konturen verständlich zu machen, möchte ich zunächst darauf hinweisen, dass wir es hier mit der Frage nach dem gegebenen *Wie* zu tun haben, nicht mit der Frage nach dem *Was*. Ich ziehe zur Veranschaulichung hier einmal zwei Kunstwörter heran: *»Maluma«* und *»Takete«* (Köhler 1929/1947, 225). Diese Kunstwörter haben für meine Zwecke den Vorteil, dass ich genauso wenig wie Sie weiß, *was* sie dem Inhalt nach bedeuten sollen. Aber obwohl das so ist, zeigt sich an ihnen jeweils eine unterschiedliche Art, *wie* sie klingen, wenn man sie ausspricht. Das *Wie* von *Maluma* könnte man als weich, dunkel und rund beschreiben, das *Wie* von *Takete* dagegen als hart, hell und eckig oder spitz. Man nennt diese jeweiligen *Wies* auch »Gestaltqualitäten« (von Ehrenfels 1932/1960).

Schauen Sie sich jetzt bitte einmal die beiden folgenden Figuren an:

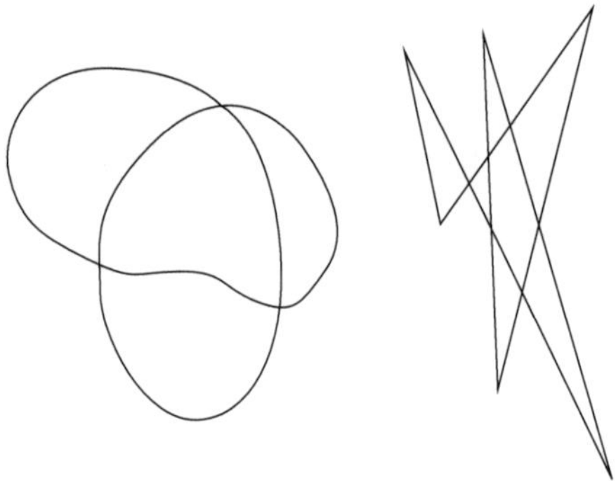

Illustration aus Köhler 1929/1947, 225

Sie verstehen sofort, worauf ich hinauswill: Die Gestaltqualität von *Maluma* entspricht im Großen und Ganzen derjenigen der linken Figur, während die Gestaltqualität von *Takete* in der rechten Figur wiederzuerkennen ist.

Man spricht hier von »trans-« oder »cross-modalen Übereinstimmungen«, die von Menschen intuitiv erfasst werden. *Dieselbe* Gestaltqualität kann sich im Zusammenhang mit *unterschiedlichen* Sinneseindrücken zeigen. Bei der runden Form tritt sie im *grafischen* Modus, d.h. in Gestalt der Linien, in Erscheinung; im *verbalen* Modus des Wortes *Maluma* zeigt sie sich im Klang der dunklen Vokale und weichen Konsonanten. Für das Wort *Takete* und die rechte Figur gilt das gleiche analog; anders gesagt: Wenn man die *klangliche* Gestaltqualität des Wortes *Takete* in den Modus einer *grafischen* Form übersetzen sollte, würde man mit sehr großer Wahrscheinlichkeit so ähnliche eckige Linien zeichnen, wie sie auf der *rechten* Seite der Grafik abgebildet sind. Als ergänzende Verdeutlichung kann man sich auch vorstellen, wie unterschiedlich eine Ballerina sich *bewegen* würde, wenn sie das Wort *Takete* im Modus des Tanzens zum Ausdruck bringen wollte, im Vergleich dazu, welche Körperbewegungen sie vollziehen würde, wenn es ihr um die transmodale Umsetzung des Wortes *Maluma* ginge.[60]

Mit dem Beispiel des Tanzens habe ich jetzt unangekündigt noch ein zusätzliches Element eingeführt: den *zeitlichen Verlauf.* Temporale Gestaltqualitäten werden bei menschlichen Verhaltensweisen auch als »dynamische Vitalitätsformen« bezeichnet (Stern 2011, 17); gemeint sind damit die energetischen Verlaufsformen, die in sehr unterschiedlichen Ausdrucksweisen von Menschen deutlich werden können. Ein dem Tanzen verwandtes Beispiel wäre die Melodie eines Liedes, das jemand singt. Sie hat einen bestimmten Verlauf hinsichtlich der Tonhöhen, der Lautstärke oder des Rhythmus. Ähnliches kann man am Verlauf des *Erregungsniveaus* im Zusammenhang mit Emotionen beobachten, den man unabhängig von der aktuellen kategorialen Emotion beschreiben kann.

Der Erregungsverlauf tritt zwar immer im Zusammenhang mit einer kategorialen Emotion oder auch einer Handlung auf, ist an diese aber nicht gebunden, sondern stellt eine von der gerade gegebenen Gefühlsqualität *unabhängige* Dimension dar. Am Beispiel einer Handlung wie dem Schließen einer Tür lässt sich das leicht nachvollziehen: Sie können die Tür gemächlich und behutsam schließen oder Sie können sie ›zuknallen‹. Das Letzte wäre ein Beispiel für einen *explosiven* Erregungsverlauf. Im Zusammenhang mit einer diskreten Emotion hieße das: Jemand bricht vor Freude *plötzlich* in Gelächter aus oder wird bei anderer Gelegenheit *jähzornig.* Ob Glück oder Ärger – in beiden Fällen beginnt die emotionale Erregung zwar an einem relativ niedrigen Ausgangspunkt, aber steigt dann sehr schnell an (vgl. folgende Grafik, links). In einer anderen Situation kann die Erregungskurve auf höherem Niveau beginnen und im Weiteren *wellenförmig* verlaufen (vgl. folgende Grafik, Mitte). Ein drittes Beispiel (vgl. folgende Grafik, rechts): Nach einem mehr oder weniger lange anhaltenden Höhepunkt der Erregung (nicht abgebil-

60 Solche Zusammenhänge können sich auch auf kognitiver Ebene und sehr weitgehend zeigen; z. B. werden positive Eindrücke von Glück und moralischer Güte oft als zueinander passend empfunden. »Wenn sie koexistieren, dann haben wir das Gefühl, die Situation sei so, wie sie sein sollte« (Heider 1977, 276).

det) fällt sie wieder ab, in einem Fall vielleicht *rapide*, in einem anderen nur sehr *langsam*. Auch das kann sowohl mit Freude oder Wut oder auch Trauer oder Angst einhergehen.

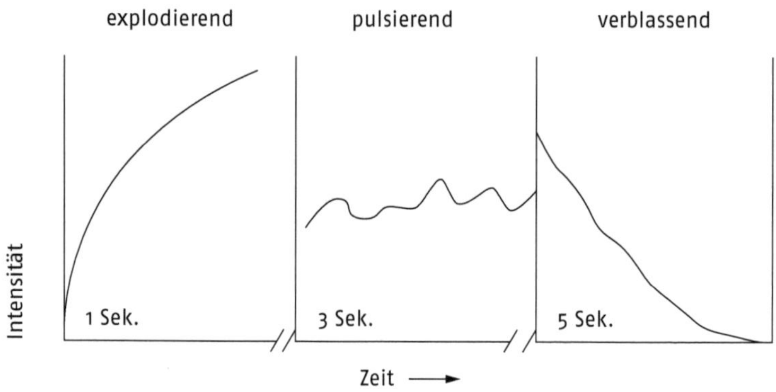

Illustration aus Stern 2011, 18[61]

Die Wörter, die ich im vorangehenden Absatz kursiv gesetzt habe, sind Adverbien bzw. Adjektive, mit denen man dynamische Vitalitätskonturen am besten beschreiben kann. Weitere Beispiele sind: »›aufwallend‹, ›verblassend‹, ›flüchtig‹, … ›anschwellend‹, ›abklingend‹, ›berstend‹, ›sich hinziehend‹« (Stern 1992, 83).

Solche Verlaufsformen sind allerdings nicht nur im Zusammenhang mit unterschiedlichen *Emotionen* zu beobachten, sondern auch in Bezug auf verschiedene *Sinnesqualitäten*. Ein explosiver Verlauf

61 Abdruck mit freundlicher Genehmigung von Brandes & Apsel, Frankfurt am Main. – Sterns Illustration ist nicht optimal, weil sie von jedem Beispiel nur einen *Ausschnitt* zeigt; beim ersten Beispiel (»explodierend«) fehlt die zweite Hälfte, in der die Kurve wieder abfällt; bei den anderen beiden fehlen andere Abschnitte. Rothbart et al. haben die in diesen Grafiken enthaltenen Faktoren explizit formuliert. Diese sind (1) die Latenz der Reaktion; damit ist die Zeit gemeint, die zwischen dem Auftreten des Auslösers und der emotionalen Reaktion verstreicht. (2) Die Anstiegszeit, d. h. die Zeitspanne, während der die Intensität des Gefühls zunimmt. (3) Der Höhepunkt der Intensität. (4) Die Dauer der größten Intensität. (5) Gesamtintensität, also das Intensitätsniveau, auf dem sich der gesamte Verlauf abspielt. (6) Die Erholungszeit, d. h. die Zeitspanne, die das Abklingen der Emotion zwischen ihrem intensivsten Punkt und der Rückkehr zur Ausgangslage benötigt (vgl. 2000, 123).

kann beispielsweise optisch auftreten, wenn ein zunächst schwaches Licht plötzlich grell wird, er kann in analoger Weise aber auch akustisch zu beobachten sein, wenn ein zunächst leiser Ton plötzlich sehr laut wird. »Vitalitätsformen sind modalitätsunspezifisch. Sie gehören keiner bestimmten sensorischen Modalität an, sondern allen Modalitäten (Sehen, Hören, Tastsinn und so weiter)« (Stern 2011, 40). Aber sie lassen sich von dem einen Modus, in dem sie zunächst in Erscheinung getreten sind, in einen anderen *übersetzen*. Man denke etwa an einen Ausdruckstänzer, der in den Modus der Bewegung überträgt, welche Vitalitätskonturen er aus dem Modus der Klänge von einem Musikstück auffängt.

Wichtig für das Verständnis und die Verbundenheit, die sich ein in Not befindlicher Mensch von einer Begleitperson erhofft, ist es nun, dass der Eindruck, nicht nur kognitiv, sondern *umfassend* verstanden zu werden, sehr stark dadurch zustande kommt, ob und wie genau es der Begleitperson gelingt, die dynamischen Verlaufsformen im emotionalen Ausdruck des leidenden Menschen zu erfassen und auf cross-modale Weise zu reflektieren. Eine solche transmodale Umsetzung ist etwas anderes als nur eine Imitation des primären emotionalen Ausdrucks, weil sie nicht einfach nur nachahmt, was der leidende Mensch in seinem Gesicht oder seinem Körper zeigt, sondern durch die Übersetzung in einen anderen Modus deutlich macht, dass die gegebene Verlaufskontur erfasst wurde. Daniel Stern sagt es so: »Die Nachahmung bleibt ganz auf die Formen des äußerlich sichtbaren Verhaltens konzentriert. Das Abstimmungsverhalten aber gestaltet das Geschehen um und lenkt die Aufmerksamkeit auf das, was ›hinter‹ dem Verhalten liegt, auf die Qualität des Gefühls, das gemeinsam empfunden wird« (1992, 204).

Stellen wir uns z. B. einmal vor, dass die aufgewühlte Person wiederholt in lautes Schluchzen ausbricht, davon mehrere Minuten lang geschüttelt wird, sich dann kurz etwas beruhigt, aber nach kurzer Zeit erneut heftig schluchzt. Das Verständnis dieser Verlaufskontur könnte man im verbalen Modus damit vermitteln, dass man sagt: »Dein Schmerz kommt wie in Wellen immer wieder.« Man kann aber – besser noch – auch einen anderen *nonverbalen* Modus wählen, z. B. eine *wellenförmige Geste* mit der Hand machen, während man verbal nur den kategorialen Affekt benennt und einfach nur sagt: »Das tut schrecklich weh.«

Diese Übersetzung von Vitalitätskonturen in andere Modi wird »Affektabstimmung« genannt. Sie »beruht auf der Anpassung und dem gemeinsamen Teilen dynamischer Vitalitätsformen, die jedoch in unterschiedlichen Modalitäten Ausdruck finden« (Stern 2011, 59). Sie stellt einen bedeutsamen Aspekt zwischenmenschlicher Resonanz dar, an dem einmal mehr klar erkennbar wird, dass Resonanz nicht nur »Echo« oder »Spiegelung« ist. Das ist psychologisch insofern wichtig, als der leidende Mensch daran intuitiv erkennt, dass die unterstützende Person nicht einfach nur mit seinen Gefühlen konfluent geworden ist und von ihrem Mitgefühl überwältigt wurde. Sie hat mit ihrer Anteilnahme eine *unabhängige* Haltung eingenommen, wie sich daran zeigt, dass sie in der Lage war, den Vitalitätsaffekt des Leidenden nicht nur zu erfassen, sondern sogar zusätzlich in einen anderen Modus zu übersetzen. So wird deutlich, dass sie bei aller Anteilnahme nicht selbst die Fassung verloren hat, sondern ein stabiles Gegenüber geblieben ist.

Diese Ausdrucksform des Verständnisses ist bereits bei Kleinkindern wirksam, was allerdings keinesfalls bedeutet, dass es infantil sei, sondern nur zeigt, wie zentral wichtig es ist. Das lässt sich an dem folgenden Beispiel, in dem es um die Verständigung mit einem Kleinkind geht, auch deswegen gut nachvollziehen, weil hier sprachliche Inhalte noch nicht relevant sind:

> Ein zehn Monate altes Mädchen sitzt seiner Mutter gegenüber auf dem Boden. Die Kleine versucht, ein Puzzleteil an den richtigen Platz zu legen. Nach zahlreichen Fehlversuchen hat sie schließlich Erfolg. Daraufhin schaut sie der Mutter freudig ins Gesicht und bricht in begeistertes Entzücken aus. Sie ›öffnet das Gesicht‹ (der Mund öffnet sich, die Augen weiten sich und die Augenbrauen werden gehoben) und nimmt die entsprechenden Bewegungen dann wieder zurück. Die zeitliche Kontur dieser Veränderungen entspricht einem sanften Bogen (Crescendo, Höhepunkt. Decrescendo). Gleichzeitig hebt sie beide Arme und lässt sie wieder fallen. Die Mutter reagiert, indem sie ein ›Ja‹ intoniert, und zwar mit ansteigender und wieder abfallender Tonhöhe, einhergehend mit an- und abschwellender Lautstärke: ›JaaAAAaaa.‹ Des-

> sen prosodische Kontur entspricht exakt der kinetischen Kontur des Gesichtsausdrucks des Kindes. (Stern 2011, 57)

Solche Töne benutzen auch Erwachsene vielfach, um einander ihr gegenseitiges Verständnis zu signalisieren. In vielen Fällen artikulieren sie dabei rudimentäre Wörter wie »ach«, »oh«, »uih« oder auch nur das häufige »mhm«, aber sie tun das auf völlig unterschiedliche Weisen – in Abhängigkeit von der Situation, auf die sie sich mit diesen vokalen Gesten beziehen: Mal sind die Laute kurz, mal lang, mal haben sie eine Melodie, mal bestehen sie eher in einem gleichbleibenden Klang, mal bleibt es bei der einmaligen Äußerung, ein anderes Mal wird sie wiederholt usw., eben so, wie es dem Vitalitätsaffekt entspricht, der geteilt werden soll.

Tröstliche Klänge

In vielen meiner Formulierungen im vorangegangenen Abschnitt ist schon angeklungen, dass die Affektabstimmung zwischen Menschen eine musikalische Komponente enthält. Von daher ist es nicht verwunderlich, wenn Menschen intuitiv bei einem Medium Trost suchen und auch finden, das ihre Affekte ganz unmittelbar und auf besondere Weise anspricht: Das Hören von »gut komponierter Musik ist auf einzigartige Weise wirksam bezüglich der Resonanz mit unseren grundlegenden emotionalen Systemen«, haben die »affektiven Neurowissenschaftler« Panksepp und Bernatzky (2002, 136) ebenso festgestellt wie der berühmte Musiker Yehudi Menuhin, der eine integrierende Wirkung behauptet: »Musik schafft Ordnung aus dem Chaos: denn der Rhythmus bringt das Auseinanderstrebende zur Einmütigkeit, die Melodie setzt das Zusammenhanglose in Zusammenhang, und die Harmonie macht das Unverträgliche verträglich« (1979, 19).

Dies hängt vermutlich damit zusammen, dass »Musik Oxytocin freisetzt, das für die Erzeugung von Vertrauen und Zugehörigkeit entscheidend ist« (Tarusarira 2019, 155 – vgl. auch Burkett et al. 2016). Auch körperlich erlebter Schmerz wird offenbar durch den Genuss von angenehm empfundener Musik gelindert, die das Belohnungssystem stimuliert (vgl. Blood & Zatorre 2001).

Das gilt nicht nur für Musikstücke, die sich explizit den Themen von Trauer und Trost widmen, wie das etwa bei Franz Liszts sechs *Tröstungen* oder bei Frédéric Chopins *Trauermarsch* (3. Satz der Klaviersonate Nr. 2 in b-Moll, Op. 35) der Fall ist, sondern auch für Kompositionen, die ein ganz anderes oder gar kein spezielles Thema adressieren, z. B. Georg Friedrich Händels Klaviersonate in d-Moll, HWV 436, 3. Satz *Air – Lentement*, Johann Sebastian Bachs *Largo Ma Non Tanto* aus dem Konzert für zwei Violinen (BWV 1043)[62] oder Ludwig van Beethovens letzte Klaviersonate Nr. 32 in c-Moll, Op. 111, 2. Satz. – Wenn Sie Zugang zu einschlägigen Streamingdiensten oder anderen Quellen haben, empfehle ich Ihnen, sich diese Stücke einmal in Ruhe anzuhören und auf die Wirkungen zu achten, die sie auf Sie haben.

Beethovens Klaviersonate ist, am Rande bemerkt, kein ganz typisches, aber sehr interessantes Beispiel, denn ihre Affektkonturen beginnen sehr getragen, werden aber nach ca. fünf Minuten zunächst gefälliger, dann zunehmend beschwingt und sogar belebt, temperamentvoll und abwechslungsreich, zum Teil auch leicht, was mit großer Wahrscheinlichkeit nur für Menschen passt, die nicht mehr schockiert und zwar noch traurig sind, aber bereits wieder einen partiellen Zugang zu ihrer Lebensfreude gefunden haben und von daher ihre traurige Stimmung schon relativ leicht für eine gewisse Zeit hinter sich lassen können. Diese Sonate spricht in ihrem Verlauf sogar eine ganze Gefühlspalette an, was für mich in der Interpretation von Alfred Brendel (1993) besonders deutlich zum Ausdruck kommt. In Worte gefasst, höre ich darin die tröstliche Botschaft: »Auch wenn du im Moment niedergeschlagen und traurig bist, erinnere dich daran, dass das Leben eine große Fülle verschiedener Emotionen bereithält!«

Ich habe jetzt zwar Beispiele aus dem Bereich der klassischen Musik genannt, aber für die tröstliche Wirkung ist es im Prinzip

62 Hier spricht mich die Interpretation von Anne-Sophie Mutter und Salvatore Accardo mit dem *English Chamber Orchestra* ganz besonders an.

unerheblich, ob es sich um klassische oder zeitgenössische, populäre Musik handelt; das ist eher Geschmackssache. Wesentlich ist, dass »Musik bereits durch ihre Form tröstlich [wirkt] – durch Rhythmik, Harmonik und Melodik« (Wetz 2004, 402). Dabei scheinen zwei Faktoren wirksam zu werden: Die melodischen und harmonischen Aspekte, die Menuhin nennt, schaffen Verbundenheit; der rhythmische Aspekt gibt Halt.

Im Hinblick auf den ersten Faktor ist es auffällig, dass Menschen besonders dann, wenn sie sich in einer krisenhaften Situation befinden und gerade *niemanden* an ihrer Seite haben, der sie emotional begleitet, dazu neigen, sich mit Musik zu trösten. In einer Befragung teilten 69,4% der Teilnehmenden mit, dass sie diese Möglichkeit schon genutzt haben (vgl. ter Bogt et al. 2017). Sie berichten, »dass sie sich beim Hören trauriger Musik (wie von einem guten Freund) akzeptiert und verstanden fühlen, *wenn ihnen realer sozialer Kontakt fehlt*« (Hanser et al. 2016, 131 – H. d. V.). Die Musik, der sie lauschen, berührt sie in einer Weise, »die nur schwer mit einem anderen Modus der Kommunikation zu erreichen wäre, abgesehen vielleicht von körperlicher Berührung (wobei man sich daran erinnern muss, dass Klang eine spezielle Form der Berührung darstellt)« (Panksepp & Bernatzky 2002, 136).

> Nach fast einer Stunde, in der Sandra und Elke zusammengesessen und miteinander gesprochen haben, erinnert sich Elke an die Trennungssituation von ihrem früheren Freund. Damals war auch sie sehr verzweifelt, vor allem wenn sie alleine war. Und ihr fällt ein, wie sehr es ihr damals geholfen hat, Musik zu hören.
>
> Nachdem Sandra ihren bisherigen Unterstützungsversuchen zwar aufmerksam zugehört hat, sie aber nur die Idee, vielleicht Tagebuch zu schreiben, vorstellbar fand, ist sie unsicher, ob sie ihre guten Erfahrungen mit Musik ansprechen soll. Aber sie denkt sich, mehr als Nein sagen kann Sandra auch nicht. Sie erzählt ihr von ihren eigenen Erfahrungen bei der Trennung: »Sandra, damals habe ich in der Musik ein bisschen Halt finden können und – ich weiß eigentlich gar nicht wieso – ich habe mich nicht mehr so alleine gefühlt.«

Sandra hört ihr aufmerksam zu, und zum zweiten Mal während Elkes Besuch kommt ein kleines Lächeln in ihr Gesicht. »Das hört sich nach einer guten Idee an. Bitte suche doch zusammen mit mir nach Musik.«
Elke atmet auf; es gibt ja doch noch eine Möglichkeit, Sandra zu helfen. Beide schauen die vielen unterschiedlichen CDs an, die Tim und Sandra besitzen. Eine Musik, die eher meditativ ist und mit dem Rauschen des Meeres spielt, spricht Sandra an. Auch eine klassische Musik von Bach gefällt ihr. Sie möchte beides auch mal anhören, wenn sie wieder alleine ist, und vielleicht auch im Internet nach Ähnlichem suchen.
»Danke Elke, sowohl dein Salat als auch deine Idee mit der Musik waren sehr hilfreich. Wie schön, dass du mich besuchen gekommen bist.«

Es liegt daher nahe anzunehmen: Menschen können sich durch das Musikhören einen Ersatz für die menschliche Berührung und Verbundenheit verschaffen, die sie gerade vermissen. Sie hilft ihnen so, die ansonsten durch zwischenmenschlichen Kontakt bewirkten emotionalen Wirkungen, von denen oben schon ausführlich die Rede war, in ähnlicher Weise durch das Hören von Musik herbeizuführen. Dazu gehört die Fokussierung der Aufmerksamkeit auf die im Hier und Jetzt, von Moment zu Moment, entstehenden Klänge, die nicht nur dem quälenden Grübeln entgegenwirkt, sondern zusätzlich das subjektive Zeitempfinden auf eine Weise beeinflusst, die in Zeiten des Leidens in der Regel positiv erlebt wird: »Wenn der Zuhörer von der Dynamik der Musik eingenommen ist, stellt er fest, dass die Zeit schneller als gewöhnlich zu vergehen scheint« (Storr 1992, 185; vgl. auch Staemmler 1987).

Das liegt u.a. daran, dass alles, was man als *schön* empfindet, attraktiv wirkt und Aufmerksamkeit auf sich zieht. Das gilt natürlich auch für die Musik, die jemand schön findet und die zu hören er genießt. Damit wird die Situation, in der ein erschütterter Mensch sich erlebt, um etwas eindeutig Positives angereichert. Manchmal kann eine solche, ästhetisch ansprechende Erfahrung sogar vorübergehend in den Vordergrund treten und das Leid für eine kurze Zeit überlagern, die dann als tröstlich empfunden wird.

> In dem Moment, in dem wir die Schönheit in ihrer Fülle wahrnehmen und wir von ihr erfüllt sind, in diesem Moment, und sei es auch nur für diesen Moment, sind wir nicht mehr paranoid, wir sind nicht deprimiert, wir sind nicht besessen, wir sind nicht verbittert. Wir sind so, wie wir sein sollten. Es mag nur dieser eine Moment sein, aber *wir haben perfekte Gesundheit erreicht.* (Ferrucci 2009, 128 – H. i. O.)

Von Perfektion zu sprechen, werden viele Betroffene vermutlich übertrieben finden, aber dass ein ästhetischer Genuss, nicht nur ein musikalischer, sehr wohltuend wirken kann, ist wohl nicht zu bestreiten (vgl. Staemmler 2013b).

Das Phänomen, dass schöne *traurige* Musik bei *traurigen* Stimmungen helfen kann, wirft allerdings die Frage auf, warum gerade das Hören von Musik, die der aktuellen Gefühlslage *gleicht*, auf jemanden tröstlich wirken kann. Es wäre ja auch plausibel zu vermuten, dass die unglückliche Stimmung dadurch eher noch verstärkt oder zementiert würde. Aber »im Allgemeinen suchen ... traurige Hörer mit Vorliebe Trost in Musik, deren Stimmung zu ihrer eigenen passt« (Hanser et al. 2016, 123). Fröhliche Musik wäre für sie eine Form der *Störung* oder der *Ablenkung* von der gegebenen Stimmung, was aber, wie wir schon gesehen haben, nur halb so hilfreich für die Verarbeitung schwieriger Gefühle ist im Vergleich dazu, die Aufmerksamkeit auf die vorhandene *Emotion* zu richten. Genau das legt ebenfalls die oben erläuterte Theorie der Affektabstimmung nahe, was bedeutet, dass »ein Musikstück uns ... bewegen kann, weil es Traurigkeit *ausdrückt*, aber es bewegt uns nicht, weil es uns traurig *macht*« (Kivy 1990, 153 – H. d. V.), sondern weil es mit einem schon vorhandenen Gefühl mitschwingt.[63]

---

63 So mag es sein, dass für jemand, der eher Wut als Trauer empfindet, ein Heavy-Metal-Stück tröstlich wirkt. (Ich danke Karl Godejohann für diesen Hinweis.)

Die dynamischen Verlaufsformen getragener Musik treten in Resonanz (übrigens primär ein *akustischer* Begriff!) mit den emotionalen Verlaufskonturen, die derjenige bereits erlebt, der sich eine bestimmte Musik aussucht und ihr zuhört, weil sie ihm dadurch, dass er sich in dem nun von *außen* auf ihn einwirkenden Klanggeschehen wiedererkennt, den Eindruck vermitteln, emotional *verstanden* zu werden und *verbunden* zu sein – eine typische Wirkung gelingender Affektabstimmung.[64] Von daher könnte es für einen erschütterten Menschen eine ebenso einfache wie hilfreiche Anregung sein, ihn zu fragen, ob er sich an ein Musikstück erinnern kann, das gut zu seiner aktuellen Stimmung passt, und, wenn er das bejaht, ihm vorzuschlagen, es gelegentlich anzuhören und mit Achtsamkeit dessen Wirkung auf sich zu beobachten.[65] (Schon allein diese Anregung kann tröstlich wirken, weil sie sich auf die aktuelle Gefühlslage des Betroffenen bezieht, sie akzeptiert und ihr Beachtung schenkt, ohne irgendetwas Weitergehendes zu fordern, und außerdem einen reflexiven Blickwinkel vorschlägt.)

Das Gefühl von Verbundenheit, das sich auf diese Weise einstellen kann, hat meist weder einen allumfassenden noch einen ganz speziellen Bezug. Es kann zwar, muss aber nicht unbedingt »ozeanisch« sein oder eine mystische bzw. spirituelle Dimension[66] haben, und es bezieht sich – gerade in jenen Situationen, in denen wegen der Abwesenheit eines anderen Menschen der Trost vorzugsweise in der Musik gesucht wird – oft ebenso wenig auf einen *konkreten* anderen Menschen. Die Bezugsgrößen, die Men-

64 »Emotionen werden normalerweise nicht nur von autonomen, sondern auch von endokrinen (d. h. hormonellen) Effekten begleitet, die wiederum Auswirkungen auf die Funktion des Immunsystems haben. Im Hinblick auf Musik sind solche Effekte besonders relevant, wenn sie mit einer Reduktion von Stress oder einer Verbesserung von Depressionen und Angstzuständen verbunden sind« (Koelsch 2010, 135).

65 Aus ähnlichen Erwägungen heraus habe ich einmal einer Freundin, die sich in einer heftigen Krise befand, eine CD mit Musik zusammengestellt und geschenkt, von der ich mir eine tröstliche Wirkung auf sie erhoffte.

66 Für manche Menschen – oder auch speziell in der Kirchenmusik – ist das aber durchaus der Fall; so schreibt z. B. Igor Stravinsky: »Der tiefe Sinn der Musik und ihr wesentliches Ziel … ist die Förderung einer Kommunion, einer Zusammengehörigkeit des Menschen mit seinen Mitmenschen und mit dem Höchsten Wesen« (1942/2003, 18).

schen empfinden, wenn sie von Musik berührt werden, sind meist eher unpräzise; es sind vielleicht die imaginierten Interpreten bzw. Komponisten[67] oder auch all jene Unbekannte, die die in der Musik zum Ausdruck kommenden Vitalitätsaffekte und Emotionen gleichfalls kennen und verstehen – kurz: der von George Herbert Mead sogenannte »verallgemeinerte Andere«, der die »ganze Gemeinschaft« jener »gesellschaftlichen Gruppe« (1934/1968, 196) repräsentiert, zu der der betroffene Mensch sich zugehörig und bei der er sich geborgen fühlen kann.[68]

Manchmal spielen auch gesungene *Texte* eine tröstende Rolle, wenn sie Erfahrungen in Worte fassen, die denen des Zuhörers ähneln.[69] – »*Yesterday, all my troubles seemed so far away, now it looks as though they're here to stay …*«[70] – Doch das ist wohl ein weniger ausschlaggebender Effekt, wie man aus der Tatsache folgern kann, dass es in allen Kulturen Lieder gibt, mit denen Mütter ihre Kleinkinder in den Schlaf singen, lange bevor diese die Lied*texte* verstehen können. Es sind vermutlich die »affiliativen Interaktionen zwischen Müttern und Säuglingen, in denen die Ursprünge der Fähigkeiten und Sensibilitäten zu finden sind, die zur Entstehung menschlicher Musik geführt haben« (Dissanayake 2000, 389).

Muttersprache
Nicht, was die Mutter sagt.
beruhigt und tröstet die Kinder.
Sie verstehen's zunächst noch gar nicht.

---

67 Ein Hörer berichtet, dass er von Jean Sibelius' *Finlandia* extrem berührt war und »diesem Mitmenschen Jean Sibelius einfach einen Brief schreiben musste, um mich für diese unglaubliche Musik zu bedanken, die er mir und vielen anderen geschenkt hat« (in Bicknell 2007, 8). Ein anderer erzählt nach dem Hören einer Cello-Suite von Johann Sebastian Bach: »Ich weinte, weil … ich von Liebe überwältigt war. Es war mir unmöglich, die Empfindung … abzuschütteln, dass Bach mit mir im Raum war und ich ihn liebte« (a. a. O.).

68 Auch Stein Bråtens (2011) Idee von einem »virtuellen Anderen« ließe sich hier heranziehen.

69 Das scheint bei populärer Musik eher der Fall zu sein als bei klassischer, was wohl hauptsächlich damit zu tun hat, dass klassische Musik zu einem sehr viel größeren Prozentsatz rein instrumental ist.

70 Dies ist eine Liedzeile der Band *The Beatles*.

> Wie sie es sagt,
> der Tonfall, der Rhythmus,
> die Monotonie der Liebe
> in den wechselnden Lauten
> öffnet die Sinne dem Sinn der Worte,
> bringt uns ein in die Muttersprache....
> (Busta, in Wüstner 2014, 62)

In der Mutter-Kind-Interaktion sind Worte viel weniger entscheidend als die Intonation, die Prosodie und der Singsang des *›baby-talk‹*, mit dem Mütter auf aller Welt ihre Babys ansprechen und mit dem sie ihnen eine frühkindliche Erfahrung der Verknüpfung von Musik-ähnlichen Klängen mit sozialem Kontakt vermitteln (vgl. Papoušek 1995; Papoušek & Papoušek 1981).

> Obwohl mütterliche Sprache natürlich nicht mit Musik gleichzusetzen ist, wird ihr aber dennoch musikalischer oder fast-musikalischer Status zugebilligt wegen ihrer auffälligen Lied-ähnlichen Merkmale wie z. B. *Rhythmik*, Wiederholungshäufigkeit, Vokalverlängerung, spezielle Höhenkonturen etc. (Trehub & Nakata 2001–2, 37 f. – H. d. V.)

Rhythmik, Rituale und Räume

Dabei scheint die *Rhythmik* ein besonders wichtiger Aspekt zu sein;[71] sie ist der zweite der besonders tröstlich wirkenden Faktoren beim Hören von Musik; er gibt Halt. Das könnte damit zusammenhängen, dass zu den ersten, noch intrauterinen Geräuschen, die ein Baby ab der ca. 20. Schwangerschaftswoche wahrnimmt, neben der Stimme der Mutter vor allem ihr Puls sowie ihre Magen- und

71 Das zeigt sich auch bei Untersuchungen an tauben Menschen: »Die Gebärdensprache, mit der sich taube Mütter an ihre tauben Säuglinge wenden ... beinhaltet Bewegungen, die rhythmischer, repetitiver und kontrastreicher sind als die Bewegungen der Gebärden, die sie gegenüber Erwachsenen zeigen« (Trehub & Nakata 2001–2, 38). Die Gebärden gegenüber Babys wirken stärker wie *Tanz*bewegungen.

Darmgeräusche gehören, die allerdings ungefilterter hörbar sind als ihre Stimme. Sloterdijk schreibt diesem vorgeburtlichen Hören sogar eine prinzipielle Bedeutung zu: »Was wir in der Sprache unvordenklicher Traditionen Seele nennen, ist in seinem empfindlichsten Kernbereich ein Resonanzsystem, das in der audiovokalen Kommunion der prä-natalen Mutter-Kind-Sphäre eingespielt wird« (1998, 521).

Hier nehmen besonders die Stimme und der Puls der Mutter eine wichtige Rolle ein; in ihnen werden die Eindrücke von Melodik und Rhythmik des späteren Hörens von Musik gebahnt. Aber diese ›Geräusche‹ sind von vornherein mit der menschlichen Bezugsperson assoziiert, auch wenn diese natürlich erst später als solche erkannt wird, wenn visuelle Eindrücke hinzukommen. Dennoch kann Leikert plausibel machen,

> dass die vorgeburtlich gehörte Stimme als das erste emotional bedeutsame Objekt des Menschen angesehen werden muss ... Die Stimme vermittelt die erste konturierte und emotional differenzierte Botschaft des Objekts an das Subjekt. Des Weiteren wird diese Botschaft der Stimme nicht sprachlich decodiert, sondern vernommen, indem im Körperselbst die Spannungsfolge der Sprachmelodie abgebildet wird. (2012, 102)

Neben der mütterlichen Stimme ist der Herzschlag der Mutter von allen akustischen Wahrnehmungen des Fötus besonders bedeutsam, weil er die einzige ist, die wegen ihrer Rhythmik ein hohes Maß an Beständigkeit, Regelmäßigkeit und Verlässlichkeit aufweist. Diese mit der Wärme, Sicherheit und Geborgenheit des intrauterinen Milieus verknüpften Eigenschaften führen wahrscheinlich dazu, dass das Erleben von Rhythmen (zumindest innerhalb einer bestimmten Bandbreite von isochronen Schlägen[72] pro Minute) auch später noch eine beruhigende Wirkung auf Menschen ausübt. Das ist jedenfalls für Kleinkinder nachgewiesen.

---

72 Die Vorliebe für Isochronie, d. h. für die Gleichmäßigkeit der Abstände zwischen den einzelnen Schlägen, ist allerdings ein *kulturell* bedingtes Merkmal (vgl. Hannon et al. 2012).

Ohne Zweifel ist »der mütterliche Herzschlag das erste Metronom des Fötus« und »weil der Herzschlag der erste regelmäßige und periodische Stimulus ist, den der Fötus hört, könnte er im Prinzip die späteren Vorlieben für andere periodische auditive Reize beeinflussen« (Ullal-Gupta et al. 2013, 2). Als Beleg dafür könnten u.a. Untersuchungen wie die von Smith und Steinschneider (1975) dienen, die zeigten, dass Säuglinge, denen Herzschlag-Töne präsentiert wurden, ruhiger wurden, länger schliefen und weniger schrien als solche, die keinerlei Geräuschen ausgesetzt wurden.

Ähnliche Ergebnisse ergaben auch eine Reihe von Untersuchungen, die schon in den 1960er Jahren von Lee Salk durchgeführt wurden. Er hatte vermutet, dass das intrauterine Hören des mütterlichen Pulses eine prägende Wirkung haben müsste, und stellte eine Reihe von Experimenten an. Dabei zeigte sich u.a.: »Wenn Kleinkinder dem normalen Herzschlaggeräusch ausgesetzt sind, schlafen sie etwa in der Hälfte der Zeit ein, die unter jeder der drei anderen Experimentalbedingungen [kein Ton bzw. ein Metronomschlag mit gleicher Frequenz bzw. ein Wiegenlied] benötigt wird« (1962, 760). Von daher ist es auch nicht überraschend, dass eine überwältigende Mehrheit von Müttern – ziemlich egal ob sie Rechts- (83%) oder Linkshänderinnen (78%) sind – ihre Babys intuitiv an der linken Seite ihrer Brust bzw. an der linken Schulter tragen, wo sie den mütterlichen Herzschlag besser hören können (vgl. Salk 1973).

Es ist zu vermuten, dass die klanglichen Aspekte der Musik mit der Stimmung des aufgewühlten Menschen in Resonanz treten, wodurch er sich mit dem, was er empfindet, verstanden und begleitet fühlt; dies scheint aber insbesondere auf das Erschütternde an seinem Erleben zuzutreffen, das Rimé die »kollateralen« Gefühle bzw. Slaby die »existenziellen Orientierungen« nennt (vgl. oben): Das, was sein emotionales Gleichgewicht über das momentane Empfinden hinaus ins Wanken bringt, wird speziell durch das rhythmische Gefüge der Musik heilsam beeinflusst. Das Gleichmaß der regelmäßig wiederkehrenden Betonungen schafft »Ordnung aus dem Chaos« (Menuhin), »strukturiert die Zeit« (Storr 1992, 30) und verleiht ihrem Verlauf etwas Übersichtliches und Zuverlässiges. Im Gegensatz dazu kann ich beim Hören von Musik wie z.B. der von

Karlheinz Stockhausen, *Klavierstück V, Werk Nr.4*, die kaum irgendeine erkennbare Rhythmik aufweist, so abwechslungsreich und interessant sie ansonsten ist, diesen Halt gebenden Effekt persönlich nicht spüren, und ich kann mir auch eine stabilisierende Wirkung auf andere Menschen nur schwer vorstellen.

Der ordnende Effekt rhythmischer Musik zeigt sich im Übrigen auch darin, wie erheblich sie zur Koordination von Bewegungen von Menschen beiträgt, was dann wiederum auch zu Erlebnissen von Gemeinsamkeit und Verbundenheit führt. Die Beispiele dafür reichen vom Paartanz bis hin zu Aufmärschen von Soldaten, die von Militärmusik begleitet und so nachdrücklich akzentuiert werden, dass keiner ›aus der Reihe tanzt‹. Ähnliche Funktionen lassen sich an Ritualen erkennen, die musikalisch untermalt werden und in vielen Fällen dazu dienen, nicht nur das Verhalten, sondern auch »die Emotionen der Beteiligten in Einklang zu bringen und dadurch ihre Verbindung zu fördern« (Dissanayake 2000, 390). Wer sich auf derartige Rituale einlässt, gibt vorübergehend zumindest einen Teil seiner Individualität und damit seiner aktuellen subjektiven Gefühle auf und ordnet sich einer mit anderen geteilten *gemeinsamen Situation* (vgl. Schmitz 1997; Staemmler 2009a, 209 ff.) unter bzw. geht in ihr auf, was von vielen Menschen als tröstlich empfunden wird.

Einem aufgewühlten Menschen die Möglichkeit anzubieten, zusammen mit anderen an einem Ritual teilzunehmen, kann daher sehr hilfreich sein. Es ist dann zu klären, ob dieses Ritual eher irgendwelchen für die betroffenen Personen bedeutsamen Traditionen folgen oder für den gegebenen Anlass speziell gestaltet werden soll. Für manche Menschen, die in einer bestimmten kulturellen oder in einer speziellen religiösen Tradition verwurzelt sind, sind Rituale, die eine Verbindung zu dieser Überlieferung herstellen, in besonderer Weise unterstützend, weil sie ihnen nicht nur vor Augen führen, dass sie mit anderen Anwesenden sowie mit früheren Generationen verbunden sind, sondern ihnen auch zusätzlichen Halt durch die Bekanntheit und Vorhersagbarkeit der entsprechenden rituellen Abläufe bieten (vgl. Jedan et al. 2019).

Einige Tage später kommt Lisa Sandra besuchen. Die beiden kennen sich schon lange, hatten aber in der letzten Zeit nicht so viel Kontakt. Sandra hatte Lisa am Telefon von ihrer Fehlgeburt berichtet und von ihrer Verzweiflung, wenn sie alleine ist. Lisa war voller Mitgefühl und bot an, zu ihr zu kommen.
Kurz nach der Begrüßung zeigt Lisa Sandra eine Art Kette, die sie ihr mitgebracht hat. »Das ist eine Mala, eine Art buddhistischer Rosenkranz. Sie ist aus Sandelholz. Riech' mal daran.«
Sandra nimmt den Geruch wahr, und er spricht sie sehr an. »Das duftet wirklich gut. Was macht man damit?«
»Traditionellerweise benutzt man sie, um Mantras zu zählen. Mantras sind heilige Silben, die Trost spenden und Unterstützung geben. Ich spreche dazu oft das Mantra von Tara, das ist ein weibliches Weisheitswesen, das allen Menschen in Not hilft.«
»Hmh, das mag für dich ja hilfreich sein, du kennst dich im Buddhismus aus und meditierst ja auch. Aber ich kenne das nicht und kann auch nicht glauben, dass mir irgendein Weisheitswesen helfen kann.«
Lisa erwidert: »Das musst du ja auch nicht. Vielleicht magst du diese Mala einfach ab und zu durch deine Finger gleiten lassen und dich dabei an dem Duft erfreuen. Nimm sie einfach als ein Geschenk, mit dem ich dir ein bisschen Freude machen wollte.«

Man kennt das in unserer Kultur überwiegend im Zusammenhang mit christlich geprägten Trauerfeiern. Liturgie, Gesänge und Gebete, die gemeinsam mit anderen, in einer Gemeinde, vollzogen werden, schaffen Halt und Verbundenheit, zumal sie in einem gemeinsamen geistigen/geistlichen Bezugsrahmen stehen, der diese Elemente verbindet und koordiniert: Die Gläubigen »fühlen sich getröstet, weil sie sich im Gebet an Gott wenden können. Ihnen ist das Gebet als Begegnung mit Gott schon Trost« (Grün 2015, 89).

Für andere Menschen, für die ihre eigene Individualität stärker im Vordergrund steht oder für die der Anlass ihrer Erschütterung zu einmalig ist, als dass sie dafür auf ein traditionelles Ritual zurückgreifen könnten, das für sie passt, ist es dagegen hilfreicher, ein ganz eigenes Ritual neu zu entwickeln und zu praktizieren, das für sie der Einmaligkeit des Anlasses bzw. ihres Erlebens angemessen erscheint. Ein solcher kreativer Prozess hat an sich meist schon eine sehr tröstliche Rückwirkung auf die Betroffenen, weil sie damit eine Haltung von Selbstreflexion und Selbstfürsorge aktivieren und sich selbstwirksam erleben können: Sie werden selbst aktiv und initiativ dabei, etwas für die Überwindung ihres Schocks zu tun.

Das heißt keineswegs, dass sie das *allein* tun müssten. Denn selbstverständlich ist es für sie oft sehr wohltuend, wenn sie mitfühlende Partner, Freunde, Verwandte oder eine Gruppe haben, mit denen sie in einen offenen Austausch darüber treten, wie ihr persönliches Ritual am besten zu gestalten ist, und mit denen sie bei Bedarf das selbst entworfene Ritual gemeinschaftlich durchführen können. Die Beteiligung einer Gemeinschaft (oder auch einer Gemeinde, einer Sangha etc.) gibt zusätzliche Unterstützung durch das konkrete Erlebnis von Gemeinsamkeit und Zugehörigkeit.

Nachdem Lisa gegangen ist, sitzt Sandra noch eine Weile auf dem Sofa und spielt mit der Mala-Kette, die Lisa ihr geschenkt hat. Während sie das tut, erinnert sie sich an ihre Großmutter, die sie sehr geliebt hat. Die Mala erinnert sie an den Rosenkranz ihrer Oma, den diese immer hervorgeholt hat und gebetet hat, wenn es irgendein Problem gab. »Der muss doch noch irgendwo bei mir sein, denn ich habe ihn ja nach dem Tod von Oma von meiner Mutter bekommen«, murmelt sie vor sich hin. Sie kramt in ihrem Schmuckkasten, und da ist er auch tatsächlich.

Als sie ihn in die Hand nimmt, entsteht ein ruhiges Gefühl in ihrer Brust, fast so, als ob ihre Oma im Raum wäre. Und sie erinnert sich an viele Situationen mit ihr. Eine drängt sich besonders auf. Ihre Oma hatte einen kleinen Weinberg, den sie immer noch bewirtschaftete, die meiste Arbeit darin machte allerdings ihr Sohn, Onkel Klaus. Als sie einmal bei ihr in den Ferien war, half sie, die Weinreben festzubinden. Am Ende der Arbeit schlug ihre Oma vor, doch noch zu der Marienstatue in der Nähe zu gehen und Maria um Schutz für die jungen Reben zu bitten.

Sandra mochte damals nicht mitbeten, aber sie schaute lange in das sanfte Gesicht von Maria, die das Jesuskind in ihren Armen so liebevoll anblickte. Und damals hatte sie ein starkes Gefühl, aufgehoben und geborgen zu sein. »Vielleicht könnte ich zu diesem Platz hingehen, vielleicht könnte ich mich auch heute dort getröstet fühlen.«

Solche persönlichen Rituale brauchen häufig auch ihre ganz eigenen Räume. Für Menschen, die keine Affinität zu christlichen (oder auch jüdischen, islamischen etc.) Traditionen empfinden, sind oft die entsprechenden sakralen Bauten (Kirchen, Synagogen, Moscheen) nicht passend. Sie bevorzugen in der Regel irgendwelche privaten Räume, oder – und das hat immer wieder einen sehr positiven Einfluss – sie entscheiden sich für einen bestimmten Ort in der Natur. Denn »die Außennatur ist das unserer eigenen Natur Adäquate, Ähnliche, Verwandte« (Jung 2015, 83). Ein Aufenthalt in der Natur ist für viele Menschen schon an sich heilsam, weil sie als leibliche Wesen, die selbst auch Teil der Natur sind, hier ohne Weiteres eine umfassende, im wörtlichen Sinne ›natürliche‹ Verbundenheit mit der Welt – *und* mit anderen Menschen! (vgl. Spitzer 2010; Weinstein et al. 2009) – spüren können,[73] die in zivilisatorisch geprägten Umgebungen für sie so unmittelbar kaum zu empfinden ist.

Ein wesentlicher Aspekt dieser heilsamen Wirkung hat mit dem zu tun, was von Alexander Lowen (1976, 169 ff.) als *»grounding«* bezeichnet wurde und seit längerer Zeit auch im Deutschen so genannt wird.[74] Damit ist eine durch die Schwerkraft ermöglichte Art der Erdverbundenheit gemeint, die sich sowohl körperlich im Sinne von Standfestigkeit oder Verwurzelung zeigt, aber darüber hinaus auch psychisch im Sinne von Stabilität, Zentrierung, Belastbarkeit oder als die Fähigkeit, einen eigenen Standpunkt einnehmen und für sich

73 Merleau-Ponty spricht vom »Fleisch der Welt« und von der »ursprünglichen Eigenschaft, die dem Fleisch eigen ist, das zwar hier und jetzt ist, und doch in alle Räume und Zeiten ausstrahlt, das zwar Individuum ist, aber auch Dimension und Universelles« (1986, 187).

74 In der deutschen Übersetzung ist hier von »Erden« die Rede.

selbst eintreten zu können, bemerkbar machen kann. Die Erfahrung, im Kontakt mit dem natürlichen Boden zu sein, lässt sich daher auch »zur Bewältigung überwältigender oder heftiger Gefühle nutzen. In der Akutbehandlung von posttraumatischer Übererregung ist sie ein Mittel, die in der Dissoziation verloren gegangene Verbindung zur Wirklichkeit wieder zu bahnen und sich im Hier und Jetzt zu reorientieren« (Geuter 2020, 26).

Dies ist umso mehr der Fall, wenn die betroffene Person bereits einen konkreten Platz in der Natur kennt, der für sie eine positive Bedeutung besitzt; das kann ein Baum sein, ein Seeufer, ein Ort am Meer, in den Bergen oder auch eine ganze Landschaft, in der sie sich gegebenenfalls nicht nur *aufhält*, sondern auch *bewegt* (spaziert, wandert, schwimmt[75] etc.). Es kann für sie sehr hilfreich sein, sie an solche Plätze zu erinnern und ihr vorzuschlagen, sich dorthin zu begeben – je nach Vorliebe allein oder in Begleitung. Die unmittelbare Wirkung solcher Aufenthalte in natürlicher Umgebung ist oft beruhigend und zentrierend, und sie begünstigen, besonders wenn sie mit Bewegung verbunden sind, ein divergentes Denken, einen Bewusstseinszustand, der nicht eng auf einen bestimmten Gegenstand fokussiert ist, bei dem die Gedanken frei schweifen und neue Ideen entstehen können.

Außerdem trifft hier oft zu, was Nietzsche so formulierte: »Wir sind so gern in der freien Natur, weil diese keine Meinung über uns hat« (1954, 696), d. h. man fühlt sich hier keinerlei Bewertungen ausgesetzt, womit der Wunsch nach Akzeptanz von allen Emotionen, die in einem vorgehen, erfüllt ist. Das freie Schweifen der Gedanken in Kombination mit der Abwesenheit von Bewertungen führt oft zu einem allgemeinen Erholungsgefühl. Wie Kaplan und Kaplan (1989) in ihrer *Attention Restoration Theory* erläutern, ergibt sich dies daraus, dass Menschen – besonders solche, die ansonsten in urbanen Umgebungen leben – in natürlichen Räumen leichter eine wohl-

75 Das Baden wird von Thomas von Aquin zu den »sieben Tröstungen« gezählt; die anderen sechs sind: das Beten, das Weinen, das Erkennen, das Gespräch, das Schlafen und die Freude. Anselm Grün hat in seinem Buch zu diesem Thema vorgeschlagen, u. a. das Musizieren und das Wandern hinzuzurechnen (vgl. Grün 2015).

tuende Distanz zu ihren alltäglichen Denkmustern gewinnen, weil sie dort in der Regel zu einer Form von Aufmerksamkeit finden, die keine Anstrengung erfordert.

Religion und Spiritualität

Die konkreten Orte bekommen ihre Bedeutung für die Person in vielen Fällen allerdings nicht nur aus dem heraus, was sie *an sich* sind, sondern auch aus dem, was sie *umgibt*; sie weisen damit über sich hinaus, indem sie z. B. eine weite Aussicht über ein größeres Gebiet ermöglichen oder, im Gegensatz dazu, umschlossen sind wie etwa Höhlen oder dichter Wald, die – nicht zuletzt wegen ihres gedämpften Lichtes – tröstlichen Schutz und Geborgenheit vermitteln können. Insbesondere »Landschaften sind darin unersetzbar, dass sie unsere Sehnsucht danach erfüllen, ein *Teil der Natur* zu sein, der Welt, die einfach so da ist, einfach so entsteht und wieder vergeht« (Krebs 2015, 56 – H. i. O.), was für viele Menschen das tröstende Gefühl von Zugehörigkeit und Selbstverständlichkeit vermittelt und dadurch ein eventuell im Hintergrund existierendes Urvertrauen (re-)aktivieren kann. Das impliziert natürlich, dass die Trostsuchenden – zumindest für den Zeitraum, zu dem sie sich aus diesem Grund in der Natur aufhalten – ein Verhältnis zur ihr aktualisieren, dass nicht von irgendwelchen instrumentellen Zwecken bestimmt, sondern vielmehr von Respekt, Demut, Unter- oder Einordnung geprägt ist.

Am nächsten Tag, bei schönstem Sonnenschein, macht sich Sandra auf zu dieser Marienstatue im Weinberg. Sie findet sie auch gleich wieder, obwohl sie seit den Zeiten mit ihrer Oma nie wieder dort gewesen war. Sie setzt sich vor der Statue auf einen Stein und schaut in Marias Gesicht.
»Es wirkt auch heute noch liebevoll, aber irgendwie erreicht es mich nicht. Es ist ja eine ganz schöne Figur, aber sie ist aus Stein und nicht lebendig. Irgendwie fühle ich mich zwar ein bisschen

ruhiger, aber ich glaube, das liegt mehr an den warmen Sonnenstrahlen als an dieser Statue.« Sie bleibt noch eine Weile sitzen und denkt laut vor sich hin: »Ich bräuchte irgendetwas Lebendiges ...«

Und da fällt ihr die große Weide unten am Fluss ein. Dort war sie oft als Teenager, immer wenn sie sich von ihren Eltern ganz und gar unverstanden fühlte und mit ihnen überhaupt nicht mehr klarkam. Dort war sie ganz allein, keine anderen Menschen hörten zu, wenn sie dem Baum von ihren Schwierigkeiten erzählte. Und damals hatte sie immer den Eindruck, dass der Baum ihr eine Antwort gab und ihr half. »Oh ja, dort gehe ich jetzt hin. Das ist zwar ein langer Spaziergang, aber das ist ein guter Ort.«

Kaum sieht sie den Baum, der noch recht weit entfernt ist, kommen alte Erinnerungen von Unterstützung und Geborgenheit. Als sie bei ihm angekommen ist, berührt sie vorsichtig die rissige Rinde. Sie spürt etwas Lebendiges, und die Tränen steigen in ihr hoch. Sie lehnt sich mit der Stirn an den Baum und lässt ihren Tränen freien Lauf. Es ist kein verzweifeltes, aufbegehrendes Weinen, sondern ein ruhiges Fließen. Es fühlt sich an, als käme es direkt aus ihrem Herzen, und gleichzeitig erscheint es ihr wie ein Abschied von dem Kind, das nie geboren wurde.

Nach einer ganzen Weile setzt sie sich und lehnt ihren Rücken an den Baum. »Irgendwie gibst du mir Kraft und tröstest mich. Das tut gut. Und ich komme wieder zu dir, wenn die Hoffnungslosigkeit wieder aufkommt.«

Solche natürlichen Plätze oder Landschaften sind für die Betroffenen meist mit einer bestimmten *Atmosphäre* verknüpft, die eine sanfte Faszination auf sie ausüben und von der sie sich gerne umgeben, ansprechen oder erfassen lassen und mit der sie gerne in Resonanz treten (vgl. Rosa 2016; Schmitz 2014), woraus sich dann die tröstliche Wirkung ergibt. Darum eignen sich derartige Orte ganz besonders für das Durchführen eines personalisierten Rituals; sie können für diejenigen, die sie für sich auswählen, eine durchaus vergleichbare Bedeutung haben wie die sakralen Räume für andere, die in überpersönlichen Traditionen stehen und es zur Wiederherstellung ihres seelischen Gleichgewichts z. B. bevorzugen, eine frühromanische Kirche aufzusuchen, während andere lieber in eine gotische Kathedrale gehen.

Denn beide Arten von Räumen haben für die Betroffenen eine – selbstverständlich individuell unterschiedlich ausgeprägte – spirituelle Dimension. Sie fühlen sich, wenn sie sich dort aufhalten, auf besondere Weise beschützt, sicher und zuversichtlich:

> Von guten Mächten wunderbar geborgen
> erwarten wir getrost, was kommen mag.
> Gott ist bei uns am Abend und am Morgen
> und ganz gewiß an jedem neuen Tag.

So hat es Dietrich Bonhoeffer (1964, 276) formuliert, und es ist sicher kein Zufall, dass er in der zweiten Zeile das Wort »getrost« wählt, als er dieses Gedicht während seiner Inhaftierung und kurz vor seiner Ermordung durch die Nazis schreibt. Die *wunderbare Geborgenheit* im Schutz von *guten Mächten* gibt ihm Trost und auch Vertrauen in *jeden neuen Tag*. Auch wenn Bonhoeffer bekanntlich engagierter Christ und lutherischer Theologe war und daher einer Gottesvorstellung[76] folgte, die man, wenn man eine andere religiös-spirituelle Orientierung hat, nicht unbedingt teilen muss, kommt für mich in seinen Worten jene ungeheuer wirkmächtige Beruhigung, Bestätigung und Zuversicht zum Ausdruck, die alle Menschen zu erleben scheinen, die sich auf eine klare spirituelle Überzeugung stützen. Für sie gilt: »Gotteserfahrung ist immer Trosterfahrung« (Grün 2015, 90).

Dafür braucht es nicht unbedingt eine *bestimmte* Religion, auch keine monotheistische. Und eine tröstliche Spiritualität muss weder die praktische Form des Gebets noch der Meditation annehmen; sie

---

76 Ohne hier in eine theologische Erörterung eintreten zu wollen, möchte ich nur kurz erwähnen, dass Bonhoeffers Bild von Gott zwar christlich, aber durchaus nicht konventionell war. So hatte er z. B. eine sehr kritische und differenzierte Haltung zur vermeintlichen Allmacht Gottes.

kann ohne explizite Heilsversprechungen oder Jenseitsvorstellungen genauso gut gelebt werden wie mit ihnen. Gemeinsam scheint den verschiedenen spirituellen Erscheinungsformen allerdings zu sein, dass sie es den Menschen, die sich ihnen zuwenden, ermöglichen, sich in ein großes Ganzes eingebettet zu fühlen, dem sie sich zugehörig fühlen und das den Charakter und die Dimension ihres individuellen Selbst auf eine Weise übersteigt, bei der auch die alltäglichen Festlegungen auf das, was als gut, richtig und wahr gilt, transzendiert werden.

Dazu ist es kein Widerspruch, dass die von einem jeweiligen Menschen gewählte, konkrete Form der Spiritualität für ihn selbst ausgesprochen bedeutsam ist – auch dann, wenn sie eine entschiedene Abgrenzung gegenüber verbreiteten Vorstellungen des Glaubens an einen Gott, z. B. in Form von Atheismus, oder vielleicht sogar gegenüber jeder transzendenten Dimension umfasst, wie es auf viele westliche Menschen heute zutrifft.[77] Sigmund Freud behauptete in seinem Text über »die Zukunft einer Illusion«, dass das »Gefühl der menschlichen Kleinheit und Ohnmacht vor dem Ganzen der Welt« (1927/1974, 166) den Wunsch nach Trost durch die Religion hervorrufe, »die gegen dies Gefühl Abhilfe sucht« (a. a. O.). Ähnlich äußerte sich sein berühmter Zeitgenosse, William James: »Hier haben wir wirklich das Herz des religiösen Problems: Hilfe! Hilfe!« (1979, 161).

Für diese Ansichten lassen sich auch in neuerer Zeit Belege finden: Eine Untersuchung zu den Reaktionen in der Bevölkerung auf die Terrorakte des 11. September 2001 ergab, dass insgesamt 75 % der Befragten angaben, sich in moderatem (31 %) oder hohem Maße (44 %) einer Religion oder spirituellen Praktiken zugewandt zu haben (vgl. Schuster et al. 2001). »Diese Trostfunktion der Religion ist eine Erklärung für die häufige Beobachtung, dass ein unglückliches Schicksal die Menschen religiöser macht und dass ärmere soziale Schichten,

77 Im Rahmen *psychologischer* Überlegungen genügt es, mit William James »den Ausdruck ›göttlich‹ sehr breit [zu] fassen als Bezeichnung für jedes beliebige gottähnliche Objekt, mag es nun eine konkrete Gottheit sein oder nicht« (1979, 44).

Regionen und Staaten in der Regel religiöser sind als reichere: Sie brauchen mehr Trost«, schreibt Jared Diamond (2012, 409) in seiner Untersuchung traditioneller Gesellschaften und interpretiert dies so:

> Die meisten Religionen bieten Trost, indem sie letztlich die Realität des Todes leugnen und eine Art Jenseits für eine Seele postulieren, die angeblich mit dem Körper verbunden ist.… Religionen, die von einem Jenseits sprechen, gehen oftmals noch einen Schritt weiter und leugnen auf diese Weise nicht nur den Tod, sondern sie vermitteln auch die Hoffnung, dass nach dem Tod etwas noch Besseres auf uns wartet: ein ewiges Leben, ein Wiedersehen mit geliebten Menschen, Sorgenfreiheit, Nektar und schöne Jungfrauen.… Ein weiterer Weg ist das Versprechen, Leiden würden im Jenseits belohnt: ja, du hast viel gelitten, aber fürchte dich nicht, nach dem Tod wirst du belohnt.… Diese Funktion erweiterte sich später aber stark mit dem Aufstieg der sogenannten weltabgewandten Religionen, die nicht nur behaupten, es gebe ein Jenseits, sondern außerdem erklären, dieses sei wichtiger und dauerhafter als das irdische Leben, und das übergeordnete Ziel des irdischen Lebens bestehe darin, Erlösung zu erlangen und sich auf das Jenseits vorzubereiten. (a.a.O., 406 f.)

Freud hielt solche Überzeugungen zwar letztlich für infantil, musste aber dennoch zugeben: »Unzählige Menschen finden in den Lehren der Religion ihren einzigen Trost, können nur durch ihre Hilfe das Leben ertragen« (1927/1974, 169). Auch ein moderner Philosoph, Richard Rorty, argumentiert in diesem Sinne und deutet die Hinwendung zur Religion gleichfalls als Vermeidung der Realität: »Es ist der Versuch, sich selbst als Inkarnation von etwas zu sehen, das größer ist als man selbst (die Bewegung, die Vernunft, das Gute, das Heilige), anstatt die eigene Endlichkeit zu akzeptieren« (1999, 13). Weniger skeptisch, sondern eher positiv betrachtet dagegen William James *die Vielfalt religiöser Erfahrung* und spricht – ähnlich wie Bonhoeffer – von dem

> unerklärlichen Gefühl der Sicherheit, das man dann u. U. hat. Und in der Tat, was könnte es anders als die Nerven festigen, das Fieber kühlen und die Qual befriedigen, wenn man sich dessen spürbar bewußt ist, daß – ganz gleich, wie die eigenen Schwierigkeiten im Augenblick beschaffen zu sein scheinen – das eigene Leben als ganzes in der Hut einer Macht ist, der man absolut vertrauen kann? (1979, 270)

Deswegen reagieren Menschen in der Regel auch sehr empfindlich oder verstört, wenn sie – gerade in heiklen Lebenslagen – den Eindruck gewinnen, ihre spirituelle Einstellung würde nicht geachtet, selbst wenn diese darin besteht, *keine* spirituelle Orientierung zu haben. Besonders in krisenhaften Situationen ist die fehlende Akzeptanz oder eine aktive Infragestellung der existierenden spirituellen Überzeugung eines Menschen eigentlich immer unangebracht, weil damit deren stabilisierende Funktion geschwächt wird. Das kann der Betroffene aber gerade jetzt überhaupt nicht gebrauchen.

> Im Allgemeinen kann man sagen, dass wir andere respektieren, indem wir uns ernsthaft mit ihnen auseinandersetzen – allerdings nur, wenn wir uns dabei auf ihre Vorannahmen beziehen. Wenn es an Respekt der Tröster … mangelt, dann liegt es … daran, dass sie es versäumen, die bestehenden Überzeugungen der leidenden Person zu berücksichtigen. (O'Connell 2009, 1)

Als Beispiel dafür erinnere ich mich an den Bericht, den ich von einem meiner Klienten nach seinem längeren Krankenhausaufenthalt erhielt. Er erzählte mir davon, wie er mit extremen Kopfschmerzen im Krankenhaus lag. Bei seiner Aufnahme auf die neurologische Station hatte er durch seine schmerzbedingte Benommenheit hindurch eine Schwester sagen hören, dass sein Bett in das Sterbezimmer geschoben werden sollte. Erst am nächsten Tag stellte sich heraus, dass dies allein aus Mangel an freien Zimmern geschehen war. Aber in seiner aktuellen Situation konnte er das weder wissen noch ahnen – im Gegenteil: Die auf seinem schrecklichen Befinden beruhende Vermutung, dass sein letztes Stündlein geschlagen hätte, schien sich dadurch noch weiter zu bestätigen, dass es wenig später an der Tür klopfte und ein Mann das Zimmer betrat, der sich als Klinikseelsorger vorstellte. Trotz aller Schmerzen, die es ihm äußerst schwer machten, überhaupt zu sprechen, verwies er den Pfarrer des Zimmers, als dieser begann, ihn dazu überreden zu wollen, dass er sein bisher gottloses Leben jetzt dringend aufgeben und sich zu Gott bekennen sollte, solange dafür noch Zeit sei. Als nicht religiöser, aber sensibler Mensch empfand er das Ansinnen des Seelsorgers als wenig hilfreiche Einmischung in seine psychische Situation, ja sogar als einen übergriffigen und tendenziell erpresserischen Missionierungsversuch.

Das Verhalten dieses Pfarrers hat insofern exemplarischen Charakter, als es verbreiteten theologischen Auffassungen entspricht, wie sie z.B. schon von Ignatius von Loyola oder seinem Zeitgenossen Martin Luther vertreten wurden:

> Einzig Gott Unser Herr kann ohne vorausgehenden Grund der Seele Trost geben; denn es ist dem Schöpfer vorbehalten, in sie einzutreten, aus ihr hinauszugehen, sie so zu bewegen, dass Er sie ganz in die Liebe zu Seiner Göttlichen Majestät hineinzieht. (von Loyola 1946, 140)

> Siehe, da hast du nun, was die rechte Ehre und Gottesdienst ist, so Gott gefällt, … nämlich dass das Herz keinen andern Trost noch Zuversicht wisse, denn zu ihm. (Luther 1580)

Trost, darüber scheint zwischen beiden Einigkeit zu bestehen, ist letztlich nur bei *Gott* zu finden. Das einzig sinnvolle Trösten durch *Menschen* kann folglich nur darin bestehen, den Leidenden daran zu erinnern, ja sogar zu *ermahnen*, dass er seinen Trost bei Gott suchen solle (vgl. Feiter 2006, 152f.). Sich an andere Menschen zu wenden, ist demnach nicht gerade vielversprechend. Hier scheinen sich viele Protestanten und Katholiken prinzipiell einig zu sein: »Unser menschliches Trösten [ist] begrenzt und ungenügend. Denn kein Mensch ist fähig, das Innere seines Mitmenschen zu durchdringen und seine seelischen Bedürfnisse vollkommen zu erfüllen. Nur Gott kann das. Er ist der ›Vater‹ der sich um uns kümmert (1 Petr

5,7)«, predigt Msgr. Dr. Josef Hernoga in der *Kirchenzeitung für das Bistum Eichstätt* (2016).[78] Der Pastoraltheologe Thomas Schnelzer ist derselben Ansicht: »Die bewältigende Antwort auf Tod und Trauer kann sich der Mensch selbst niemals geben. Sie bedarf einer Wirklichkeit, die stärker ist als der Tod. Christen glauben, dass mit Jesus Christus diese Wirklichkeit gekommen ist« (2005, 11).

Diesen Zitaten sowie der Geschichte meines Klienten möchte ich hinzufügen, dass es mir hier selbstverständlich nicht um eine Diskreditierung der Arbeit von Klinik- und sonstigen Seelsorgern geht, die sich meines Wissens in den meisten Fällen taktvoll, einfühlsam und unterstützend verhalten. Ich habe einige von ihnen selbst als Supervisor begleitet und als gewissenhafte Personen kennengelernt, die sich ihrer Macht und deren Missbrauchsmöglichkeiten gegenüber sterbenskranken Menschen durchaus bewusst und darum bemüht waren, ihre schwierige Aufgabe unter vielfach ungünstigen institutionellen Bedingungen sensibel und verantwortlich zu erfüllen. Klaus Schäfer, auch ein Klinikseelsorger, hat in seinem ebenso einfühlsamen wie pragmatischen Buch *Trösten – aber wie?* darauf hingewiesen, dass »sich schwerlich ein tröstendes Gespräch entwickeln [kann], … falls der Seelsorger in missionarischem Eifer alle Leidenden ›zum Glauben‹ oder ›zu Christus‹ führen will« (2015, 35).

Es gibt neben den schon erwähnten Texten noch andere theologische Veröffentlichungen, die die traditionelle Haltung kritisch sehen. So vertritt z. B. Erich Zenger die bemerkenswerte Ansicht:

> Man kann das Buch Ijob in mehrfacher Hinsicht als Buch über den Trost lesen. Es setzt sich kritisch mit Lösungsstrategien auseinander, die das Leid und den Leidenden nicht ernst nehmen, sondern ihm als Tröstung eine theologische Lehre vorlegen, der er sich unterwerfen soll, um so das von ihm als irrational empfundene Leid, sowohl sein eigenes als auch das Leid überhaupt, als rational verstehbar und als theologisch sinnvoll zu bejahen. (2008, 184 f.)

78 Für mich ist bei solchen Äußerungen nicht immer ganz deutlich, ob in ihnen eine ehrliche spirituelle Bescheidenheit oder ein kirchlicher Machtanspruch zum Ausdruck kommt, der das Interesse verfolgt, seine ›Schäflein‹ klein und in Abhängigkeit zu halten.

Die Vertreter der Kirche stimmen in solchen Fragen offenbar keineswegs immer überein. So sagte ein befreundeter Augustinerpater kürzlich zu mir, dass er die Form des Trostes, die er innerhalb seiner pastoralen Ausbildung kennengelernt hatte, überwiegend als eine Art des *Ver-tröstens* erlebt habe, die ihm selbst zuwider sei. Er meinte damit die Hinweise auf einen ›lieben‹ bzw. ›gerechten‹ Gott, der die leidenden Menschen nach ihrem Tod in sein ›Reich‹ aufnehmen werde, wo ein paradiesisches, ewiges Leben auf sie warte, das sie für alles im diesseitigen Leben erfahrene Leid entschädigen werde.

Ermahnungen an erschütterte Menschen, sich zu einer bestimmten religiösen oder spirituellen Überzeugung zu bekennen, oder Vertröstungen auf ein später zu erwartendes, besseres Schicksal entsprechen nicht meinen Einstellungen zum Trösten, wie schon deutlich geworden sein dürfte. Menschen, die aktuell schockiert und aufgewühlt sind, müssen auch im spirituellen Kontext mit jenen Überzeugungen und Vorstellungen akzeptiert und ernst genommen werden, die sie zum gegebenen Augenblick haben. Das heißt für diejenigen, die Unterstützung leisten wollen, eigene entsprechende Ansichten »einzuklammern«. Wie es der Begründer der Phänomenologie, Edmund Husserl, generell für jede Vorannahme empfahl, »setzen wir sie gleichsam ›außer Aktion‹, wir ›schalten sie aus‹, wir ›klammern sie ein‹. Sie ist weiter noch da, wie das Eingeklammerte in der Klammer, … wir machen von ihr aber ›keinen Gebrauch‹« (1913/1980, 54).

Der Unterstützende braucht also seine eigenen Überzeugungen nicht aufzugeben, sondern nur vorübergehend, nämlich für die Zeit seiner mitfühlenden Anteilnahme mit dem erschütterten Menschen *außer Kraft* zu setzen und sich allein ihm in seiner Notlage und seiner ganz persönlichen Art, seine Situation zu erleben, zuzuwenden. Falls dabei eine konkrete spirituelle Einstellung des Leidenden deutlich wird oder eine solche dem Unterstützenden bekannt sein sollte, bietet sie – aber auch *nur* sie! – einen sinnvollen Ansatzpunkt für sein unterstützendes Verhalten. Gespräche über mögliche Alternativen dazu haben in der akuten Situation keinen Platz, es sei denn, sie werden von dem Betroffenen *selbst* gewünscht. Ich werde sie daher auch erst im folgenden Kapitel diskutieren.

Zusammenfassung von Kapitel 2

Im zweiten Kapitel ging es mir darum, die mir am wichtigsten erscheinenden Aspekte des Trostes zu beschreiben, die eine positive emotionale Wirkung auf die von einem schockierenden Erlebnis überwältigten Menschen ausüben können. Von ihrer »personalen Regression« geht eine implizite Aufforderung an jene aus, die sich ihnen mitfühlend zuwenden, und lädt diese dazu ein, sie zu unterstützen. Diese Einladung findet primär in einer leiblichen Form statt und fordert daher auch primär zu einer leiblichen Antwort heraus: eine sanfte, freundliche Berührung oder – je nach Situation – auch eine kräftigere, Halt gebende Umarmung, die dem erschütterten Menschen dabei hilft, sowohl seinen heftigen Emotionen Raum zu geben als auch seine Contenance wiederzufinden:

> In der Berührung empfingen wir Zuversicht und Halt, Wärme und Freundlichkeit; die Berührung erlöste uns aus Einsamkeit und Angst. Als Menschen sind wir dankbar für jede gute Berührung, für die Hand, die uns zum Gruß gereicht wird und aufnimmt, vor allem dann, wenn wir uns ausgeschlossen und unsicher fühlen. Berührung ist Ausdruck gegenseitiger Liebe und Verbundenheit. In der Berührung strömt Leben hin und her. Je mehr wir vom Leben abgesondert sind, um so mehr sehnen wir uns nach Berührung, und um so mehr empfinden wir sie als belebend und erlösend, zum Beispiel in Not, Krankheit, Schuld und Einsamkeit. In jeder guten Berührung spüren wir: Es ist jemand da für dich, es hat jemand Interesse an dir, du bist nicht allein und verloren. (Niggl 1986, 109 f.)

Mit dieser Unterstützung kann es der aufgewühlten Person gelingen, sich allen ihren Emotionen zuzuwenden und sie allmählich mit Hilfe der erlebten Empathie der Begleitperson differenziert zu spüren, in jeweils angemessene Worte zu fassen und so zu begreifen. Die akzeptierende Unterstützung durch die Begleitperson ist dabei umso wirksamer, je mehr es ihr gelingt, ihr Verständnis von den empathisch aufgefassten diskreten Emotionen so zum Ausdruck zu bringen, dass ihre Antworten nicht nur stimmige Worte umfassen, sondern auch deutlich machen, dass sie sich affektiv auf die Vitalitätskonturen der Ausdruckszeichen ihres Gegenübers abgestimmt hat. Dies verstärkt das Gefühl von Verbundenheit erheblich.

Das Konzept der Vitalitätsaffekte hilft auch zu verstehen, warum es für viele Menschen tröstlich ist, Musik zu hören, besonders dann, wenn sie gerade allein sein wollen bzw. niemanden haben, der für sie erreichbar ist. Einem ihrer Stimmung entsprechenden Musikstück zu lauschen, fördert ebenfalls das Verbundenheitsgefühl, wobei eventuell dazu gehörende Texte einen nachgeordneten Einfluss ausüben. Die melodischen und harmonischen Aspekte sind sehr viel wichtiger für das Erleben von Verbindung. Der Aspekt der Rhythmik fungiert dabei wegen seiner Zuverlässigkeit und Vorhersagbarkeit als Haltgeber.

Abschließend nehme ich Bezug auf Tröstungsrituale, die sowohl in ihren traditionellen, z. B. religiösen Formen als auch in ganz individuell geschaffenen Varianten hilfreich sind. Ein weiteres tröstliches Element findet sich für viele Menschen in Aufenthalten oder Tätigkeiten in der Natur, die außerdem häufig eine spirituelle Dimension in den Betroffenen anspricht. Diese Dimension braucht nicht mit einer bestimmten religiösen Orientierung oder einem entsprechenden Bekenntnis einherzugehen. Wenn eine Begleitperson aber darauf Bezug nimmt, ist es für die erschütterten Menschen wichtig, sich in ihrer eigenen Form der Spiritualität gesehen und ernst genommen zu fühlen.

KAPITEL 3

Die kognitive Dimension – Konsequenzen für das Zukünftige

Der Ausgangspunkt des Trostes ist eine Differenz, … ein Widerspruch zwischen dem Menschen und der Welt. Auf der einen Seite stehen Interessen, Wünsche und Zwecke des Menschen, auf der anderen Seite existiert die Welt als eine, die dem nicht entspricht. Der Trost ist die Antwort auf das dieser Differenz entspringende Leiden an der Welt. Sein Zweck ist es, die Differenz aufzuheben und eine versöhnende Identität herzustellen.

(Weyhofen 1983, 249)

Wenn der heftigste Aufruhr nach einer schockierenden Erfahrung sich etwas gelegt hat – das kann je nach Bedeutsamkeit für die Betroffenen zwischen einigen Minuten bis zu einigen Wochen dauern –, fangen die meisten an, sich Fragen über das Geschehene und in diesem Zusammenhang auch über sich selbst zu stellen: »Warum ist gerade mir das passiert?« – »Womit habe ich das verdient?« – »Hätte ich es verhindern können?« – »Wer bin ich, dass ich so darauf reagiert habe?« – »Was will mir diese Erfahrung sagen?« etc.

Selbstverständlich sind solche Fragen nicht allesamt sinnvoll, und dasselbe gilt für einige Antworten, die die Betroffenen sich darauf geben (oder geben lassen); manche sind fruchtbar, andere nicht. Von manchen Fragen sowie speziell von manchen Antworten lässt sich sogar sagen, dass sie für die zukünftige Entwicklung der Menschen eher schädliche als förderliche Konsequenzen mit sich bringen. So weiß man z.B. von vielen Opfern von Missbrauchs- oder Gewalttaten, dass sie Schuld oder Scham darüber empfinden, nicht in der

Lage gewesen zu sein, diese Übergriffe zu verhindern, und sich dann dafür kritisieren oder abwerten. Im Unterschied dazu gibt es auch Menschen, die an ihren Traumatisierungen wachsen (vgl. Tedeschi & Calhoun 2004) oder sogar so etwas wie Weisheit daraus ableiten (vgl. Sternberg & Glück 2019).

Der gemeinsame Nenner besteht darin, dass die erlebte Erschütterung neben der emotionalen Wucht, die sie mit sich bringt und die in den vorangegangenen beiden Kapiteln im Vordergrund stand, auch die kognitive Ebene berührt; d.h. die Betroffenen haben immer auch mit einer »Erschütterung von Grundannahmen über das Selbst und die Welt« (Baumann & Linden 2008, 33) zu kämpfen. Anders gesagt: Die Krisen, die durch schockierende Erfahrungen ausgelöst werden, sind nicht einfach nur vorübergehende Verunsicherungen, nach denen ein betroffener Mensch über kurz oder lang einfach wieder sein gewohntes Leben fortsetzen kann. Sie führen vielmehr zu »psycho-sozialen Umbrüchen« (Parkes 1971), bei denen sein Welt- und Selbstbild so radikal in Frage gestellt ist, dass er es selten ohne wesentliche Veränderungen aufrechterhalten kann. Bei den Fragen, die sich ihm stellen, und den Antworten, die er sucht, geht es für ihn darum, dem schockierenden Ereignis irgendeinen Sinn zuzuschreiben, es sich irgendwie zu erklären, irgendetwas daraus zu lernen oder auch nur mögliche Wiederholungen zu vermeiden bzw. wenigstens unwahrscheinlicher zu machen.

Einige Zeit später hat Sandra Besuch von einer anderen Freundin, von Nina. An diesem Tag fühlt sie sich unruhig und gereizt. Sie möchte aus dem ganzen Elend heraus und am liebsten nichts mehr damit zu tun haben.

Als Nina sie fragt, wie es ihr geht, platzt es aus ihr heraus: »Nie mehr will ich schwanger werden. Niemals mehr! Nochmals so ein Schmerz, so einen Verlust, das halte ich nicht aus.«

Nina fühlt sich von dieser Energie überrumpelt und fragt daher vorsichtig: »Bist du dir da sicher, Sandra?«

»Ja, ich bin mir ganz sicher, das kann doch niemand ein zweites Mal erleben wollen.«

Nach einer kleinen Gesprächspause wendet Nina ein: »Aber es gibt doch eine realistische Chance, dass deine nächste Schwangerschaft gut verläuft und du am Ende glücklich ein Baby in den Armen hältst. Denk doch mal an deine Freundin Maria, die hatte doch auch bei ihrer ersten Schwangerschaft eine Fehlgeburt und jetzt ist sie so froh mit ihrer kleinen Tochter.«
Sandra reagiert voller Empörung. »Maria ist anders als ich, bei ihr klappt das. Außerdem ist sie zuversichtlicher und mutiger als ich.«
Nina fühlt sich etwas hilflos, mag aber noch nicht aufgeben: »Ich glaube nicht, dass du nicht mutig bist. Ich erinnere mich gut an die Situation, als du von jetzt auf gleich in der Firma eine andere Position übernehmen solltest und du hast dich getraut, das in Angriff zu nehmen. Dazu hätte ich nie den Mut gehabt.«
»Das ist doch etwas ganz anderes, das lag doch in meiner Hand. Nein, ich will nie mehr schwanger werden!«
Jetzt hat Nina das Gefühl, dass es keinen Sinn mehr macht, mit Sandra weiter darüber zu sprechen. Sie schlägt ihr vor, einen Cappuccino zu machen und ihn gemeinsam auf der Terrasse zu trinken. Dort unterhalten sie sich dann über Blumen und die Tomatenpflanzen, die Sandra gezogen hat. Beide verabschieden sich ein wenig distanziert voneinander.

Ich komme damit zu einem Aspekt des Tröstens, der sich auf die Frage bezieht, wie Menschen unter dem Eindruck einer Erschütterung die Weichen für ihre Zukunft stellen und wie man ihnen dabei helfen kann, dass sie dies auf eine für sie günstige Weise tun. Dabei geht es auch darum, so weit wie möglich dazu beizutragen, dass die Betroffenen ihre aufwühlende Erfahrung nicht auf eine Weise verarbeiten, mit der sie für sich selbst über kurz oder lang zusätzliches, vermeidbares Leid herbeiführen; denn weiteren Stress können sie natürlich nach dem ursprünglichen, schon ausreichend schlimmen Ereignis am allerwenigsten gebrauchen. Optimal wäre es hingegen, wenn sie aus ihrem Schicksal gestärkt hervorgehen und ihre Erschütterung in eine Ressource verwandeln könnten, die ihnen hilft, ihr zukünftiges Leben zufriedenstellender zu gestalten als das bisherige.

Wer sie dabei auf die beste mögliche Weise unterstützen möchte, muss klar zwischen zwei Formen von Leid unterscheiden können.

Primäres und sekundäres Leid

Dabei hilft der folgende Ausgangspunkt, auf dem alle Hilfestellungen beruhen sollten: Selbstverständlich kommt niemand, der eine schmerzliche Erfahrung gemacht hat, auf die absurde Idee, sich selbst das Leben noch zusätzlich schwer zu machen! Und dennoch gibt es genau das unglücklicherweise ziemlich oft, wenn auch ohne die bewusste Absicht der betroffenen Person – im Gegenteil: Gerade *weil* die einschneidende Erfahrung so schmerzhaft war, ist die Person außerordentlich gründlich darum bemüht, alles dafür zu tun, dass ihr dergleichen *nicht* noch einmal passiert. Das ist zwar selbstunterstützend gemeint, aber dennoch kann dieser Schuss leider nach hinten losgehen. Um das verständlich zu machen, muss ich ein bisschen ausholen:

Die angestrebte Gründlichkeit der selbstunterstützenden Bemühungen hat bisweilen einen tragischen Haken. Unter dem Eindruck der aktuell erlebten Qual können sich unbemerkt Denkfehler[79] mit den zugehörigen emotionalen Mustern einschleichen, die sich langfristig durchaus schädlich auswirken. Das zeigt sich z. B. in Form von jenen »existenziellen Gefühlen« (*sensu* Ratcliffe), von denen im ersten Kapitel schon die Rede war, sowie von ungünstigen kognitiven Schemata, auf die ich im folgenden Abschnitt detaillierter eingehen werde. Ich spreche hier zwar von »Denkfehlern«, weil es sich zu einem großen Teil um kognitive Prozesse handelt. Aber es geht mir hier viel weniger um deren mangelhafte logische Überzeugungskraft als um ihre ›Kollateralschäden‹ (vgl. Zitat Rimé im ersten Kapitel). Ich will also davon sprechen, was diese Denkfehler an existenziellen Orientierungen für den betroffenen Menschen mit sich bringen und

79 Unter akutem Stress wird das Denken leicht undifferenziert; und wenn das traumatische Ereignis zusätzlich in der Kindheit geschieht, sind die kognitiven Fähigkeiten noch nicht so weit entwickelt, wie es für eine differenzierte Verarbeitung erforderlich wäre.

welche zusätzlichen Schwierigkeiten damit verknüpft sein können. Das möchte ich zunächst an einem Beispiel illustrieren:

Manchmal schwören Menschen sich selbst ›heilige‹ Eide. Der Schwur, den eine meiner Klientinnen, Frau K., sich ablegte – »Ich werde mich nie wieder jemandem anvertrauen!« –, ist dafür ein nicht ganz untypisches Beispiel. Und es gehört wenig psychologische Fantasie dazu, sich vorzustellen, wie dieses Gelübde zustande kommen konnte. Bei Frau K. war es wie in vielen ähnlichen Fällen so: Sie hatte ihren Mann geliebt und sich ihm anvertraut; nun aber, als sie entdeckte, dass er sie über drei Jahre hinweg mit einer anderen Frau hintergangen hatte, fühlte sie sich enttäuscht, verraten und betrogen. Sie war schockiert, empfand großen Schmerz, auch Trauer und Wut, jedenfalls heftige, sehr unangenehme Emotionen, und beschloss, sich von ihrem Mann zu trennen und scheiden zu lassen. Verständlicherweise wollte sie seither nach Möglichkeit verhindern, dass ihr ein für sie derart herzzerreißendes Ereignis in Zukunft noch einmal widerfahren konnte. Da lag die Schlussfolgerung nahe, sich nie wieder jemandem anzuvertrauen und auf diese Weise zu verhindern, dass eine solche oder ähnliche Geschichte sich wiederholen konnte.

Es ist offensichtlich: Der Schwur dient dem Schutz vor Schmerz, und dafür ist er ohne Zweifel nützlich. Allerdings bringt er eine unbeabsichtigte ›Nebenwirkung‹ mit sich: Er verhindert wegen der in ihm enthaltenen, von der beabsichtigten Gründlichkeit motivierten Generalisierung (*»nie«*) in der Zukunft *jede* vertrauensvolle Beziehung zu anderen Menschen. Er schließt damit auch die Chance aus, jemals die positive Erfahrung zu machen, dass das Vertrauen zu einem Menschen *nicht* enttäuscht wird, sondern sich als zuverlässig und dauerhaft begründet erweist. So bleibt nach dem ›heiligen‹ Eid unvermeidlich ein Leben ohne echte Nähe mit anderen Menschen, und zugleich entsteht keine Gelegenheit, die Generalisierung aufgrund eines erlebten Gegenbeispiels zu korrigieren – im Gegenteil: Mit einer gewissen Wahrscheinlichkeit wird die enttäuschte Person in ihrer Umgebung immer wieder besonders jene Vorgänge wahrnehmen und bedeutsam finden, die ihre Verallgemeinerung zu bestätigen scheinen.

Die intendierte Wirkung (der weitreichende Selbstschutz vor Enttäuschungen) und die unbeabsichtigte Nebenwirkung (ein Leben ohne vertrauensvolle Beziehungen) bedingen einander und bestehen nebeneinander fort. Dabei bekräftigt das Selbstschutzprogramm sich anscheinend ständig selbst: Es tritt ja keine Enttäuschung mehr ein! Offenbar hat die betroffene Person die richtige Konsequenz gezogen. Vertrauensvolle Beziehungen gelten ihr entweder als illusorisch oder als viel zu kostspielig und riskant, und deswegen kann sie sich mit deren Fehlen, jedenfalls für eine gewisse Zeit, ganz gut abfinden. Zwar spürt sie ab und zu vage, dass ihr eigentlich etwas in ihrem Leben fehlt, aber das scheint ihr – gemessen am Risiko möglicher Enttäuschungen – tolerabel. So arrangiert sie sich damit, auf Vertrauen und Nähe, eventuell auch auf körperliche Intimität zu verzichten, ohne es noch deutlich als Verlust zu empfinden: »So ist das Leben eben.«

Existenzielle Orientierungen wie Einsamkeit und Resignation sind die ›Kollateralschäden‹ des zum Selbstschutz gedachten Schwurs, die mit der Zeit zu einer das ganze Leben überschattenden Hintergrundstimmung werden können. Aber »weil existenzielle Gefühle im Normalfall einen kaum merklichen, unauffälligen Hintergrund der Erfahrung bilden, ist es nicht leicht, sie im gewöhnlichen Rahmen der Alltagserfahrung überhaupt in den Blick zu bringen« (Slaby 2020, 327). Unter evolutionärem Blickwinkel macht es allerdings durchaus Sinn, permanent auf Bedrohungen eingestellt zu sein. »Der Selbsterhaltungstrieb – das Ziel, am Leben zu bleiben – ist das übergeordnete Ziel, an dem sich alles Verhalten orientiert. Alle anderen Motive leiten sich in der einen oder anderen Weise von dieser ›obersten Richtlinie‹ ab und sind ihr untergeordnet« (Pyszczynski et al. 2000, 81). Das schnelle Reagieren auf eine Gefahr, selbst wenn sie sich später bzw. bei genauerer Betrachtung als irreal entpuppt, trägt mehr zur Sicherung des Überlebens und der Fortpflanzung bei als angstfreie Gelassenheit.

> Wenn wir uns bedroht fühlen, fokussiert die Angst unsere Aufmerksamkeit und bereitet uns auf Handlungen vor, die für unsere Vorfahren von Vorteil waren.… Vergleicht man die Fitness-Konsequenzen der Situation, keine Angst zu empfinden, wenn es geboten wäre, mit den

> Konsequenzen, die es hat, Angst zu empfinden, wenn es keinen Grund dafür gibt, wird sofort klar, dass es besser ist, Angst zu haben und sich dabei zu irren. Nesse und Williams nennen das das ›Rauchmelder-Prinzip‹, weil falscher Alarm relativ geringe Kosten hat, aber eine ernsthafte Gefahr zu ignorieren tödlich sein kann.
> (Workman & Reader 2014, 367f.)

Manchmal passiert allerdings – mehr oder weniger unvorhergesehen – etwas Ungewöhnliches, das dem bisherigen Arrangement einen mehr oder weniger großen Knacks gibt. Vielleicht stellt Frau K. eines Tages zu ihrem eigenen Erstaunen fest, dass sie, wenn sie im Fernsehen oder im Kino einen Film anschaut, in dem Menschen einander vertrauensvoll oder zärtlich begegnen, eine Sehnsucht empfindet und ihr Tränen in die Augen steigen. Sie beginnt darüber nachzudenken, wie es eigentlich kommt, dass sie keinen neuen Partner findet und auch ihren Freundschaften immer etwas Oberflächliches anhaftet. Und sie fängt womöglich an, die Einsamkeit deutlicher zu spüren und auch unter ihr zu leiden, die sie nun schon so lange kennt und als eine Art Grundstimmung in ihrem Leben für ›normal‹ gehalten und kaum noch wahrgenommen hat.

Jetzt, unter dem Einfluss dieser neuen Eindrücke und Einsichten, wird Frau K. sich allmählich des zusätzlichen Leids bewusst, das ihre Selbstschutzmaßnahmen, sozusagen als ›Nebenwirkungen‹, mit sich gebracht haben. Sie erlebt jetzt zwar keine konkreten, heftigen Enttäuschungen mehr, stattdessen aber einen andauernden Mangel, d.h. eine in der Intensität zwar *abgeschwächte*, zugleich aber *chronifizierte* Enttäuschung. Dieses zweite Leiden nenne ich *»sekundäres Leid«* – im Unterschied zu dem *primären* Leid, das durch das Verhalten ihres untreuen Ehemanns bei Frau K. hervorgerufen wurde (vgl. Staemmler 2020b). Allgemeiner gesagt: Mit dem Begriff des primären Leids meine ich all jenen Kummer, den das Leben (oder das Schicksal) ungefragt über mich bringt, dem ich ungeplant, ohne bzw. gegen meinen Willen und oft überraschend ausgesetzt bin: Ich werde z.B. in ärmliche Verhältnisse hineingeboren und leide Hunger; oder ein Unwetter zerstört das Haus, in dem ich wohne; oder meine Mutter erkrankt an Krebs und stirbt, als ich erst drei Jahre alt bin; oder ich werde überfallen, ausgeraubt und dabei verletzt. Für all das kann ich nichts; ich habe es mir nicht ausgesucht. Es waren »*Widerfahrnisse*« (vgl. Hartmann 1998).

Hier bin ich im ernsthaften Sinne des Wortes »Opfer«. Ich bin in diese Situationen hinein »geworfen« worden, wie manche Philosophen es nennen (vgl. z. B. Heidegger 1927/1953, 134 ff.). Ich hatte keine Wahl, und ich war auch nicht der Urheber dieser Ereignisse. Aber ich bin primär betroffen und kann mich den negativen Wirkungen der Geschehnisse, diesem *primären* Leid, erst einmal nicht entziehen, so gerne ich es auch wollte. Doch die Möglichkeit, derlei zu verhindern, steht mir in aller Regel (bedauerlicherweise) nicht zur Verfügung. Gefragt bin ich erst im darauf folgenden, *zweiten* Schritt, nämlich dann, wenn es um die Frage geht, *wie* ich mit der Erfahrung meines primären Leids in der Folge umgehe – wie ich auf sie antworte, welche Bedeutungen ich ihr für mich gebe und welche Konsequenzen ich aus ihr ziehe. Hier geht es um die mir möglichen »*Handlungen*« (vgl. Hartmann 1998).

So ist Frau K. zweifellos nicht dafür verantwortlich, dass ihr Mann sie hintergangen hat, und für das Leiden, das für sie daraus *entsteht* (Widerfahrnis).[80] Aber nachdem dies einmal geschehen ist, steht sie vor der Frage, was sie für sich daraus *macht* (Handlung). Wenn Frau K., wie oben beschrieben, aus ihrer Erfahrung die Ansicht ableitet, Männer seien grundsätzlich nicht vertrauenswürdig, und deshalb die generelle Konsequenz zieht, sich nie wieder einem anzuvertrauen, entscheidet sie selbst sich für diese Form des Selbstschutzes – *und* für die damit verbundenen Nachteile, die als Preis für diese Sicherheit entstehen: der dauerhafte Mangel an Vertrautheit, Nähe und Intimität. Für diese Entscheidung ist sie selbst verantwortlich; sie war die hier Handelnde, auch wenn ihre Handlung nur partiell erfolgreich war bzw. – unter dem Aspekt des hohen

80 Ich lasse hier wegen der Klarheit der prinzipiellen Unterscheidung, um die es mir geht, bewusst außer Acht, ob Frau K. durch die Art, wie sie die Beziehung mit ihrem Mann geführt hat, seinem Verhalten irgendwie Vorschub geleistet hat. Selbst wenn das so wäre, änderte das nichts an der Tatsache, dass sie nunmehr mit der von ihr gewiss nicht gewünschten Untreue ihres Mannes konfrontiert ist, für die *er* sich entschieden hatte.

Preises, den sie dafür bezahlt – als teilweise gescheitert einzuschätzen ist.[81]

Die Form des Trostes, die an dieser Stelle erforderlich ist, hat folglich mit der Frage zu tun, wie Menschen die Erfahrung ihres primären Leids *verarbeiten*. Konkret geht es darum, ob diese Verarbeitung letztlich in ihrem eigenen, besten Interesse stattfindet oder möglicherweise neues, nämlich *sekundäres* Leid für sie mit sich bringt, das sich durch andere Formen der Verarbeitung verhindern oder wenigstens vermindern ließe. Dabei ist die Klarheit darüber, wofür die betroffenen Menschen verantwortlich sind und wofür nicht bzw. was sie selbst ändern können und was nicht, bei allen Gesprächen, die man mit ihnen führt, äußerst wichtig, wenn man ihnen bei der Verarbeitung ihres primären Leids effektiv helfen will. Nur so können falsche Zuschreibungen von Urheberschaft und von Kompetenzen für eine mögliche Einflussnahme weitgehend ausgeschlossen werden.

Dies ist insofern ein sensibles Thema, als die Betroffenen selbst die hier notwendigen Unterscheidungen nicht immer eindeutig treffen und deshalb kompetente Unterstützung gut gebrauchen können. Hier besteht das Risiko möglicher Fehleinschätzungen, die belastende oder schmerzliche Folgen nach sich ziehen können: Sich selbst Verantwortung für Vorgänge zuzuschreiben, die man nicht beeinflussen kann, hat negative Auswirkungen, und auch die Verleugnung von Verantwortung für Vorgänge, die man selbst beeinflussen könnte, bringt oft nachteilige Konsequenzen mit sich. Reinhold Niebuhr, der amerikanische Theologe und Philosoph, hat das sehr schön in die Form seines berühmt gewordenen Gebets gebracht: »Gott, gewähre uns die Gnade, die Dinge, die nicht geändert werden können, mit Gelassenheit anzunehmen, den Mut, die Dinge zu ändern, die

81 Wenn Handlungen scheitern, ohne dass das natürlich beabsichtigt gewesen wäre, erleben Menschen dies häufig als schmerzliches Widerfahrnis (vgl. Hartmann 1998, 65). Das fühlt sich dann so ähnlich an wie primäres Leid und wird darum leicht damit verwechselt. Nur bei sehr gut überschaubaren Vorgängen in kurzen Zeitspannen ist das normalerweise anders: Wenn ich z. B. über einen schmalen Bach springen will, aber zu wenig Anlauf nehme und daher nasse Füße bekomme, ist mir das Scheitern als Teil meiner eigenen Handlung bewusst.

geändert werden sollten, und die Weisheit, das eine vom anderen zu unterscheiden« (1986, xxiv).

Pauline Frei schildert, wie sie diese Unterscheidung vor dem Hintergrund traumatischer Erfahrungen trifft. Sie spricht von »Schmerz«, wenn sie primäres Leid meint, und von »Leiden«, wenn sie an sekundäres Leid denkt:

> Man erzählt mir,
> der Dalai Lama sagt:
> »Schmerz ist unvermeidlich.
> Leiden hängt von der Entscheidung ab.«
> Ich dachte, der hat gut reden.
>
> Doch ich durfte lernen:
> Das Leben bietet keine Entscheidung
> für oder gegen Schmerzen und Krankheit an.
>
> Aber ich kann mich entscheiden:
> ob mein Leben,
> ob das, was ich aushalte und trage,
> Leid oder Weg ist.
>
> Ich kann wählen
> zwischen Leiden und Lernen!
> »Leiden hängt von der Entscheidung ab.«
> (in Huber & Frei 2006, 30)[82]

Nach diesem frustrierenden Gespräch mit Nina läuft Sandra unruhig in der Wohnung hin und her. Sie fühlt sich aufgewühlt, einerseits unverstanden, andererseits muss sie immer wieder an Ninas Frage denken: »Bist du dir da sicher?« Während sie durch die Wohnung streift, fällt ihr Blick auf den Rosenkranz ihrer Oma, der nach dem Besuch von Lisa immer noch auf ihrem Nachttisch liegt. Sie nimmt den Rosenkranz in ihre Hand und denkt an ihre Oma. Neulich hatten die Erinnerungen ihr ja auch schon ein bisschen geholfen. Ihre Oma war immer so zuversichtlich, sie hatte ihr auch

82 Abdruck mit freundlicher Genehmigung des Junfermann Verlages.

immer Mut gemacht, Neues und Schwieriges auszuprobieren, wenn sie in den Sommerferien bei ihr zu Besuch war.

Wie viel Angst hatte sie gehabt, als sie für ein Schwimmabzeichen eine halbe Stunde schwimmend im Wasser durchhalten musste. Ihre Oma hatte damals zu ihr gesagt: »Ich bin mir ganz sicher, dass du das schaffst.« Und sie hatte immer wieder an diesen Satz denken müssen, wenn sie kurz vor dem Aufgeben war. Und so hatte sie es wirklich geschafft. Und auch als sie für die Schule bei dieser uralten Handarbeitslehrerin in den Ferien Topflappen stricken musste, sich der Faden immer wieder verwirrte und das Ganze drohte, ein einziges Chaos zu werden, hatte ihre Oma sie immer wieder aufgemuntert und ihr Mut zugesprochen.

Während ihr diese Erinnerungen kommen, fällt ihr ein Gespräch mit ihrer Oma wieder ein. Sie waren zusammen bei dieser Marienstatue in den Weinbergen gewesen, die sie auch neulich besucht hatte. Sandra erinnert sich, dass sie damals wohl elf oder zwölf Jahre alt war. Diese Maria schaute so liebevoll auf das Jesusbaby. Sandra hatte ihre Oma gefragt, ob sie auch Sandras Mama, das erste Kind ihrer Oma, so liebevoll angeschaut hatte.

Ganz überrascht sah sie, dass ihre Oma Tränen in den Augen hatte. »Ich spreche fast nie darüber, Sandra, aber deine Mutter war nicht mein erstes Kind. Einige Jahre zuvor hatte ich einen kleinen Jungen, Karl war sein Name. Ihn habe ich als ersten so liebevoll angeschaut. Als er drei Monate alt war, es war gegen Ende des Zweiten Weltkrieges, mussten wir fliehen, meine Schwester, eine Bekannte und ich mit Karl. Und auf dieser sehr entbehrungsreichen Flucht ist Karl krank geworden. Er bekam Fieber, mochte nicht mehr trinken und wurde immer schwächer. Aber wir hatten keine Medizin, wir konnten auch zu keinem Arzt, es waren schlimme Zeiten. Und eines Tages hat Karl dann gar nicht mehr geweint, er wurde immer stiller und dann hat er aufgehört zu atmen. Ich war untröstlich, so unendlich traurig und hoffnungslos, aber wir mussten weiter und mussten ihn mit der Hilfe eines alten Pfarrers in einem kleinen Grab auf einem Dorffriedhof zurücklassen.«

Sandra erinnert sich, dass ihre Oma dann noch ein wenig geweint hatte. Auch sie war traurig, dass sie diesen Onkel Karl nie kennenlernen konnte. »Ich habe lange gebraucht, um über seinen Tod hinwegzukommen. Aber dein Opa und ich wollten so gerne Kinder, und als ich dann zwei Jahre nach dem Ende des Krieges wieder schwanger wurde, wurde deine Mama geboren. Und später, wie du weißt, noch dein Onkel Klaus und deine Tante Marlene. Und alle habe ich dann so liebevoll angeschaut wie diese Mutter Maria das Jesuskind.«

Die Erinnerungen an dieses Gespräch bringen Sandra zum Nachdenken: Ihre Oma hatte ein Kind verloren, das sie drei Monate lang im Arm gehalten, angelächelt und gestillt hatte. Das musste doch eigentlich noch viel schlimmer sein als das, was sie erlebt hatte. Sie hatte ihr Baby ja nur auf dem Ultraschallbild gesehen als winziges Etwas mit einem kleinen schlagenden Herz. Und doch war ihre Oma über den Tod hinweggekommen und hatte sich getraut, wieder schwanger zu werden.

»Vielleicht könnte ich es ja auch nochmal riskieren«, flüstert sie leise vor sich hin. »Vielleicht, Oma?« – »Oder ist es doch zu gefährlich? Erlebe ich dann wieder so eine schreckliche Situation?« – »Aber Oma hat es doch auch geschafft. Und Nina meinte, ich sei mutig.« – »Aber reicht mein Mut?« – »Ich hätte doch so gerne ein Kind. Vielleicht probiere ich es wirklich noch einmal.«

Sie sitzt noch eine ganz Weile nachdenklich mit dem Rosenkranz in der Hand auf ihrem Bett. »Doch mit Tim ist es so schwierig zurzeit, ich kann mir noch gar nicht vorstellen, mich wieder auf körperliche Liebe mit ihm einzulassen. Ich fühle mich immer noch so unverstanden von ihm.«

Am nächsten Tag ruft Sandra bei Nina an: »Entschuldige bitte, dass ich gestern so unwirsch und festgefahren war. Auch wenn du das vielleicht jetzt nicht glaubst, unser Gespräch hat doch bewirkt, dass ich mich ein bisschen offener fühle. Ich würde heute nicht mehr sagen, ich will nie wieder schwanger werden. Vielleicht riskiere ich es doch nochmal.«

»Oh, das freut mich, und böse bin ich dir nicht. Du bist ja auch wirklich in einer schwierigen Situation.«

Schemata, Assimilation und Akkommodation

Bereits in der Einleitung hatte ich davon gesprochen, dass – von kleineren Alltagsunglücken einmal abgesehen – der Bedarf an Trost sich aus Situationen ergibt, die die Ressourcen eines Menschen überfordern und ihn so in eine Krise stürzen. Die gewohnten, eingespielten psychischen Mechanismen und Interpretationsmuster, mit denen er die ›normalen‹ Herausforderungen in seinem Leben bislang mehr oder weniger erfolgreich bewältigen konnte, greifen auf einmal nicht mehr; eben darin besteht die Krise. Diese anhand früher gemachter Erfahrungen entwickelten Muster nennt man in der Psychologie seit Frederic Bartlett (1932/1995) »Schemata« (vgl. auch Wagoner 2013).[83] – Weiter oben war in ähnlichem Sinn schon von »existenziellen Orientierungen« (Slaby) die Rede, deren Erschütterung die von Rimé so genannten »kollateralen« Gefühle hervorrufen kann.

Schemata entstehen, weil der menschliche Geist permanent *Kategorien* bildet, und zwar ebenso unwillkürlich wie unerbittlich (vgl. Lakoff 1987). Das ist sinnvoll und notwendig, um Ordnung in die große Masse einzelner Stimuli zu bringen und sich darin einigermaßen zurechtzufinden. Der Begriff des Schemas ist selbst eine solche Kategorie. Er beschreibt

> fest verankerte Überzeugungen, die uns selbst und die Welt betreffen und die wir uns früh im Leben angeeignet haben. Schemata sind für unser Selbstgefühl von zentraler Bedeutung. Gäben wir den Glauben an ein Schema auf, würden wir die Sicherheit opfern, zu wissen, wer wir sind und wie die Welt beschaffen ist. Deshalb halten wir daran fest, auch wenn uns dies Schmerzen bereitet. Die früh entstandenen Überzeugungen vermitteln uns ein Gefühl der Voraussehbarkeit und Sicherheit; sie sind angenehm vertraut. In einem merkwürdigen Sinne geben sie uns das Gefühl, ›zu Hause‹ zu sein. (Young & Klosko 2006, 22)

---

83 Bartlett selbst mochte diesen Begriff nicht besonders, entschied sich für ihn jedoch in Ermangelung eines besseren (vgl. a. a. O., 200 f.). Auch Jean Piaget verwendete ihn in seiner kognitiven Theorie; er definierte Schemata als »verfügbare Handlungen, die der Mensch in der Wirklichkeit effektiv wiederholen kann« (1971, 11). – Bei anderen Autoren ist in einem ähnlichen Sinn von »Scripts« die Rede.

Diese Definition ist zwar für sich genommen zutreffend, aber unvollständig. Sie lässt nämlich eine für die Möglichkeit des Tröstens recht signifikante Tatsache unerwähnt, nämlich dass einmal erworbene Schemata nicht völlig statisch sind, sondern sich durch die Einwirkung zusätzlicher Erfahrungen auf die eine oder andere Weise *verändern*, worauf schon Bartlett hingewiesen hat: »Schemata sind … *lebendig*, sie entwickeln sich ständig weiter unter dem Einfluss von jedem kleinen Sinneseindruck« (1932/1995, 200 – H. d. V.).[84] Auch Piaget vertrat die Ansicht, es handele sich hier nicht um »eine Anhäufung fix und fertiger Strukturen, sondern ein *ständiges Sich-in-Konstruktion-Befinden*« (1973, 66 – H. d. V.); davon wird gleich noch zu reden sein. Aber zuvor ist es erst einmal wichtig festzuhalten, dass Schemata keine konkreten *Einzel*ereignisse repräsentieren, sondern die typischen *gemeinsamen Merkmale* einer *Reihe* von Erfahrungen, die eine gewisse Ähnlichkeit miteinander haben.

So geht es beispielsweise bei meinem Schema von Restaurantbesuchen nicht um meine episodische Erinnerung an einen *bestimmten* Restaurantbesuch, sondern um mein aufgrund *vieler* Restaurantbesuche entstandenes allgemeines Wissen darüber, wie solche Besuche ablaufen, was ich von ihnen erwarten kann und was nicht. »Ein Schema ist … ein Werkzeug der Assimilation, also der Verallgemeinerung,« schreiben Jean Piaget und Bärbel Inhelder (1974, 494); die einzelnen Erlebnisse, die es konstituieren, werden dabei trotz bestimmter Unterschiede als *gleich* behandelt (»assimiliert«). Damit umfassen Schemata eine *Varianz* von Einzelerfahrungen und besitzen eine gewisse *Flexibilität*, weil sie den praktischen Umgang gerade mit Einzelerfahrungen ermöglichen, die *nicht* ganz genau gleich sind. Weil jeder Mensch seine eigenen Erfahrungen macht, unterscheiden sich die Schemata in gewissem Maß[85] von Person zu Person.

84 Diese Einsicht war ein zentrales Element seiner revolutionären Gedächtnispsychologie, mit der er gegen die damals vorherrschende (und noch heute immer wieder gebrauchte) irreführende, viel zu statische Metapher vom Gedächtnis als einem ›Speicher‹ oder – in der neueren Version – einer Art ›Festplatte‹ argumentierte.

85 Das Maß der Unterschiedlichkeit wird durch die kulturellen Gemeinsamkeiten begrenzt.

Das typische Schema von Restaurantbesuchen enthält eine wiederkehrende Abfolge von Handlungen: Platz nehmen, Speisekarte lesen, Essen bestellen, essen, bezahlen, gehen (vgl. Bower et al. 1979, 182). Aufgrund der relativen Flexibilität dieses Schemas kann ich darin allerdings auch meine Erfahrung vom Besuch eines amerikanischen Fastfood-Restaurants unterbringen. Obwohl der Ablauf dort anders geordnet ist – nämlich so: Speisekarte lesen, Essen bestellen, bezahlen, Platz nehmen, essen, gehen –, verliere ich nicht völlig die Orientierung. »Jedes Schema muß sich an die gegebene Situation akkomodieren, seine Anwendung ist somit ein Gleichgewicht zwischen der Assimilation und der Akkomodation« (Piaget & Inhelder, a. a. O.); beide Prozesse regulieren das Verhältnis von Einzelereignis und Schema. Mein Besuch bei McDonald's war zwar beim besten Willen nicht in mein Schema von lukullischen Höhepunkten zu integrieren, aber mein Schema von Restaurantaufenthalten ließ sich akkommodieren und ist auf diese Weise etwas weiter geworden. Es umfasst jetzt auch ein Unterschema für Fastfood-Restaurants.[86]

Das Schema »Restaurantbesuche« ist eines von unzähligen möglichen Beispielen für alltägliche Ereignisse, bei denen Schemata eine sehr praktische und ökonomische Funktion haben: Sie verfügen nämlich über die bemerkenswerte Eigenschaft, als »Attraktoren«[87] zu wirken. Wegen ihrer relativen Allgemeinheit üben sie wie ein Magnet eine Art ›Anziehung‹ auf Ereignisse aus, die auch nur *einigermaßen* gut zu ihnen passen. Sie gleichen die Ereignisse sich selbst an – »assimilieren« sie –, indem sie kleinere Unterschiede zwischen den Merkmalen der Ereignisse und denen des Schemas unmerklich nivellieren. Zugleich werden sie dabei selbst etwas allgemeiner, sodass sie ihrerseits besser zu einer größeren Anzahl von Ereignissen passen; sie »akkommodieren« sich.

Das ungefähre *Gleichgewicht* von Assimilations- und Akkommodationsprozessen spielt nicht nur für Restaurantbesuche oder

86 Piaget sprach hier von »Einschachtelungen (Unterordnung eines einfachen Schemas … in ein anderes, komplexeres)« (1973, 62). Sie führen zu einer hierarchischen Struktur in der Ordnung der Schemata.

87 Dieser Begriff entstammt ursprünglich der Chaostheorie, wurde aber z. B. von Klaus Grawe (1998, 457 ff.) für die Psychologie nutzbar gemacht.

schmerzliche Lebensereignisse, sondern ganz grundsätzlich eine wichtige Rolle. Wenn ein Mensch nämlich überwiegend assimilieren würde, wären extrem *breite* Schemata die Folge, die es ihm sehr schwer machen würden, die *Unterschiede* zwischen auch nur grob ähnlichen Dingen und Ereignissen wahrzunehmen und dann differenziert darauf zu reagieren. Man könnte anstatt von Nilpferden, Katzen, Rindern und Ratten etc. nur noch von Vierbeinern sprechen. Umgekehrt brächte ein großes Übergewicht der Akkommodation den Nachteil mit sich, dass es kaum noch möglich wäre, die *Gemeinsamkeiten* in verschiedenen Dingen und Ereignissen zu erkennen. Es gäbe keine Säugetiere mehr, sondern nur noch eine große Anzahl verschiedener lebendgebärender Spezies, die ich dann hier alle einzeln aufzählen müsste. Man könnte Erfahrungen mit Löwen nicht auf Tiger übertragen, indem man sie dem Schema »Raubtiere« zuordnet. Für alles und jedes müssten *spezielle* Kategorien gebildet werden, auch wenn die Unterschiede zwischen den Schemata für die Lebensführung kaum relevant wären.

Das Zusammenspiel von Assimilation (*Angleichung* einer Erfahrung an ein Schema) und Akkommodation (*Anpassung* des Schemas an eine Erfahrung) macht es normalerweise bequem möglich, dass man sich im Leben auskennt und mit dem Alltag klarkommt, solange nichts Außergewöhnliches passiert. Wenn beide Mechanismen sich ungefähr die Waage halten, sparen sie viel Zeit und Energie. Einerseits vergrößert sich die Bandbreite der Anwendbarkeit eines Schemas, und Menschen können leichter mit neuen Erlebnissen umgehen, auch wenn diese nur *ungefähr* in ein bestehendes Schema passen. Andererseits bleiben die Schemata differenziert genug, damit Menschen mit relevanten Unterschieden in ihrer Alltagserfahrung effektiv umgehen können.

In den meisten Situationen können sie dann die verfügbaren Schemata ›automatisch‹ anwenden und brauchen nicht ständig zu überprüfen, ob ein anderes Schema vielleicht auch angemessen oder sogar angemessener wäre, und sie müssen sich schon gar nicht die Frage stellen, ob es vielleicht sinnvoll wäre, ein ganz neues Schema zu entwickeln. Darum hat »ein Schema … die Eigenschaft, daß es sich durch seine eigene Tätigkeit erhält« (Piaget & Inhelder 1974, 30). Das ist die konservative Seite der menschlichen Psyche, die zu dem beiträgt, was Young und Klosko im obigen Zitat als das »merkwürdige Gefühl, zu Hause zu sein« beschreiben.

> Wir sind kognitiv konservativ; sowohl aus der Perspektive der Motivationspsychologie als auch aus der der Informationsverarbeitung sind wir stark auf die alten Vorannahmen und nicht auf die neuen ausgerichtet; wir orientieren uns an unseren bereits bestehenden Theorien und nicht an neuen Daten. Wenn wir ein Erfahrungsschema doch einmal ändern, geschieht dies in Bezug auf unsere engsten Annahmen mit dem kleinsten Geltungsbereich. Im normalen Verlauf des Lebens sind die seltenen Fälle von Veränderungen hinsichtlich unserer globalsten, allgemeinsten Annahmen mit einem langsamen, allmählichen Prozess verbunden, sodass unsere grundlegenden Annahmen immer dazu führen, uns ein verständliches, angenehmes und bekanntes Universum zu präsentieren. Dennoch gibt es Zeiten, in denen dieses bekannte Universum plötzlich und heftig bedroht ist. Dies sind die Zeiten, die von Traumatisierungen geprägt sind. (Janoff-Bulman 1992, 45)

Daniel Stern fasst diese Erkenntnis kurz und prägnant zusammen: »Geschichte sorgt für wachsende Trägheit« (1992, 164). Lernpsychologisch nennt man das eine »Generalisierung«; man schert geringfügig Unterschiedliches über einen Kamm, gewöhnt sich an Vieles und erspart sich so den größeren Aufwand, der erforderlich wäre, wenn man die Dinge genauer nähme. Sobald aber ein aktuelles Ereignis und ein bestehendes Schema dermaßen weit auseinanderklaffen, dass Assimilation und Akkommodation die Kluft nicht schließen können, ergibt sich eine Situation, die nicht mehr ohne Weiteres zu bewältigen ist. Wer selbst schon einmal durch ein einschneidendes Erlebnis aus seiner gewohnten Lebensbahn geworfen worden ist, wird es deshalb leicht haben, Mitgefühl mit denen zu empfinden, die in solchen Situationen für eine Weile aus der Balance geraten und Unterstützung brauchen, um ihr psychisches Gleichgewicht wiederzufinden.

Grundsätzlich lässt sich somit feststellen: Eine erschütternde Erfahrung, die man nicht fassen kann, ist gerade deswegen so schockierend, weil sie mit keinem der dem Betroffenen zur Verfügung stehenden Schemata vereinbar ist und zudem so weit von ihnen entfernt liegt, dass die Mechanismen von Assimilation und Akkommodation, wie er sie bisher genutzt hat, überstrapaziert sind. Er kann das Ereignis mit keinem bestehenden Schema in Einklang bringen, und sei es auch nur grob. Der Betroffene ist daher gezwungen, sich damit auseinanderzusetzen, dass er über keine passende Kategorie für dieses Erlebnis verfügt – oder anders gesagt: dass ihm die Diskrepanz zwischen seiner aktuellen Erfahrung und irgendeinem seiner verfügbaren Schemata zu groß erscheint, um mit den gewohnten Mitteln überwunden werden zu können. Das ist ein schwer erträglicher Zustand, und es gibt Vermutungen, dass »traumatische Erinnerungen, die nicht in größere Schemata integriert werden, sich später als belastende Flashbacks und erneutes Wiedererleben des Traumas manifestieren können« (Ullrich & Lutgendorf 2002, 248f.).

Wegen der erlebten, sehr unangenehmen Diskrepanz fühlen sich die betroffenen Personen in der Mehrzahl der Fälle *unmittelbar und dringend motiviert*, ja geradezu gezwungen, ihren bisherigen Bestand an Schemata zu verändern, also entweder bestehende *Schemata zu modifizieren*, sodass das schockierende Ereignis dazu passt, oder ein *neues Schema* zu bilden, das das Ereignis sowie eventuelle ähnliche Erfahrungen abdeckt. Die scheinbar dritte Option besteht darin, irgendwie damit zurechtkommen, es mit einer *Singularität* zu tun zu haben, also mit einer Erfahrung, die in kein Schema passt. Das läuft indes letztlich auf die Bildung eines *neuen* Schemas mit dem Titel »Singularitäten« hinaus; daher handelt es sich hier nur um eine *scheinbar* dritte Möglichkeit. Neue Schemata zu entwickeln ist jedoch mühsam, denn es widerspricht der Neigung zur Trägheit; diese Option ist sehr viel aufwändiger, als ein schon bestehendes Schema zu modifizieren oder zu erweitern, und wird daher in der Regel nur dann in Angriff genommen, wenn alle Assimilations- und Akkommodationsbemühungen scheitern.

Darum kann eine große Diskrepanz zwischen einem aktuellen Ereignis und den verfügbaren Schemata auch zu heftigen Reaktionen führen. Denn aufwühlende Erfahrungen sind starke Störungen des »merkwürdigen Gefühls, zu Hause zu sein«, und führen aufgrund ihrer Inkompatibilität mit den vorfindlichen Schemata oft zu einer mehr oder weniger radikalen oder andauernden Weigerung bzw. Unfähigkeit, das bestehende übergeordnete Schema von der *Wirklichkeit* so zu akkommodieren und zu erweitern, dass die aktuelle Erfahrung darin Platz hätte. Dann kann man Ausrufe hören wie »Das gibt's doch nicht!« oder »Das darf doch nicht wahr sein!« Der Impuls, die Realität der aufwühlenden Erfahrung anzuzweifeln, ist dabei umso größer, je umfassender das Schema ist, das durch sie in Frage gestellt wird, denn mit dem Schema wird eine ganze *Kategorie* von Erfahrungen in Frage gestellt (hier: die Realität).[88]

Manchmal ist das Bemühen, die Realität des Erlebten zu verleugnen, für die betroffene Person der verzweifelte Versuch, sich gegen die naheliegende, aber zugleich extrem beängstigende Konsequenz zu wehren: »Wenn mir das passieren konnte, kann mir eigentlich *alles* passieren.« Diese Konsequenz ist so weitreichend, dass von ihr kaum ein Lebensbereich unberührt bleiben kann. Die Person sieht sich vor die Situation gestellt, ihre gesamte Haltung zum Leben sowie ihren Lebensstil revidieren zu müssen. Und das bedeutet auch einen riesigen Verlust! Die alte, positive Sicht aufs Leben, die bisher so tragfähig und wohltuend war, erscheint nun geradezu peinlich naiv und kann nicht mehr aufrechterhalten werden. Das heißt für viele Betroffene, dass sie sich von dieser Lebenshaltung und daher von einer langen, relativ angenehmen Lebensphase verabschieden müssen.

88 So sind unter schematheoretischem Aspekt übrigens auch zynische Bemühungen zu verstehen (aber nicht zu entschuldigen), die Unfassbarkeit des Holocaust und der damit verbundenen Schuld dadurch zu bewältigen, dass man sie als »Vogelschiss der Geschichte« verharmlost – ein haarsträubendes Beispiel für einen völlig unangebrachten und politikethisch inakzeptablen Versuch, einer existenziellen Erschütterung dadurch aus dem Weg zu gehen, dass man sie einem sehr viel weniger umfassenden Schema zuordnet und auf diese Weise bagatellisiert.

Die Erschütterung des Kohärenzgefühls

Je fundamentaler – wenn man die problematische Tiefen-Metapher meiden möchte, könnte man besser sagen: – je breiter oder umfassender ein Schema ist, desto allgemeiner muss es auch bezüglich seines sachlichen Gehalts sein. Das heißt, eine größere Anzahl von Ereignissen lässt sich ihm zuordnen, und das bedeutet wiederum, dass es hinsichtlich möglicher Veränderungen sehr viel träger reagiert als ein engeres Schema. Ereignisse geringerer Tragweite können leichter assimiliert werden und so den breiten Schemata nicht viel anhaben (vgl. mein Beispiel von Restaurantbesuchen). Aber Extremsituationen, für die bislang kein Schema existierte oder die im krassen Widerspruch zu einem bereits vorhandenen, breiten Schema stehen, bringen große Verunsicherung, Fassungslosigkeit oder Schreckstarre mit sich.

Das »Kohärenzgefühl«, das so wesentlich dafür ist, dass Menschen sich den Herausforderungen des Lebens gewachsen fühlen und sich von belastenden Erlebnissen einigermaßen gut und schnell wieder erholen, kann ernsthaft in Frage gestellt sein. Aaron Antonovsky, der diesen Begriff geprägt hat, meinte damit, ohne es so zu nennen, ein umfassendes Schema, nämlich

> eine globale Einstellung, die das Ausmaß des umfassenden, dauerhaften, aber dynamischen Gefühls von Vertrauen ausdrückt, dass die innere und äußere Umgebung vorhersehbar ist und es eine hohe Wahrscheinlichkeit gibt, dass die Dinge so gut funktionieren, wie man vernünftigerweise erwarten kann. (1979, 123)

Das Kohärenzgefühl setzt sich aus drei Komponenten zusammen, und alle drei können durch eine traumatische Erfahrung ihre Selbstverständlichkeit verlieren. Die erste Komponente, die »Verstehbarkeit«, bedeutet, dass die Ereignisse, denen die Person begegnet, »vorhersagbar sein werden oder daß sie zumindest, sollten sie tatsächlich überraschend auftreten, eingeordnet und erklärt werden können« (Antonovsky 1997, 34), d. h. zu einem bestehenden Schema passen. Die zweite Komponente ist die »Handhabbarkeit«, womit gemeint ist, »daß man geeignete Ressourcen zur Verfügung hat, um den Anforderungen zu begegnen, die von den Stimuli, mit denen man konfrontiert wird, ausgehen« (a.a.O., 35). Gerade das Selbstvertrauen, über die notwendigen Fähigkeiten zur Bewältigung einer schlimmen Erfahrung zu verfügen, ist aber für viele Menschen in solchen Situationen zweifelhaft geworden. Die dritte Komponente heißt »Bedeutsamkeit« und beschreibt, daß

> man das Leben emotional als sinnvoll empfindet: daß wenigstens einige der vom Leben gestellten Probleme und Anforderungen es wert sind, daß man Energie in sie investiert, daß man sich für die einsetzt und sich ihnen verpflichtet, daß sie eher willkommene Herausforderungen sind als Lasten, die man gerne los wäre. (a.a.O., 35 f.)

Mit anderen Worten: Wenn man eine schlimme Erfahrung oder deren zukünftige Bewältigung in einen größeren Sinnzusammenhang für sich stellen kann, der einen motiviert, sich damit auseinanderzusetzen und mit ihr fertigzuwerden, kann man trotz allem Leid Kräfte mobilisieren und eine positive Perspektive entwickeln. Als Beispiel dafür können all jene Menschen, speziell Mütter, dienen, die nach einem erschütternden Erlebnis für sich selbst zwar keinen Sinn mehr im Leben sehen, trotzdem aber die Entscheidung treffen, sich ihrer schrecklichen Situation weiterhin zu stellen, weil sie kleine Kinder haben, für deren Wohlergehen sie sich verantwortlich fühlen.

Durch die Erfahrung von Situationen, die die bestehenden Schemata sprengen, wird einem, wenn man die Erschütterung zulässt, außerdem oft zum ersten Mal klar, dass man solche Schemata überhaupt herausgebildet und zur ebenso selbstverständlichen wie impliziten Voraussetzung für seine Realitätsbewältigung gemacht hat. Auch diese Erkenntnis kann schockierend wirken: Wenn man dann verblüfft so etwas sagt wie »Ich dachte bisher immer, dass mir so etwas nicht passieren könnte«, beschreibt man genau genommen keine Erinnerung an Gedanken, die einem früher *bewusst* durch den Kopf gegangen wären – ganz im Gegenteil: Man formuliert eigentlich das, was einem erst *jetzt*, im Rückblick, über das nur anlässlich seines Scheiterns bewusst werdende, bisher aber implizite Schema klar wird.

Häufig handelt es sich dabei um mehr oder weniger naive, aber dennoch fest verankerte Annahmen über Aspekte des Lebens, die ein *Gefühl von Sicherheit und Schutz* vermitteln: gesund zu sein und zu bleiben, sich auf andere Menschen verlassen zu können, in einer berechenbaren und gerechten Welt zu leben etc. Solche Annahmen wirken sich – wie alle Generalisierungen – allerdings nicht immer nur positiv aus. Sie können problematische ›Nebenwirkungen‹ mit sich bringen, und zwar nicht nur für denjenigen, der an sie glaubt, sondern auch für andere Menschen. Das zeigt sich z. B. an dem nicht selten zu beobachtenden Phänomen, dass dem Opfer eines schrecklichen Ereignisses auf der Basis einer scheinrationalen Logik eine Mitschuld an der leidvollen Erfahrung zugeschrieben wird: »Wenn er sich nicht so oder so verhalten hätte, wäre ihm das nicht passiert.«

Jean Piaget hat in seinem Buch *Das moralische Urteil beim Kinde* (1983) ein Phänomen beschrieben, das er als »immanente Gerechtigkeit« bezeichnete. Er kam zu der Überzeugung,

> daß es häufig zu Situationen kommt, in denen das Kind ganz spontan einen Unfall, dessen Opfer es ist, als Strafe ansieht, ohne daß die Eltern es ihm gesagt hätten und sogar ohne, daß die Eltern es in anderen Fällen auf ähnliche Gedanken gebracht hätten. (a. a. O., 310)

Auch an Erwachsenen ist immer wieder zu beobachten, dass »Pech, Krankheit und Unfall … oft als ein Zeichen von Schlechtigkeit oder Schuld angesehen [werden]« (Heider 1977, 277). Rubin und Peplau vertreten in diesem Zusammenhang die Ansicht:

> Der Glaube an eine gerechte Welt könnte auch von Religionen wie dem Judentum und dem Christentum befördert worden sein, die lehren, dass gerechte Belohnungen zwar nicht sofort erfolgen, aber letztlich unvermeidlich sind. Im Alten Testament wird von der Erbsünde bis zur Befreiung Daniels aus der Löwengrube immer wieder die Botschaft vermittelt, dass die Bösen vernichtet und die Gerechten triumphieren werden. In ähnlicher Weise betont die protestantische Ethik den Zusammenhang zwischen harter Arbeit, finanziellem Erfolg und spirituellem Heil. (1975, 73)

Wenn das Opfer eines Schicksalsschlages als (mit-)verantwortlich betrachtet wird, entspricht das derartigen Ideologien, die man in vielen Fällen wohl eher als Aberglauben bezeichnen muss. Das Ereignis wird mit aller Macht an das Schema von der gerechten Welt assimiliert. Auf diese Weise kann der Beobachter sein Vorurteil von einer fairen und kontrollierbaren Welt aufrechterhalten: In seiner ›gerechten‹ Welt »bekommt man, was man verdient, und verdient, was man bekommt« (Lerner & Simmons 1966, 204 – vgl. auch Lerner 1980).

Dem, der so denkt, ist meist nicht gegenwärtig, dass das, was er dem Opfer damit antut, alles andere als tröstlich ist, sondern eher ablehnend, entwertend oder zynisch wirkt und damit eine Verarbeitung der schlimmen Erfahrung eher erschwert (vgl. z. B. Ullman et al. 2007). Würde der Kommentator direkt gefragt, ob er dem Opfer eine Mitschuld an seinem Schicksal gibt, würde er das vielleicht sogar glaubhaft von sich weisen. Daran wird deutlich: Gerade weil Schemata oft unbewusst bleiben, können sie ausgesprochen wirksam sein. Obwohl Menschen durchaus auch über andere, von dem Schema *abweichende*, bewusste Einsichten verfügen, bleiben die *impliziten* Annahmen für viele trotzdem unterschwellig äußerst wirksam.

So wissen wir z. B. alle, dass wir sterblich sind. Diese unangefochtene »*objektive* Tatsache« wird niemand ernsthaft bestreiten. Dessen ungeachtet müssen wir erst persönlich in eine lebensbedrohliche Situation geraten und sie mit aller Unmittelbarkeit und emotionaler Beteiligung durchleben bzw. bei jemand anderem die Fragilität des menschlichen Lebens anteilnehmend mitbekommen, bevor dieses abstrakte Wissen lebendig wird und persönliche Betroffenheit hervorruft (d. h. eine »*subjektive* Tatsache« wird – vgl. Schmitz 1990[89]). Und wahrscheinlich könnte man seinen Alltag nur schwer bewältigen, wenn es nicht so wäre (vgl. Stolorow 1999).

89 »Subjektive Tatsachen sind sozusagen in höherem Maß als objektive Tatsachen tatsächlich; sie haben die Lebendigkeit des blutvoll und dringlich Wirklichen, während die bloß objektive, allein durch objektive Tatsachen konstituierte Welt so etwas wie ein Präparat ist, abgeblaßt und zurechtgemacht für Erzählungen in der dritten grammatischen Person, ein … Leben ohne Liebe« (a. a. O., 7).

Will man Menschen, die Schockierendes erfahren haben, dabei unterstützen, Trost zu finden, ist es entscheidend, das Verhältnis zwischen einzelnen Ereignissen und dem generalisierenden Wesen von Schemata zu verstehen, weil dadurch erst wirklich plausibel wird, warum einzelne Ereignisse so gravierende Folgen haben können. Betroffene, die sich damit verstanden fühlen, erleben das meist als tröstlich. Dieses Verständnis wirkt zudem ihrer möglichen Selbstverdächtigung entgegen, sie bildeten sich das Erlebte nur ein oder stellten sich nur an, wenn sie völlig erschüttert sind. Das Umfassende der Erschütterung ergibt sich aber schlüssig aus dem Widerspruch zwischen der schlimmen Einzelerfahrung und dem beschriebenen *generalisierenden* Charakter der aktivierten Schemata.

Die Infragestellung schematischer Gewissheiten kann auch aus einem weiteren Grund sehr bewegend sein: Ich nehme an, es ist schon deutlich geworden, dass psychische Schemata nicht nur kognitive, rein sachliche Annahmen über die Welt und über einen selbst enthalten. Sie beruhen auf einer großen Zahl von biografisch ehrlich erworbenen und *emotional* sehr bedeutsamen Kontakt- und Beziehungserfahrungen und stellen daher existenziell wichtige, sinnstiftende Orientierungen im Leben bereit. Das wurde z. B. von John Bowlby (1969; 1973) in seiner Bindungstheorie untersucht, in der unterschiedliche Stile von Menschen hinsichtlich dessen beschrieben werden, wie sie sich auf andere Menschen beziehen. (Bei ihm heißen die dafür relevanten Schemata übrigens »innere Arbeitsmodelle«.)

> Obwohl sie [die Schemata] die Kognition einschließen, gehen sie über die rein repräsentative Kognition hinaus und umfassen auch Emotionen, Motivationen und relationale Handlungen. Sie sind nicht einfach nur konzeptueller und klassifizierender Natur, sondern vielmehr verkörperte Organisationen von Gruppen von Antizipationen und Reaktionen. (Greenberg et al. 1993, 67)

Um diesen ganzheitlichen und relationalen Charakter von Schemata auf einen passenden Begriff zu bringen, hat der Entwicklungsforscher Daniel Stern von »generalisierten Interaktionsrepräsentationen (RIGs)«[90] gesprochen (1992, 143), die sich bereits bei Kleinkindern zeigen. Sie »resultieren aus dem unmittelbaren Eindruck mannigfaltiger, realer Erfahrungen, und sie integrieren die unterschiedlichen Handlungs-, Wahrnehmungs- und Affektattribute ... zu einem Ganzen« (a. a. O.). Ein Schema z. B., das man mit dem Satz überschreiben könnte, »Menschen sind zuverlässig und vertrauenswürdig«, ist aus einer Reihe von zwischenmenschlichen Erfahrungen hervorgegangen, die emotional hochsignifikant waren, weil sie mit Zugehörigkeit, Nähe, Berechenbarkeit und Stabilität, vielleicht sogar mit Liebe verbunden waren und damit ein ganzes Menschenbild sowie die Art und Weise geprägt haben, wie eine Person sich auf andere bezieht. Eine solche »generalisierte Erinnerung ... [fungiert auch als] eine individuell gebildete, persönliche *Erwartung* im Hinblick darauf, wie sich die Dinge – von einem Augenblick zum anderen – vermutlich entwickeln werden« (a. a. O., 140 – H. d. V.).

Wenn eine solche, umfassende Erwartung stark frustriert wird, führt das, wie schon gesagt, für die Betroffenen zur Erschütterung eines ihrer bedeutsamsten Schemata. Wer z. B. mehr oder weniger sicher davon ausgeht, dass ihm nichts Schlimmes passieren wird (ein sehr breites, positives Schema), wird verständlicherweise von einem diesem Schema widersprechenden, stark negativen Ereignis – etwa einem schweren Unfall mit gefährlichen Verletzungen oder einer Bedrohung des eigenen Lebens während eines Raubüberfalls – im Hinblick auf sein bisher nie angezweifeltes Welt- und Selbstbild frontal und unvorbereitet getroffen. Die Option, dieser Erschütterung dadurch Herr zu werden, dass er die Wirklichkeit bzw. die Außerordentlichkeit seiner Erfahrung verleugnet, verdrängt, dissoziiert oder für *normal* erklärt, wäre eine Methode der radikalen Assimilation, mit der die bestehenden Schemata aufrechterhalten werden können, mit der zugleich aber verhindert wird, dem außerordentlichen Charakter der traumatischen Erfahrung gerecht zu werden und sinnvolle Konsequenzen daraus zu ziehen.

---

90 Diese Abkürzung geht auf die im Original englische Formulierung zurück und meint »**R**epresentations of **I**nteractions that have been **G**eneralized« (a. a. O. – Fettsetzungen im Original).

Wer so tut, als sei nichts Besonderes geschehen, stabilisiert sich zunächst. Das fühlt sich zwar erleichternd an, aber es bringt möglicherweise das Risiko mit sich, ein weiteres Mal einem Ereignis ausgesetzt zu sein wie dem, das er schon einmal erlebt hat – mit allem Leid, das daraus folgt. Wer dagegen die Realität des schockierenden Ereignisses an sich heranlässt, setzt sich zunächst sehr unangenehmen Gefühlen aus, gibt sich damit aber auch die Chance zur Anpassung seiner Schemata (Akkommodation) an seine erlebte Wirklichkeit. Dafür ist meist Unterstützung nötig, und die Betroffenen sollten sich aktiv dafür einsetzen, sie zu bekommen. Und ihre Freunde, Partner, Verwandten oder andere nahestehende Bezugspersonen sollten großzügig ihre Hilfe anbieten.

Denn da, wo Unterstützung fehlt, ist die Bewältigung dieser Situation nur schwer möglich. So weiß man z. B. aus der Forschung mit Krebspatienten: »Wenn Freunde und Familienangehörige von den Patienten nichts über ihre Krankheit hören wollten, waren deren Verarbeitungsprozesse gehemmt« (Tedeschi & Calhoun 2004, 11). Und aus ihrer Arbeit mit Eltern, die um ihre verstorbenen Kinder trauern, berichten dieselben Autoren, »dass ein wesentliches Ausmaß ihres Leidens und Grübelns sich um die Enttäuschungen drehte, denen sie durch die Reaktionen jener Personen ausgesetzt waren, von denen sie Unterstützung und Mitgefühl erwartet hatten« (Calhoun & Tedeschi 2006b, 13). Damit ging für sie eine weitere, wichtige Annahme zu Bruch.

Die betroffenen Menschen brauchen deshalb so dringend Beistand von anderen, weil sie vor der psychischen Herkulesaufgabe stehen, ihren Weg zwischen zwei Extremen zu finden. Das eine Extrem bedeutet: Die bisher für zuverlässig gehaltenen, wesentlichen Annahmen über ihre Lebenswelt erscheinen ihnen,

> obwohl sie zweifelsohne emotional sehr ansprechend waren, … nunmehr als völlig unzutreffend und ungültig – wie naive Illusionen. Das andere Extrem besteht darin, sich die neuen negativen Annahmen, die durch die traumatische Erfahrung impliziert werden, vollständig zu eigen zu machen, so dass Böswilligkeit, Bedeutungslosigkeit und Selbstzweifel die mutmaßliche Welt des Betroffenen durchdrin-

> gen. Diese Annahmen scheinen jetzt richtig und gültig zu sein, sind aber auch emotional unangenehm und als Grundlage für das tägliche Leben äußerst bedrohlich. Die Aufgabe des Betroffenen besteht nun darin, eine für sein weiteres Leben taugliche Welt von Grundannahmen aufzubauen, die sowohl gültig als auch angenehm ist.
> (Janoff-Bulman 2006, 86)

Das ist schwierig, aber nicht unmöglich, und braucht fürsorgliche Begleitung und Unterstützung, damit es der betroffenen Person möglich wird, ihre einschneidende Erfahrung und das daraus entstandene primäre Leid so zu verarbeiten, dass daraus kein weiteres sekundäres Leid erwächst.

Lösungswege für eine Herkulesaufgabe

Welche Möglichkeiten es dafür gibt, möchte ich nun an einem Beispiel aufzeigen. Ich stelle mir eine fiktive Person X vor, die das Glück hatte, das oben erwähnte Script »Menschen sind zuverlässig und vertrauenswürdig« zu entwickeln. Nehmen wir nun an, X stellt überraschend fest, dass sie von einer befreundeten Kollegin um einen erheblichen Geldbetrag ›betrogen‹ wurde. (Ich setze das Wort ›betrogen‹ hier in Anführungsstriche, um darauf hinzuweisen, dass sich in dem, wie man einen Vorgang verbal beschreibt, bereits andeutet, welches Schema aktiviert wird.) X ist schockiert von ihrer Entdeckung und versucht jetzt, sich darauf einen Reim zu machen. Sie hat wie jeder Mensch in einer Krise verschiedene Möglichkeiten, diese Erfahrung – bei Bedarf im Gespräch und mit Unterstützung durch eine mitfühlende Person – zu verarbeiten:

Sie kann das bestürzende Ereignis in ihr bestehendes Schema integrieren, das sie dafür allerdings so *verändern* muss, dass es auch dieses Ereignis fassen kann. Diesen Vorgang haben wir als die Akkommodation eines Schemas kennengelernt. Das könnte bei X in der Form geschehen, dass sie ihr bisheriges Schema in die folgende Richtung zu modifizieren beginnt: »Menschen sind in aller Regel zuverlässig und vertrauenswürdig, es sei denn, sie sind ganz besonderen Bedingungen ausgesetzt, die sie ausnahmsweise von dieser Haltung abbringen.« (Dieses neue Schema hätte übrigens die Wissenschaft auf seiner Seite, denn es stünde im Einklang mit vielen sozialpsychologischen Forschungsergebnissen – vgl. z. B. Zimbardo 2008).

Eine andere mögliche Variante dieser Sorte bestünde darin, die Widersprüchlichkeit zwischen dem bestehenden Schema und der schlechten Erfahrung bewusst zu akzeptieren und die erlebte Erschütterung zu relativieren bzw. in Kauf zu nehmen. »Ich habe jetzt zwar eine schlechte Erfahrung gemacht, aber ich bleibe trotzdem vertrauensvoll. Auch wenn es enttäuschend ist, betrogen zu werden, riskiere ich in Zukunft lieber, dass mir das mal passiert, als ständig misstrauisch durchs Leben zu gehen und damit Distanz zu anderen Menschen zu schaffen. Mit einer gelegentlichen Enttäuschung komme ich schon zurecht.«

Diese oder ähnliche Konstellationen, bei denen eine Modifikation des relevanten Schemas relativ leicht gelingt oder – im besten Fall – gar nicht notwendig ist, führt selbstverständlich dazu, dass die betroffene Person keinen extremen Stress erlebt. Das ist in der Mehrzahl der Fälle ein erfreulicher Hinweis auf *Resilienz* und keinesfalls ein Anzeichen für mangelnde Sensibilität oder gar irgendeine Form von Psychopathologie! Das ist mir wichtig, bei dieser Gelegenheit zu unterstreichen und zu erläutern, bevor ich meine Aufzählung der verschiedenen Optionen fortsetze, vor die X sich gestellt sieht. Denn es gibt z. B. in der Fachliteratur, unter Psychologen oder in der Volkspsychologie, wenn es um die Reaktionen auf den Tod von wichtigen Bezugspersonen geht, leider immer noch die Annahme, dass

> diejenigen, die auf den Verlust *nicht* mit intensiven Stresssymptomen reagieren, eine *abnorme* Reaktion zeigen.... Die Überzeugung, dass Stressreaktionen erfolgen *sollten*, ist so stark, dass negative Zuschreibungen gegenüber jenen erfolgen, an denen sie *nicht* zu erkennen sind. Eine dieser Zuschreibungen besteht in der Unterstellung, die Person verleugne den Verlust. (Wortman & Silver 1989, 350 – H. d. V.)

In Einzelfällen kann eine solche Deutung wohl einmal zutreffen, sie aber regelhaft anzuwenden, tut den meisten Betroffenen Unrecht und entspricht auch nicht dem Stand der Wissenschaft. Wenn die Betroffenen selbst ihre Reaktionen diesen Deutungsmustern entsprechend interpretieren, kann das überdies zu Selbstbezichtigungen von Gefühlskälte, Beziehungsunfähigkeit oder dergleichen führen, die mit Sicherheit nicht tröstlich wirken.

> Zum Beispiel kann ein Mann, der sechs Monate nach dem Tod seiner Frau beginnt, sich für eine neue Beziehung zu interessieren, ernstliche Kritik von Freunden und Nachbarn hervorrufen, die glauben, ein solches Verhalten deute darauf hin, dass der Mann entweder oberflächlich sei oder vor seiner Notlage davonlaufe … Und der Hinterbliebene selbst konnte besorgt darüber sein, dass seine Reaktion auf den Verlust ›abnormal‹ sei, was seine Verzweiflung über den Verlust noch verstärken würde. (Bonanno et al. 2002, 1162)

Bonanno und seine Mitarbeiter (sowie zahlreiche weitere Forscher) haben in der hier zitierten und vielen weiteren Untersuchungen eindrücklich belegt, dass alle Stereotype, die über »Trauerarbeit« sowie angeblich ›normale‹ Verläufe von Trauerprozessen existieren, einer empirischen Grundlage entbehren:

> Eine Durchsicht der Literatur über Lebenskrisen legt nahe, dass es keine Unterstützung für die weit verbreitete Ansicht gibt, Menschen würden beim Versuch, eine Krise zu bewältigen, bestimmte Phasen in ihren emotionalen Reaktionen durchlaufen. Eine Vielzahl verschiedener Phasenmodelle wurden vertreten, von denen einige postulieren, dass Menschen eine Wut-Depressions-Sequenz durchlaufen …; andere schlagen vor, dass sie Stadien von Schock, Verleugnung, Wut, Depression und Akzeptanz durchleben … Die wenigen longitudinalen Studien, die emotionale Reaktionen [im Verlauf von Krisen] untersucht haben, liefern keine Unterstützung für irgendeine dieser Ansichten. (Kessler et al. 1985, 536; vgl. auch Bonanno 2008; 2012)

So gibt es durchaus einen nennenswerten Prozentsatz von Hinterbliebenen, die zwar trauern, zugleich aber auch von Dankbarkeit dafür erfüllt sind, was sie zu Lebzeiten des Verstorbenen mit diesem erleben konnten. Sie bleiben mit ihm in guten Erinnerungen verbunden, und das tröstet sie oft mehr als alles andere. Eine solche, über den Tod hinausgehende und der neuen Situation angepasste Verbundenheit stellt für viele Hinterbliebene z. B. eine sehr viel gesündere Option dar als das häufig herangezogene Konzept, sie sollten den Gestorbenen ›loslassen‹ und müssten zuvor durch Stadien der Verleugnung, Depression oder Auflehnung gehen.

Wieder andere finden Trost darin, dass der geliebte Mensch – z. B. nach langer, schwerer Krankheit – »von seinen Leiden erlöst« wurde, wie es dann häufig heißt. Ihr Mitgefühl für einen Verstorbenen wollten vermutlich auch die Verfasser des Textes in einer Todesanzeige zum Ausdruck bringen, die ich neulich gelesen habe: »Die Engel schützten dich vor dem, was du nicht ertragen konntest.« Auch wenn mir diese Sichtweise persönlich fremd ist, kann ich darin eine im weiteren Sinne spirituell-religiöse Einstellung erkennen, die für die Betroffenen, die solche Überzeugungen haben, zweifellos hilfreich sein kann. Auch andere Versuche, einem schmerzlichen Ereignis positiven Sinn zuzuschreiben, wie z. B. der Glaube, der Tod eines Partners entspräche dem »Willen Gottes«, können tröstliche Wirkungen haben, allerdings in der Regel nur, wenn sie von dem Betroffenen *selbst* ausgehen, bzw. *seinen* grundlegenden Einstellungen entsprechen. – Und nun zurück zu meiner Darstellung von X' Optionen:

X könnte das bisherige Schema zwar aufrechterhalten, aber für das aktuelle Ereignis zusätzlich ein zweites, *neues* Schema bilden. Das könnte in X' Situation z. B. dazu führen, dass sie zu der Ansicht kommt: »Bisher dachte ich, alle Menschen seien zuverlässig und vertrauenswürdig. Da habe ich mich wohl geirrt. Es gibt offenbar zwei verschiedene Gruppen; die einen sind zuverlässig und vertrauenswürdig (= das bisherige Schema). Aber die anderen sind es nicht. Sie geben sich nur so, um ihre Mitmenschen in Sicherheit zu wiegen, damit sie sie bei der ersten sich bietenden Gelegenheit leicht betrügen können. Ich muss lernen, die einen von den anderen zu unterscheiden.« (= das neue Schema)

Wie im Beispiel von X gilt auch im Allgemeinen, was ich mit den vorangegangenen beiden Punkten gezeigt habe: Modifikationen oder Innovationen von Schemata führen zu einer *höheren Komplexität und Differenziertheit* im schematischen Gesamtgefüge der Person (vgl. auch Janoff-Bulman 2006, 92). Dies steht übrigens im Einklang mit Linvilles »*These von der Pufferwirkung der Selbst-Komplexität*«, auf die ich schon an anderer Stelle Bezug genommen habe (vgl. Staemmler 2015, 248 ff.): »Größere Selbst-Komplexität mildert die negativen Auswirkungen von belastenden Ereignissen auf die körperliche und geistige Gesundheit« (Linville 1987, 665 – H. i. O.).[91]

X könnte ihr bisheriges Schema natürlich auch durch ein gegenteiliges neues ersetzen: »Ich habe mich in Menschen grundlegend getäuscht. Jetzt weiß ich: Man vertraut besser niemandem; über kurz oder lang wird man enttäuscht, und wenn man sich vorher anvertraut hat, tut es umso mehr weh.« – Dieses Beispiel illustriert übrigens deutlich, dass ein neues Schema nicht immer eine Entwicklung einleitet, die für die betroffene Person neue Glücksmöglichkeiten vorbereitet.

Aber grundsätzlich bleibt für X noch die Alternative, möglichst alles beim Alten zu belassen und das bisherige Schema zu retten. Eine dafür geeignete Strategie besteht darin, das schockierende Erlebnis für ›normal‹ zu erklären und auf diese Weise dem alten, eigentlich nicht mehr ganz passenden Schema anzugleichen. Das hatte ich oben schon als die Methode der »radikalen Assimilation« gekennzeichnet. Dazu muss X allerdings wesentliche Merkmale der irritierenden Erfahrung ignorieren und quasi ungeschehen machen, d. h. verleugnen, verdrängen, dissoziieren etc., auch wenn das in der Zukunft mit großer Wahrscheinlichkeit weitere Probleme mit sich bringt. X könnte sich sagen: »Menschen sind zuverlässig und vertrauenswürdig. Wenn es einmal anders zu sein scheint, habe ich mich bestimmt geirrt und sollte der Sache keine weitere Beachtung schenken.«

Eine prinzipiell ähnliche Bewältigungsstrategie verfolgt gleichfalls den Zweck, das Erlebte durch Verharmlosung für das bestehende

91 Vgl. auch meine Ausführungen über emotionale Granularität und Emodiversität in Kapitel 2.

Schema passend zu machen. Verbreitet ist hier die Selbstbeschwichtigung, mit der die betroffene Person einen Vergleich mit (fiktiven oder tatsächlichen) anderen Betroffenen zieht und dabei vorzugsweise diejenigen auswählt, die aus ihrer Sicht ein *noch* schlimmeres Schicksal erlitten haben als sie selbst. »Menschen können sich ein belastendes Ereignis positiv umdeuten, indem sie soziale Vergleiche anstellen oder sich schlechtere Situationen vorstellen« (Thompson 1985, 281). So sind schwere Verletzungen nach einem Unfall leichter zu verarbeiten, wenn man sich sagt, dass man auch hätte ums Leben kommen können bzw. dass andere bei solchen Unglücken schon gestorben sind. Dann ist oft die Rede davon, man habe »Glück im Unglück« gehabt. Eine gleichwertige Funktion erfüllt auch die Interpretation, etwas zu einem »normalen« Geschehen zu erklären, mit dem schon viele Menschen zurechtgekommen sind.

In diesen Fällen findet somit *keine* Veränderung des bestehenden Schemas statt, indem ihm widersprechende Aspekte der aktuellen Erfahrung irgendwie ignoriert werden. Man könnte annehmen, dass es kaum menschenmöglich sei, über schlimme Erfahrungen hinwegzugehen. Doch das wäre eine Unterschätzung der konservativen psychischen Kräfte und entspricht vielfach nicht den Tatsachen, wie man in der Literatur nachlesen kann und wie jeder weiß, der mit traumatisierten Menschen arbeitet.

Ich selbst erinnere mich an eine Klientin, die vergewaltigt worden war und diese Traumatisierung so konsequent verleugnete, dass sie sich immer wieder in – von außen gesehen – höchst gefährliche Situationen begab und damit einer Wiederholung ihrer schrecklichen Erfahrung unbewusst Vorschub leistete. Sie war darauf angewiesen, dass ich sie immer wieder in einem für sie jeweils erträglichen Maß mit der Realität ihrer Traumatisierung konfrontierte. Mit der Zeit wurde es ihr dadurch möglich, ihr kognitives Schema so zu modifizieren, dass es eine angemessene Wahrnehmung heikler Situationen zuließ und ihr ein selbstfürsorgliches Verhalten ermöglichte.

Abschließend möchte ich noch auf eine andere Variante der möglichen Verarbeitungen von traumatischen Ereignissen hinweisen, die mit der zuvor beschriebenen eine Gemeinsamkeit hat, nämlich die, dass die betroffene Person das relevante Schema *unverändert* lässt.

Die folgende Variante unterscheidet sich von allen vorherigen allerdings beträchtlich, und zwar hinsichtlich einer wichtigen Voraussetzung: Während das negative Ereignis im obigen Beispiel auf ein *positives* Schema von X trifft (»Menschen sind vertrauenswürdig.«), geht es im folgenden Beispiel um die Situation eines Menschen, bei dem – im Gegensatz zu X – das negative Ereignis auf ein ebenfalls *negatives* Schema trifft.

Insofern stellt die im Weiteren beschriebene Konstellation eine wichtige Abweichung von den oben genannten dar. Diese Abweichung zeigt sich – zum Glück relativ selten – an Menschen, die schlimme Dinge erlebt haben, unter denen sie zwar durchaus leiden, die davon aber dennoch *nicht wirklich erschüttert* zu sein scheinen. Wenn sie über ihre aktuelle negative Erfahrung sprechen, hat man den deutlichen Eindruck, dass sie ihnen zwar viel ausmacht, aber sie wirken trotzdem nicht schockiert. Sie sind vielleicht überrascht davon, dass das üble Ereignis gerade zum gegebenen Zeitpunkt oder im gegebenen Kontext eingetreten ist, aber zugleich wirken sie eher so, als hätten sie im Prinzip ohnehin nichts anderes erwartet. Sie lösen dadurch in der Folge bei anderen Menschen oft viel weniger Mitgefühl aus, als ihnen zu wünschen wäre. Auch das lässt sich schematheoretisch verstehen: Diese Menschen hatten bereits zuvor ein Schema entwickelt, das erstens sehr negativ und zweitens recht allgemein beschaffen ist und das man etwa in die folgenden Worte fassen könnte: »Die Welt ist böse und erbarmungslos.«

Auch in diesem Kontext geht es wieder um das Verhältnis von Einzelereignis und Schema. Wenn sich für diese Menschen neuerlich etwas Schlimmes ereignet, wird für sie durch die negative Erfahrung kein bestehendes Schema erschüttert, sondern im Gegenteil, das generalisierte und pessimistische Schema wird einmal mehr auf äußerst nachdrückliche Weise *bestätigt*. Die Reaktion darauf kann neben dem erlebten Schmerz dann gelegentlich fast den Beigeschmack einer besserwisserischen Genugtuung bekommen, in der auch ein subtiler Zynismus gegenüber dem eigenen Leid mitschwingt: »Ich habe ja immer schon gewusst, dass ich nichts Gutes zu erwarten habe.« Nicht selten mischt sich in so eine Reaktion ein Gefühl von Resignation oder, in stärkerer Form, von *Ver-*

bitterung[92] – Gefühle, mit denen die betroffene Person quasi achselzuckend die Schlechtigkeit der Welt und die kontinuierliche Qual des eigenen Lebens konstatiert.

Es ist offensichtlich, dass eine solche Verarbeitung des schmerzlichen Erlebnisses und des unmittelbar hervorgerufenen primären Leids nicht nur zu neuem sekundären Leid führt, sondern das ohnehin schon bestehende sekundäre Leid verfestigt und verstärkt. Damit minimiert ein verbitterter Mensch auf tragische Weise seine ohnehin schon raren Glücksmöglichkeiten zusätzlich; sein Verbitterungsschema wird noch umfassender und dessen Wirkung als Attraktor noch stärker. Damit steigt die Wahrscheinlichkeit, dass zukünftige Erfahrungen in dieses Interpretationsmuster eingebaut werden können und das bestehende Schema weiter stabilisieren. – Ein schrecklicher Teufelskreis.

Die spezielle Situation einer verbitterten Person besteht also darin, dass das traumatische Ereignis sie nicht umfassend erschüttert, weil es auf ein schon existierendes, umfassendes negatives Schema trifft, zu dem es passt und das es daher nur weiter zu verfestigen geeignet ist. Sie hat daher keine unmittelbare Motivation, sich mit ihren bestehenden Schemata auseinanderzusetzen. Die Herausforderung für mitfühlende Unterstützer liegt dann darin, ein weitgehendes und beständiges Verständnis für das bestehende Schema aufzubringen, sich dabei immer zu vergegenwärtigen, dass die Zukunft unbestimmt ist, und parallel dazu geduldig auf die sich vielleicht irgendwann ergebende Gelegenheit zu warten, die verbitterte Person auf taktvolle oder, falls es taktvoll möglich ist, auf humorvolle[93] Weise zur Suche nach einem neuen, hoffentlich tröstlichen Schema anzuregen.

Ich muss sagen, dass ich es oft noch bedauerlicher und schwerer erträglich finde, solche bitteren Haltungen und ihre negative Dyna-

---

92 Linden (2005) hat vorgeschlagen, dies als »Posttraumatische Verbitterungsstörung (*Posttraumatic Embitterment Disorder* = PTED)« zu bezeichnen und als eine Subkategorie der Anpassungsstörungen einzuordnen.

93 Wenn es gelingt, Takt mit Humor so zu verbinden, dass er nicht wie Spott erscheint, kann Humor auf leichte Art den Zugang zu einer wünschenswerten kritischen Distanz zur Stereotypie der festgefahrenen, verbitterten Einstellungen erschließen.

mik mitzuerleben, als wenn ich jemanden in aufgewühltem Zustand vor mir habe. Und es ist keineswegs leicht, verbitterten Menschen einerseits zu vermitteln, dass man sie aufgrund dessen, was sie in der Vergangenheit erlebt haben, mit ihrer Resignation gut verstehen kann, und andererseits auch mit dem Hinweis bei ihnen anzukommen, dass es vielleicht neben ihrem verfestigten negativen Schema auch die Chance gibt, sich für eventuelle positivere Erfahrungen in der Zukunft zu öffnen und ein dafür entsprechendes neues Schema zu entwickeln. In der Regel können sie sich allerdings erst für Neues öffnen, wenn sie sich hinsichtlich des Alten ausreichend verstanden fühlen.

Dann aber gibt es ein gutes Argument dafür, das Verbitterungsschema zu überwinden: »Denn nichts ist so verhängnisvoll wie der Glaube an das Verhängnis. Dieser macht einen zum Vollstrecker des Verhängnisses« (Koch 1998, 297). Mit anderen Worten: »Es gibt keine bessere Garantie fürs Scheitern, als von der Unmöglichkeit des Erfolgs überzeugt zu sein und es daher nicht einmal zu versuchen« (Tegmark 2014, 41). Aber für den Versuch, ein neues Schema potenzieller Chancen herauszubilden, spricht, was Viktor Frankl zu seinen Leidensgenossen sogar unter den extrem unmenschlichen Bedingungen des Konzentrationslagers sagte:

> Ich gab zu, daß jeder von uns sich beiläufig schon ausrechnen könne, wie gering die Wahrscheinlichkeit sei, zu überleben. Noch herrschte im Lager keine Fleckfieber-Epidemie; und trotzdem veranschlagte ich meine Aussicht, zu überleben, mit ungefähr fünf Prozent. Und sagte es den Leuten! Denn ich sagte ihnen auch, daß ich, für meine eigene Person, trotzdem nicht daran dächte, die Hoffnung aufzugeben und die Flinte ins Korn zu werfen. Denn kein Mensch wisse die Zukunft, kein Mensch wisse, was ihm vielleicht schon die nächste Stunde bringe. (1997, 131 f.)

Frankls engagierter und eindringlicher Appell an seine Leidensgenossen ist beispielhaft für etwas Grundsätzliches: Gleichgültig, wie eine betroffene Person das Verhältnis zwischen dem aktuellen schrecklichen Ereignis und ihren bisher etablierten Schemata auch konstruiert, braucht sie in vielen Fällen kompetente Unterstützung, um unter den verschiedenen Möglichkeiten der Verarbeitung die für sie zur gegebenen Zeit bestmögliche auszuwählen bzw. neu zu entwickeln. Dazu ist es zunächst nötig herauszufinden, welche bestehenden Schemata durch das belastende Ereignis angesprochen sind.

Im zweiten Schritt ist es sinnvoll zu eruieren, zu welchen intuitiven Verarbeitungsweisen die betroffene Person spontan neigt und wie sie ihre Schemata dabei gestaltet. An dritter Stelle bietet sich eine konstruktiv-kritische Abwägung der Vor- und Nachteile dieser spontanen Tendenzen an. Von da aus lässt sich dann überlegen, ob diese intuitiven Neigungen zur Konstruktion ihrer Schemata im besten langfristigen Interesse der Betroffenen liegen und ihnen für ihr weiteres Leben die gewünschten Glücksmöglichkeiten in befriedigender Quantität und Qualität erschließen, oder ob sie dazu geeignet sind, vermeidbares sekundäres Leid hervorzurufen und deswegen mögliche Alternativen zu erwägen sind.

John Dewey wird der folgende Aphorismus zugeschrieben:[94] »Wir lernen nicht aus Erfahrungen. Wir lernen aus dem Nachdenken über Erfahrungen.« Dies geschieht am besten im Dialog mit einem lebenserfahrenen, warmherzigen und differenzierten Gesprächspartner, der wertvolle Hilfe dabei leisten kann, dass Menschen nach schockierenden Erfahrungen ihre Schemata auf für sie möglichst günstige Weise verändern oder erneuern. Dabei ist es äußerst wichtig, dass diesem Gesprächspartner eines immer bewusst bleibt: Es geht an dieser Stelle nicht mehr hauptsächlich darum, welcher schockierenden Situation die betroffene Person ausgesetzt war (= das primäre Leid). Das ist und bleibt eine Tatsache, für die diejenigen Formen des Trostes angemessen sind, die ich in den ersten beiden Kapiteln beschrieben habe.

Aber in dem nun hilfreichen Gespräch geht es um die Frage, wie die Person das schlimme Erlebnis auf eine für sie selbst auch langfristig möglichst vorteilhafte Weise verarbeitet, d.h. wie sie damit auf der Ebene ihrer Schemata so umgeht, dass sich Hoffnung und sinnvolle Perspektiven für die Zukunft entwickeln können. Wenn sie auf diese Frage eine befriedigende Antwort findet, ist das für sie eine

94 Die Quelle ist unklar (vgl. Lagueux 2014).

zusätzlich tröstliche Erfahrung, die über die Bewältigung des ersten Schocks hinausgeht und für ihr weiteres Leben erhebliche Konsequenzen hat, weil so weiterem sekundären Leid vorgebeugt und vielleicht sogar einer weitergehenden Entwicklung der Weg bereitet wird.

Manchmal aber neigt eine Betroffene dazu, ihre Erfahrung auf eine für sie selbst ungünstige Weise zu verarbeiten, sodass damit die Grundlage für späteres sekundäres Leid gelegt wird. Ein wohlmeinender Gesprächspartner wird sich dem liebevoll, mit Taktgefühl und ausdauernd entgegenstellen.[95] Dann liegt der Ausgangspunkt für die tröstliche Erfahrung darin, eine Begleitung zu erleben, die den selbstdestruktiven Tendenzen der Betroffenen eine positive Alternative aufzeigt. Damit macht man sich, zumindest anfänglich, nicht unbedingt beliebt. Deshalb ist es wichtig, dass ein solcher freundlicher Widerspruch von einer tragfähigen persönlichen Beziehung gestützt ist.

Zwischen Wachstum und Überforderung

> Nach meiner ersten Krebserkrankung bekamen selbst die kleinsten Freuden im Leben eine besondere Bedeutung – einen schönen Sonnenuntergang zu sehen, eine Umarmung meines Kindes, ein Lachen mit Dorothy. Dieses Gefühl hat mit der Zeit nicht nachgelassen. Nach meiner zweiten und dritten Krebserkrankung sind die einfachen Freuden des Lebens allgegenwärtig und grenzenlos; ich liebe meine Familie und Freunde und genieße den Rest meines Lebens – ein Leben, das ich bestimmt nicht als selbstverständlich ansehe. (Jordan 2000, 216)[96]

So, wie Hamilton Jordan es in seinen Memoiren beschreibt, gibt es immer wieder Menschen, denen es gelingt, belastende Lebensereignisse und Krisen nicht nur so zu verarbeiten, dass sie ihr vorher

95 Dazu ist es notwendig, dass er bei allem Mitgefühl nicht konfluent wird.
96 Jordan, ein politischer Berater von Jimmy Carter, starb im Mai 2008 an seinen Krebserkrankungen.

erlebtes Gleichgewicht wiederherstellen, sondern auch so, dass sie gestärkt und positiv verändert aus ihnen hervorgehen, manche sogar bei erschreckenden medizinischen Diagnosen oder Prognosen.

Ein in psychotherapeutischen Kreisen berühmt gewordenes Beispiel dafür ist die Geschichte von Arnold Beisser. Er hatte als junger Mann eine steile Karriere als Tennisprofi gemacht und sich dadurch stark mit seiner physischen Kraft und Beweglichkeit identifiziert. Dann erkrankte er schwer an Polio, überlebte die Erkrankung nur knapp, blieb am ganzen Körper gelähmt und wurde vollständig pflegebedürftig. Er musste sich völlig neu erfinden, weil kaum eines seiner Schemata noch passte. Wie es ihm bei alledem ging, schilderte er später in seinem bewegenden Buch *Wozu brauche ich Flügel? Ein Gestalttherapeut betrachtet sein Leben als Gelähmter* (1997; engl.: *Flying without wings*, 1989). Er beschreibt darin anschaulich und überzeugend, wie er lernte, mit seinem Schicksal zu leben, und sagt zusammenfassend:

> Ein Jahrzehnt lang glaubte ich, meine Behinderung sei hoffnungslos. Ich konnte sie »lieben oder ertragen«, wie wir in der Grundschule sagten. Nun, ich habe sie gewiß nicht geliebt, aber ich konnte mir niemals vorstellen, was es heißt, sie »zu ertragen«. Ich habe sie widerwillig angenommen und versucht, das beste daraus zu machen. (1997, 135)

Er entdeckte dabei so viel Neues und Wertvolles für sich, dass er irgendwann an den Punkt kam, an dem er sagen konnte: »Wenn mich jemand fragen sollte, ob ich wieder unbehindert sein wollte, wäre meine erste Frage: ›Was müßte ich dafür aufgeben?‹« (a.a.O., 132). Eine seiner wichtigsten Erkenntnisse, nämlich den unermesslichen Wert enger persönlicher Beziehungen, teilte er in einem weiteren Buch mit, dessen Titel lautete: *The only gift: Thoughts on the meaning of friends and friendship*[97] (1991).

Jordan und Beisser sind keine Ausnahmen. Eine große Zahl von Menschen, die mit schlimmen Ereignissen und Schicksalsschlägen

97 Auf deutsch ungefähr: »Das einzige Geschenk, das es gibt – Gedanken zur Bedeutung von Freunden und Freundschaft.«

konfrontiert sind, finden Wege, damit so umzugehen, dass ihnen ihr Leben dennoch lebenswert und befriedigend erscheint. Diese Zahl scheint sogar größer zu sein, als im Allgemeinen vermutet wird. Das hat u. a. den folgenden Grund:

> Da das meiste psychologische Wissen über die Art und Weise, wie Erwachsene mit Verlusten oder potenziellen Traumata umgehen, von Personen stammt, die erhebliche psychologische Probleme hatten oder sich in Behandlung begeben haben, haben Theoretiker, die in diesem Bereich arbeiten, leider oft die allgemeine Belastbarkeit von Menschen unterschätzt und missverstanden. (Bonanno 2008, 101)

Anders gesagt: Der *richtige* Eindruck, den man an jener Stichprobe von Menschen gewonnen hatte, denen es weniger gut gelungen war, eine schockierende Erfahrung zu verarbeiten, wurde vielfach *irrtümlich* generalisiert und so gedeutet, als könne man die an dieser sehr *speziellen*, keineswegs repräsentativen Stichprobe erhobenen Befunde auf die *allgemeine* Bevölkerung übertragen.[98] Das ist – tröstlicherweise! – ein Trugschluss.

Viele Menschen können auch aus harten Schicksalsschlägen gesund hervorgehen oder sogar einen Gewinn für sich daraus ziehen. Das ist zwar prinzipiell keine neue Erkenntnis, wurde aber in der letzten Zeit im Zusammenhang mit der boomenden Literatur zum Thema »posttraumatische Belastungsstörungen« genauer erforscht, und zwar unter dem Stichwort »posttraumatisches *Wachstum*«[99] (vgl. Calhoun & Tedeschi 2006a; Zöllner et al. 2006) oder »posttraumatische *Reifung*« (vgl. Maercker 2009). Denn »Krisen zwingen

98 Dieser falschen Generalisierung unterliegen übrigens insbesondere Psychotherapeutinnen und Psychotherapeuten, weil sie von Berufes wegen hauptsächlich mit der erwähnten Stichprobe befasst und davon verständlicherweise besonders beeindruckt sind.

99 Bei dem Begriff »Wachstum« denkt man gewöhnlich an einen quantitativen Zugewinn an Höhe oder Volumen; daher ist er im psychologischen Zusammenhang problematisch. Gemeint ist ein psychischer Zugewinn an qualitativ wertvollen Erlebens- und Verhaltensweisen. »Der Ausdruck ›Wachstum‹ betont, dass sich die Menschen durch die Bewältigung des stressigen Ereignisses über ihr früheres Funktionsniveau hinaus entwickelt haben; sie erholen sich nicht nur von der Krise« (Zöllner & Maercker 2006, 334).

zur ›Ent-Identifizierung‹ mit dem, was wir bisher glaubten zu sein, und bedeuten somit zwangsläufig einen Veränderungsprozess.... In der Grenzsituation wird dem Menschen Wandlung möglich, eine grundsätzliche ›Kurskorrektur‹ also« (Vogel 2013, 71).

Mit anderen Worten: Unter dem Eindruck krisenhafter Erfahrungen sind Menschen dazu herausgefordert, ihre bestehenden Schemata dahingehend zu überprüfen, ob sie diese einer irgendwie gearteten Revision unterziehen oder ob sie sie mehr oder weniger unverändert aufrechterhalten wollen. Beides ist möglich und legitim, und was die beste Wahl ist, lässt sich letztlich nur daran messen, ob die Betroffenen in Zukunft »gegebene Glücksmöglichkeiten wegen ihrer eigenen ... Schemata ... wahrnehmen oder durch ihre ... Schemata ihr [zukünftiges] Unglück selbst erzeugen« (Grawe 1998, 341), weil sie mit ihnen der Befriedigung eigener Bedürfnisse im Weg stehen.

Auch wenn der Weg posttraumatischen Wachstums für die Betroffenen in aller Regel mühsam und oft auch langwierig ist, scheint er den meisten doch nach einiger Zeit zu gelingen. Jedenfalls sind die Statistiken ermutigend:

> Übersichten über empirische Studien deuten darauf hin, dass zwischen 75 % und 90 % der Betroffenen von positiven Auswirkungen berichten ..., und obwohl intensive Angst und posttraumatischer Stress unmittelbar nach den extremen negativen Ereignissen äußerst häufig sind, ist die Inzidenz einer stark beeinträchtigenden chronischen posttraumatischen Belastungsstörung (PTBS) relativ gering und betrifft etwa 5 % bis 15 % der betroffenen Bevölkerung ... Diese Zahlen negieren oder neutralisieren weder die Qualen und Agonie traumatischer Lebensereignisse noch die extremen psychologischen Herausforderungen, die sie darstellen. Sie sprechen aber für die reichen und bemerkenswerten Ressourcen, die Kreativität und den Erfolg von Menschen bei ihren Bemühungen, zu überleben, sich anzupassen und das Erlebte zu bewältigen. (Janoff-Bulman 2006, 82)[100]

100 Die beiden Stellen mit jeweils drei Pünktchen in diesem Zitat kennzeichnen längere Auslassungen. Im Original findet sich hier jeweils eine große Anzahl von Quellenverweisen zu Untersuchungen, mit denen Janoff-Bulman ihre Zusammenfassungen untermauert.

Solche Zahlen sind natürlich immer mit einem kritischen Blick zu betrachten. So beziehen sich die erwähnten Forschungsergebnisse vermutlich überwiegend auf Menschen, die im Erwachsenenalter *erstmalig* eine erschütternde Erfahrung gemacht haben. Mir ist jedenfalls nicht bekannt, ob in die Statistik Erwachsene einbezogen wurden, die zuvor schon (z. B. in der Kindheit) traumatisierende Erlebnisse gehabt hatten. Solche Vorschädigungen würden mit großer Wahrscheinlichkeit einen Einfluss auf die Prozentzahlen haben.[101]

Da sich die Untersuchungen vorwiegend auf Selbstauskünfte der teilnehmenden Personen stützen, ist auch nicht auszuschließen, dass darin ein unbestimmter Anteil von Angaben enthalten ist, die entweder auf Selbsttäuschung der Betroffenen oder auf der (bewussten oder unbewussten) Absicht beruhen, sich in einem positiven Licht darzustellen. Zöllner et al. verweisen auf Beispiele wie das von einer

> Person, die gerade einen schweren Schicksalsschlag erlebt hat [und] mit leidgeprüftem und schmerzvollem Gesichtsausdruck verkündet, dass die Erfahrung sie nicht ärmer, sondern persönlich reicher und reifer gemacht habe. Dieses Beispiel von »Pseudo-Reifung« mag auch ein Produkt der »Tyrannei des positiven Denkens« sein, die insbesondere mit dem »Wachstumsgedanken« in esoterisch angehauchten Kreisen verbreitet ist und auf Betroffene erheblichen Druck ausüben kann. (2006, 40)

101 Damit ist nicht gesagt, *in welche Richtung* ein derartiger Einfluss wirken könnte. Einerseits können Vorbelastungen zu einer größeren Vulnerabilität führen, wie man vermuten würde und wie auch viele Untersuchungen belegen; wenn eine Traumatisierung *entweder* in der Kindheit *oder* im Erwachsenenalter entsteht, steigt z. B. die Neigung zu chronischen Schmerzen kaum an; wenn aber in *beiden* Lebensphasen stark belastende Ereignisse stattfinden, wächst die Tendenz zu chronischen Schmerzen deutlich (vgl. Raphael & Widom 2011). Andererseits können frühere Traumata aber auch zu einer größeren Resilienz beitragen (vgl. z. B. Dienstbier 1989). Ob Menschen sich in die eine oder andere Richtung entwickeln, hängt vermutlich davon ab, was zwischen den Ereignissen auf der Ebene ihrer Schemata passiert.

Auch wenn sich solche und weitere methodische Einwände[102] gegen die genannten Prozentangaben erheben lassen, liegen die Zahlen doch in einem so hohen Bereich, dass sich das relativ häufige Vorkommen posttraumatischer Wachstumsprozesse nicht prinzipiell bestreiten lässt. Das kann ich aus meiner Praxiserfahrung heraus bestätigen: Ich kenne eine recht hohe Anzahl von Klientinnen und Klienten, die – zumindest mit psychotherapeutischer Unterstützung – aus einer ernsten Krise gestärkt und gereift hervorgegangen sind und aus meiner Sicht die erwähnten Untersuchungsergebnisse im Grundsatz bestätigen. Dem möchte ich hinzufügen: Es wäre meines Erachtens ein Ausdruck professioneller Arroganz, zu meinen, dass derartige Entwicklungen *nur* mit Hilfe von Therapeutinnen oder Therapeuten eintreten könnten. Sensible und klarsichtige Freunde, Partnerinnen oder Verwandte können sicher gleichwertige Hilfe leisten.

Was die »Tyrannei des positiven Denkens« betrifft, die »auf Betroffene erheblichen Druck ausüben kann« (Zöllner et al., a. a. O.), haben wir es allerdings mit einer Gefahr zu tun, die gerade dann nicht zu unterschätzen ist, wenn es – wie in meinem hier vorliegenden Textabschnitt – um die Beobachtung geht, dass Menschen auch an großem Leid wachsen und ihre Lebensqualität dadurch sogar auf eine Ebene bringen können, die ihnen nicht nur eine umfassendere Befriedigung wichtiger Bedürfnisse ermöglicht, sondern durch die sie sich wesentlich bereichert und gereift fühlen. Diese Gefahr liegt in dem problematischen Einfluss, den die Dimension sozialer Erwünschtheit auf die Betroffenen dahingehend ausüben kann, dass sie sich darum bemühen, ihre Bezugspersonen möglichst nicht zu lange mit ihrem Leid zu belasten, und daher meinen, so tun zu müssen, als hätten sie es schon hinter sich gelassen, obwohl sie eigentlich auf weiteren Trost angewiesen wären.

---

102 So lässt sich z. B. die Abwesenheit von »Kontrollgruppen« bemängeln: Man kann zwar im Rückblick feststellen, dass posttraumatische Reifung in der Tat stattfindet, man weiß deswegen aber nicht, ob die Menschen, die sie zeigen, nicht auch *ohne* die erschütternde Erfahrung wichtige Wachstumsschritte gemacht hätten. Jayawickreme und Blackie (2014) haben aus diesen Gründen das Design für eine prospektive Studie vorgeschlagen, das sie für eine methodisch zuverlässigere Grundlage weiterer Forschung zu dieser Frage halten.

Dabei ist auch Folgendes zu berücksichtigen: Je mehr die Betroffenen sich noch in einem erschütterten Zustand befinden, desto empfänglicher sind sie verständlicherweise für jede Form sozialen Drucks, und sei er auch nur subtil. Und das gilt unabhängig davon, ob dieser nun von den Bezugspersonen ausgeht oder ob sie dies nur vermuten (oder eine Kombination von beidem). Solange ihnen noch keine revidierten Schemata eine eigene, neue Orientierung bieten – Campbell et al. nennen diesen Zustand »Skriptlosigkeit« (2004, 24) –, sind sie den Einflüssen ihrer unmittelbaren sozialen Umgebung sehr viel stärker ausgesetzt als in ›normalen‹ Lebenslagen; eventuell fühlen sie sich in ihrer Hilfsbedürftigkeit sogar darauf angewiesen, sich an anderen zu orientieren.

Wenn sie sich nun mit der Erwartung konfrontiert sehen, möglichst bald wieder reibungslos zu funktionieren, sind sie neben der schon erläuterten Herkulesaufgabe, vor der sie ohnehin schon stehen, einer zusätzlichen Anforderung ausgesetzt, die überdies auch noch mit Zeitdruck verknüpft ist. Das ist auf jeden Fall mehr, als sie gleichzeitig schaffen können, und dürfte nur zu weiterem Stress führen. Sich selbst und anderen vorzumachen, sie hätten ihre Erschütterung erfolgreich überwunden, wäre dann ein adäquates Mittel, diesen Druck zu reduzieren, wenn auch um den Preis, dass damit eine nachhaltige Verarbeitung eher behindert würde. Nimmt man die genannten Aspekte zusammen in den Blick, wird verständlich, warum posttraumatisches Wachstum von Andreas Maercker und Tanja Zöllner als ein »Janus-gesichtiges« Phänomen bezeichnet wird, das

> sowohl eine konstruktive, selbst-transzendierende Seite … als auch eine selbsttäuschende, illusorische Seite hat. Die konstruktive Seite kann unkompliziert sein und mit funktionaler Anpassung oder funktionaler kognitiver Umstrukturierung in Einklang gebracht werden, während die selbsttäuschende Seite mit Verleugnung, Vermeidung, Wunschdenken, Selbstkonsolidierung oder Beschönigung verbunden sein kann. (2004, 43)[103]

103 Bei diesen beiden Seiten handelt es sich letztlich wieder um die Vor- und Nachteile, die ich weiter oben schon anhand schematheoretischer Überlegungen erläutert habe.

Doch »ein Trauma überlebt zu haben reicht als Leistung aus. Betroffene sollten sich nicht unzulänglich fühlen oder schämen müssen, wenn sie nicht in der Lage sind, ›Positives aus ihrem Trauma zu ziehen‹« (Zöllner et al. 2006, 45). Manche von ihnen streben allerdings einen solchen Lerneffekt aus eigener Motivation an, und zwar nicht unbedingt, weil sie sich sonst ungenügend fühlen würden, sondern weil es ihrem Wunsch nach Sinnhaftigkeit dient, gestärkt aus ihrem Leiden hervorzugehen, nachdem es schon nicht zu verhindern war. Sie sagen dann z. B.: »Ich möchte dergleichen zwar nie wieder erleben, aber zu irgendetwas soll es wenigstens gut gewesen sein.«

Dazu noch ein letzter Punkt: Wenn es einem Menschen gelungen ist, seine schockierende Erfahrung zur Grundlage für die Entwicklung neuer Schemata und für Reifungsprozesse zu machen, die für ihn wertvoll sowie möglicherweise gelegentlich beglückend sind, heißt das in aller Regel nicht, dass er damit ein für alle Mal den mit der Erfahrung verbundenen Schreck, die Trauer oder die Erschütterung hinter sich gelassen hätte. Vielmehr ist es meist so, dass die Nachwirkungen des schlimmen Erlebnisses mit den dazugehörigen Gefühlen *neben* den daraus hervorgehenden Wachstumsschritten mit ihren ganz anderen emotionalen Qualitäten spürbar bleiben und beide über längere Zeit hinweg im Sinne von Vordergrund-Hintergrund-Wechseln alternieren. Posttraumatisches Wachstum bedeutet also keineswegs, dass mit ihm alle aus der Traumatisierung hervorgegangenen Einschränkungen der Vergangenheit angehörten.[104] Man sollte die Betroffenen also auch nicht mit der Erwartung belasten, ab einem bestimmten Zeitpunkt sollte alles ›abgeschlossen‹ und gut sein.

Nachdem ich nun hoffentlich deutlich genug darauf hingewiesen habe, wo die möglichen Fallstricke im Kontext mit dem Konzept posttraumatischen Wachstums liegen, möchte ich dazu übergehen

---

104 Darauf weist auch eine empirische Untersuchung hin: »Praktisch alle Teilnehmer an der Studie berichteten über negative Folgen ihrer Traumata; 60 % nahmen auch positive Auswirkungen wahr. Wenn Menschen Vorteile wahrnehmen, scheinen sie die Schwierigkeiten nicht zu leugnen« (Tedeschi & Calhoun 1996, 468).

zu beschreiben, worin solche *»stressbezogenen«* Reifungsprozesse bestehen können, wie Zöllner und Maercker (2006, 335) vorziehen zu sagen, um den Begriff des Traumas nicht überzustrapazieren. Allein das Wissen über positive Entwicklungsmöglichkeiten kann, wenn es einigermaßen frei von präskriptiven Erwartungen und illusionärem Wunschdenken ist, für sich genommen schon tröstlich sein. Denn es macht alle, die mit einer erschütterten Person zu tun haben (einschließlich sie selbst), darauf aufmerksam, dass der erlebte Aufruhr nicht endlos andauern muss und trotz allen Leids letztlich auch etwas Positives daraus hervorgehen kann. Zusammenfassend könnte man etwa sagen:

> Die Erfahrung traumatischer Lebensumstände erzeugt in der Regel Verzweiflung, erschüttert das Verständnis der Menschen von der Welt, macht ihnen die eigene Verletzlichkeit und den Mangel an Macht und Kontrolle deutlich und konfrontiert sie mit ihrer Sterblichkeit. Diese Störungen und Konfrontationen sind in der Regel nicht angenehm, aber sie können zu einem reicheren und mit mehr Sinn erfüllten Leben führen. (Calhoun & Tedeschi 2006b, 8)

Erzählte Geschichte

Mit zunehmendem zeitlichem Abstand zu ihrer schockierenden Erfahrung entwickeln manche Betroffene ein mehr oder weniger ausgeprägtes Bedürfnis, anderen, natürlich besonders vertrauten Menschen, das Erlebte mitzuteilen. »Der Wunsch, anderen wie auch sich selbst ›Geschichten‹ über das Geschehene und dessen Auswirkungen zu erzählen, ist ziemlich weit verbreitet« (Meichenbaum 2006, 355). Über alles Schreckliche zu sprechen, kann jetzt sehr erleichternd sein und ist deswegen zu begrüßen und zu fördern. Einige Menschen haben den Wunsch, das sogar mehrfach und ausdauernd zu tun, möglicherweise sogar gegenüber demselben Zuhörer, z. B. einem guten Freund oder einem Partner, denn Aufmerksamkeit und Mitgefühl für ihre Geschichte zu erfahren tut ihnen gut, wie sie intuitiv spüren. »Personen, die Opfer von Gewalt waren und über diese Erfahrung schwiegen, hatten eine deutlich höhere Wahrscheinlichkeit negativer gesundheitlicher Auswirkungen als diejenigen, die offen mit anderen darüber sprachen« (Pennebaker & Chung 2011, 418).

Betroffenen ruhig, geduldig und anteilnehmend zuzuhören, hat eigentlich immer eine tröstliche Wirkung; das weiß eigentlich fast jede und jeder und tut es im Prinzip gerne, weil es auch dem empfundenen Mitgefühl und dem eigenen Wunsch entspricht, leidende Menschen zu unterstützen. Dessen ungeachtet kann das starke Mitteilungsbedürfnis solcher Menschen, wenn es sich in vielen Wiederholungen äußert, für die anteilnehmenden Zuhörer belastend sein, und zwar nicht nur, weil sie auf diese Weise immer wieder zu Zeugen des schlimmen Ereignisses werden, sondern auch, weil sich mit zunehmender Häufigkeit das Empfinden einer »psychischen Sättigung« einstellen kann. Das macht sich so bemerkbar, dass sie – trotz ihres ursprünglichen Interesses – irgendwann an eine Grenze kommen und denken: »Das habe ich jetzt schon x-mal gehört. Warum immer noch einmal und noch einmal?« Gerade weil sie sich aber gerne unterstützend verhalten wollen, geraten sie damit in ein Dilemma.

Nachdem Sandra wieder ein bisschen Mut gefasst hat und sich vorstellen kann, vielleicht noch einmal schwanger zu werden, will sie versuchen, mit Tim wieder mehr in Kontakt zu kommen. Sie probiert es, indem sie ihm von den Blutungen und der Situation im Krankenhaus erzählt. Tim hört ihr auch zu und meint: »Ich denke, das war wirklich eine schlimme Situation, aber jetzt ist sie ja vorbei.«

Da Sandra mitbekommt, dass er ihr zugehört hat, aber sie sich nicht so richtig gesehen fühlt, erzählt sie ihm die gleiche Geschichte zwei Tage später noch einmal. Und wieder ein paar Tage später erneut. Diesmal reagiert Tim etwas unwirsch: »Das hast du mir doch jetzt schon ein paar Mal erzählt. Ich mag es nicht mehr hören. Es muss doch jetzt endlich mal vorbei sein.«

Sandra fühlt sich zurückgewiesen und unter Druck gesetzt. Sie hat den Eindruck, sie darf nicht so fühlen, wie sie fühlt. Von sich selbst denkt sie zwar, dass sie schon einiges verarbeitet hat durch die Gespräche mit ihren Freundinnen und ganz besonders durch die Erinnerungen an ihre Oma und die Gedanken, die dadurch ausgelöst wurden. Eigentlich fühlt sie sich schon ein bisschen stärker. Aber mit Tims Verhalten kann sie nicht umgehen und zieht sich wieder aus dem Kontakt mit ihm zurück.

Die wohlwollenden Zuhörer können dann Unterstützung beim Umgang mit diesem Sättigungsphänomen gut gebrauchen. Bei dem Gestaltpsychologen Kurt Lewin, der sich mit diesem Phänomen intensiv beschäftigt hat, kann man dazu ein paar nützliche Anregungen finden. Zunächst ist es wichtig, sich das *Bedürfnis* eines Zuhörers zu vergegenwärtigen, sich dem Menschen in Not aufmerksam zuzuwenden. Es beruht in der Regel auf persönlicher Zuneigung und einem mitfühlenden Engagement für die leidende Person. Die Echtheit dieses Bedürfnisses sollte weder er selbst noch irgendjemand anders anzweifeln, wenn er es einmal mühsam findet, weiterhin zuzuhören. Vielmehr ist es hilfreich, sich vor Augen zu halten, dass es sich dabei um einen völlig normalen Prozess handelt: »In Bezug auf alle oder fast alle Bedürfnisse lassen sich die Zustände des Hungers, der Sättigung und Übersättigung unterscheiden« (Lewin 1963, 314).

Wenn das Interesse des Zuhörers nach einigen Wiederholungen nachlässt, ist das folglich *kein* Zeichen dafür, dass er prinzipiell nicht mehr den Wunsch hätte, dem Leidenden seine Aufmerksamkeit zu schenken, sondern nur ein Indiz dafür, dass dieses Bedürfnis gerade *gesättigt* ist. Und wie man aus vielen ganz anderen, alltäglichen Zusammenhängen weiß: »Ein gesättigtes oder übersättigtes Bedürfnis kehrt oft in den Hungerzustand zurück, nachdem einige Zeit verstrichen ist« (a.a.O., 316). Der mitfühlende Zuhörer könnte sich also eine Pause nehmen, in der er sich mit ganz anderen Dingen beschäftigt. Danach kann er dann meist auch wieder gut zuhören.

Ein anderer Aspekt spielt eine zusätzliche Rolle: »Sättigung kann in einer Situation auftreten, in welcher die gleiche Handlung immer und immer wiederholt wird, d.h. wenn bestimmte Bereiche der Person in einem mehr oder weniger *konstanten Zustand* gehalten werden« (a.a.O., 357 – H.d.V.). Das längere Aufrechterhalten des subjektiven Zustands, in dem der Zuhörer sich befindet, ist also ein wichtiger Faktor, der zu seiner Ermüdung und Sättigung beiträgt. Es liegt daher nicht zwingend an der Wiederholung der Erzählung durch denjenigen, der sich mitteilen möchte. Das ist eine wichtige Unterscheidung, aus der sich ableiten lässt, dass nicht unbedingt oder zuerst die schockierte Person etwas ändern müsste, sondern dass die zuhörende selbst etwas für sich tun kann. Die Letztere kann sich fragen, wie sie ihren persönlichen Zustand so ändern könnte, dass ihr ursprüngliches Bedürfnis zuzuhören wieder spürbar werden kann.

Oft helfen hier ganz einfache Dinge. So kann man das Gespräch z.B. unter anderen körperlichen Umständen und in einer anderen Situation fortsetzen, anstatt sich weiterhin gegenüberzusitzen. Jede Form von Bewegung, z.B. ein gemeinsamer Spaziergang[105], ist dabei nützlich, denn sie verändert den subjektiven Zustand schnell und zuverlässig. Ähnliches gilt für den Wechsel des Aufenthaltsortes und andere Veränderungen der Situationsbedingungen, und sei es nur das Aufsuchen eines anderen Zimmers. Aber auch etwas völlig anderes, wie etwa eine gemeinsame Fahrradtour oder Bootsfahrt, kann helfen. Hierzu können die Beteiligten sich alles Mögliche einfallen lassen, worauf sie Lust haben.[106] Ausschlaggebend dabei ist: »Das Einbetten der Tätigkeit in ein anderes psychologisches Ganzes, wodurch die Bedeutung verändert wird, hat auf die Sättigung praktisch die gleiche Wirkung wie der Wechsel zu einer anderen Tätigkeit« (a.a.O., 315). So lassen sich das Bedürfnis der einen Person, sich mitzuteilen zu wollen, und das der anderen, gut zuhören zu können, unter einen Hut bringen.

Ein weiterer Anlass für das Auftreten psychischer Sättigung liegt selbstverständlich auch darin, dass – unter rein inhaltlichem Blick-

105 Dieser sollte vorzugsweise in einer *natürlichen* Umgebung stattfinden (vgl. Kapitel 2).

106 Natürlich ist es immer nötig, die Rahmenbedingungen so zu gestalten, dass für die sich mitteilende Person hinreichende Sicherheit und Diskretion gewährleistet sind.

winkel betrachtet – eine Wiederholung und noch eine Wiederholung bezüglich der geschilderten Fakten keine neuen Informationen mehr mit sich bringt; auch von daher wird die gelegentliche Ungeduld beim Zuhörer verständlich. Da kann es helfen, sich das Folgende zu vergegenwärtigen: Die Informationsübermittlung ist in vielen Fällen nur *einer* von vielen Zwecken, die die betroffene Person mit ihren Erzählungen verfolgt, und sie ist oft nicht einmal der wichtigste. Deshalb ist die erneute Mitteilung nicht sinnlos oder redundant, denn mit der Erzählung stimuliert die betroffene Person bei ihrer Zuhörerin eine bildhafte, plastische Vorstellung von dem schlimmen Ereignis, von der sie annehmen kann, dass dadurch bei der zuhörenden Person auch Anteilnahme und Mitgefühl hervorgerufen werden. Das wiederum begünstigt die wohltuende Erfahrung von Resonanz und Verbundenheit.

Im Zusammenhang mit jenen Schemata, deren Selbstverständlichkeit ins Wanken gekommen ist – »Das kann doch nicht wahr sein!« –, erfüllt die wiederholte Schilderung des traumatischen Geschehens zusätzlich die Funktion, die Realität des Erlebten zu affirmieren. Die Betroffene sagt damit sozusagen immer wieder zu sich selbst: »Ja, so war es!« Und in der Resonanz ihrer Zuhörerin erkennt sie die Botschaft: »Ich glaube dir, und ich sehe, wie schlimm es für dich war.«[107] Sie versichert sich so nicht nur der Berechtigung ihrer Gefühle, sondern zusätzlich der Tatsächlichkeit des Erlebten, das im Widerspruch zu ihren bisherigen Glaubenssätzen steht. Auf diese Weise arbeitet sie – entgegen ihren eigenen Verleugnungstendenzen – daran, ihre Schemata so zu modifizieren, dass die neue Realität mit Hilfe der bestätigenden Zeugenschaft der Zuhörenden darin Platz finden kann.

Das Formulieren und das Mitteilen der relevanten Erfahrungen haben auf diese Weise einen *gestaltenden* Charakter sowohl bezüglich der Schemata als auch hinsichtlich der geschilderten Erinnerungen; er hängt mit den oben beschriebenen Prozessen der Akkommodation und der Assimilation zusammen. Darin zeigt sich die wichtigste Entdeckung des schon erwähnten Frederic Bartlett: Er

107 Es kann auch nicht schaden, ihr diese Botschaft *explizit* zu geben.

wies experimentell nach, dass Erinnerungen nicht statisch sind, sondern sich im Laufe der Zeit sowie in Abhängigkeit von den sozialen Situationen, in denen sie erzählt werden, *verändern*. Denn das menschliche Gedächtnis ist keineswegs so konstruiert wie »ein Lagerhaus[108] …, in dem Dinge in der Hoffnung aufbewahrt werden, dass man sie bei Bedarf in genau dem Zustand wiederfindet …, in dem sie sich beim ersten Einlagern befanden« (Bartlett 1932/1995, 200). Erinnerungen und Erzählungen wandeln sich im Laufe der Zeit und unter den Bedingungen der Situationen, in denen sie aktualisiert und mitgeteilt werden. Das ist wichtig, denn selbstverständlich ist es »nicht nur die Gelegenheit, seine Geschichte zu erzählen, sondern auch die Art und Weise, wie man die Art des Geschichtenerzählens im Laufe der Zeit verändert, die den Anpassungsprozess beeinflusst« (Meichenbaum 2006, 362).

Die in einem gegebenen Moment dominanten Bedürfnisse sowie die jeweiligen Personen, an die man sich mit einem Narrativ adressiert und die auf ihre spezielle Art nonverbal und verbal darauf reagieren, beeinflussen die Form der erzählten Geschichte immer ein bisschen. Gerade nach traumatischen Erlebnissen, die den Glauben der Betroffenen in die Vertrauenswürdigkeit oder Zuverlässigkeit anderer Menschen stark erschüttert haben, kann das beständige und wohlwollende Zuhören eines liebevollen Begleiters einen positiven Einfluss auf das Narrativ ausüben. Während es erwartungsgemäß primär von negativen Erfahrungen mit anderen erzählt, kann es sich allein durch die Präsenz eines zugewandten Begleiters verändern, der durch sein mitfühlendes Zuhören zum Inhalt des Narrativs im Gegensatz steht. Oftmals vollziehen sich derartige Modifikationen der erzählten Geschichte von den Beteiligten fast unbemerkt, aber stetig von Mal zu Mal weiter. Deswegen muss sie, insbesondere wenn die geschilderten Begebenheiten sehr befremdlich waren, *wiederholt* erzählt werden.

Aber »jeder Versuch, menschliches Leben in Form einer Erzählung darzustellen, wird es unvermeidlich verändern, da der Erzähler den

108 Heute würde man wohl stattdessen die Metapher von einer Festplatte verwenden.

Lebensereignissen zwangsläufig eine Ordnung auferlegen wird, die sie nicht besaßen, während sie gelebt wurden« (Zahavi 2010, 5). So wächst bzw. reift der Erzähler mit jedem Mal, weil er seine Geschichte in *seine* Worte fasst, ihr *seine* Struktur gibt und sie so zu seiner *eigenen* macht. Er erobert sich mit der Unterstützung, die er dadurch erfährt, dass der Zuhörer sich aktiv dafür engagiert, ihn zu verstehen, einen Teil der Kontrolle (»Verstehbarkeit« und »Handhabbarkeit«) über sein Leben und sein Gefühl von Selbstwirksamkeit zurück.

> Im Sprechen geben Sprechende … etwas zu verstehen, das durch die aktive Aufnahme des Gegenübers auch für sie selbst verstehbar wird: Verstehen findet nicht nur auf der Seite des Zuhörers statt, sondern auch auf der Seite des Sprechers, indem er sich an den Anderen richtet. (Bertau 2011, 240 – H. i. O.)

Das ist heilsam und umso wichtiger, je extremer die schockierende Erfahrung für ihn war und je weniger er sie als selbst gewählt empfunden hat.[109] Denn

> über ein katastrophales Ereignis zu sprechen, bietet im Gegensatz zu Erinnerungen, die sich unwillkürlich aufdrängen, die Möglichkeit, Passivität in Aktivität zu verwandeln. Indem wir eine Erfahrung nacherzählen, rufen wir sie willentlich wieder wach. Erzählen ist also wie ein Spiel[110], bei dem man die Kontrolle über die Wiederholung eines Ereignisses übernehmen kann, das bei seinem ersten Auftreten dem eigenen Willen zuwiderlief. (Wolfenstein 1998, 139)

Selbstverständlich entsprechen solche Narrative und deren kontinuierliche Revisionen den Bedürfnissen und Maßstäben dessen, der die Geschichte erzählt. Sie sind darum keineswegs willkürlich, sondern orientieren sich an der »narrativen Wahrheit« der betreffenden Person; und die ist immer subjektiv und stimmt nicht mit einer fikti-

---

109 Das zuletzt Genannte ist eigentlich immer der Fall.

110 Wenn man den Kontext kennt, aus dem dieses Zitat stammt, ist klar, dass das Wort »Spiel« hier nicht verharmlosend gemeint ist.

ven »*historischen* Wahrheit« überein (vgl. Spence 1982). Sie ist immer eine *Interpretation* dessen, was ›wirklich‹ passiert ist. Aber eine Wirklichkeit außerhalb der Subjektivität der Betroffenen gibt es nicht; sie reagieren nie auf »objektive Tatsachen« (Schmitz), sondern immer auf ihre persönliche Auffassung von den Ereignissen. Insofern kann es auch nicht darum gehen, sie nach scheinbar ›objektiven‹ Maßstäben von richtig oder falsch zu beurteilen. Die subjektive Interpretation des Erlebten, die »*narrative* Wahrheit« (Spence), ist vielmehr genau das, was es anzuerkennen gilt, wenn man einen Beitrag zum Trost der Betroffenen leisten möchte. Denn um mit meiner leidvollen Erfahrung »als Subjekt voll respektiert zu werden, brauche ich von anderen die Anerkennung der Art von Person, *die ich nach meiner eigenen Interpretation bin*« (Christman 2009, 194 – H. i. O.).

Tim spürt immer stärker, dass ihm die Verbindung mit Sandra entgleitet. Er hatte sich so viel Mühe gegeben, alle Verzweiflung und Hoffnungslosigkeit abzuwenden, Sandra Mut zu machen und die Fehlgeburt nicht zu wichtig zu nehmen. Aber sein Eindruck ist, er hat nichts erreicht, oder sogar noch weniger. Sandra wirkt abwesend im Kontakt mit ihm und entzieht sich seinen Annäherungsversuchen. Manchmal fühlt auch er sich richtig verzweifelt. Aber er liebt Sandra doch, und es müsste doch einen Weg geben.

Da er das Gefühl hat, alleine nicht mehr weiterzukommen, obwohl er das eigentlich von sich erwartet, beschließt er, in den ›sauren Apfel‹ zu beißen und sich Unterstützung zu holen. »Wer käme denn dafür in Frage?« Er entscheidet, irgendein Berater oder Therapeut wäre nicht das Richtige für ihn. »Aber Marias Mann, David, der ist doch Psychologe, aber er ist auch so etwas wie ein Freund, vielleicht frage ich ihn.«

Zwei Tage später verabreden sich die beiden auf ein Bier. »David, ich weiß nicht mehr weiter. Sandra zieht sich völlig von mir zurück, seit sie diese Fehlgeburt hatte. Fehlgeburten sind doch relativ häufig, und das sagt doch gar nichts drüber aus, dass eine neue Schwangerschaft wieder so verlaufen muss. Aber alle rationalen Argumente prallen an Sandra ab. Sie zieht sich in sich zurück und oft geht sie auch einfach in ein anderes Zimmer.«

»Ich vermute, sie fühlt sich in ihrem Kummer von dir allein gelassen. Mit deinen vernünftigen Aussagen hast du ja recht, aber du siehst ihre emotionale Situation nicht.«

Darauf erwidert Tim: »Doch, die sehe ich wohl, sie weint jetzt zwar nicht mehr so viel wie vor einiger Zeit, aber sie wirkt hoffnungslos und traurig. Und da muss ich ihr Mut machen, sonst wird das doch alles noch viel schlimmer.«

»Nein«, antwortet David, »sie braucht zuerst einmal, dass du mitfühlst.«

»Was meinst du damit?«

»Dass du ihr zuhörst, wenn sie sprechen mag, ihre Hand hältst, wenn sie weint. Ihr mitteilst, dass es wirklich eine schmerzhafte Situation ist«, sagt David.

Tim schaut ihn überrascht und zweifelnd an: »Und das soll helfen?«

»Ja«, antwortet David, »zuallererst braucht ein Mensch, der einen Verlust erlitten hat, dass jemand einfach nur bei ihm und für ihn da ist, manchmal zunächst auch ohne Worte, vielleicht mit einer zarten Berührung. Und später, dass man ihm zuhört, ohne etwas dagegenzusetzen, selbst wenn die Aussagen übertrieben erscheinen. Du könntest Sandra von deinen Gefühlen erzählen, du warst ja sicherlich auch betroffen und traurig.«

»Das stimmt«, antwortet Tim, »aber das habe ich vor ihr versteckt. Also nicht mit Optimismus und guten Ratschlägen?«

»Richtig! Ich könnte mir vorstellen, dass es Sandra erreicht, es aber dennoch schwierig für sie ist, sich dir anzuvertrauen, da sie von euren bisherigen Gesprächen frustriert war. Ich weiß aber von Maria, dass Sandra Tagebuch geschrieben hat. Maria hat das auch getan, als sie die Fehlgeburt hatte. Und sie hat mir dann einige Passagen zu lesen gegeben. Das hat mir damals sehr geholfen, ihren Gefühlszustand besser nachzufühlen.«

Tim schaut sehr nachdenklich: »Das muss ich erst einmal auf mich wirken lassen, David. Aber danke.

Hmh, du bist ja der Fachmann. Da habe ich wohl einiges falsch

gemacht. Aber wie kann ich das jetzt noch ändern? Sie mag ja gar nicht mehr mit mir über diese Sache sprechen.«
Die beiden sitzen noch ein Weilchen zusammen, trinken ihr Bier und sprechen über dies und das. David hat dabei den Eindruck, dass Tim noch mit dem vorherigen Gespräch beschäftigt ist.

Expressives Schreiben

Interessanterweise gibt es auch eine Form des Erzählens, die nachweislich positive Rückwirkungen auf den Erzähler hat, obwohl er sich dabei an kein Gegenüber im üblichen Sinne wendet und deshalb auch keine direkte persönliche Resonanz oder Bestätigung bekommt. Ich spreche vom Schreiben eines Tagebuchs, das manchmal auch »expressives Schreiben« genannt wird. Es ist allen Betroffenen zu empfehlen, sobald ihre Erschütterung so weit abgeklungen ist, dass sie sich dazu in der Lage fühlen; in Extremfällen kann das ein oder zwei Monate dauern. Dabei geht es allerdings um eine *zusätzliche* Maßnahme. Zuerst und am wichtigsten ist und bleibt es, sich persönlichen Kontakt mit mitfühlenden anderen Menschen zu verschaffen. Für Menschen, die keine Gelegenheit oder – möglicherweise aus Scham (vgl. Kapitel 1) – nicht den Mut finden, sich an andere zu wenden, kann diese im Allgemeinen zweitrangige Maßnahme an erste Stelle treten und nicht nur eine Ergänzung, sondern sogar einen sinnvollen und wirksamen Ersatz für das persönliche Gespräch bieten. Denn »das Schreiben garantiert den Betroffenen ihre Privatsphäre und gibt ihnen die Freiheit, sich ohne Rücksicht auf die Reaktion eines anderen auszudrücken« (Spera et al. 1994, 724).

Dabei wird die leidende Person selbst zu derjenigen, an die sie sich wendet, denn beim Tagebuchschreiben ist der Erzähler selbst zugleich der Adressat. Was er in sein Tagebuch schreibt, ist *seine eigene* Geschichte, die er *sich* erzählt.[111] Und was er in seinem Tagebuch

111 Über die Wirkungen der selbstreflexiven Perspektive habe ich auch schon in Kapitel 2 einiges geschrieben.

lesen kann, nachdem er hineingeschrieben hat, ruft eine Wirkung in ihm hervor, die er aus der Perspektive des Lesers und Interpreten seiner Geschichte, aus der ›zweiten Reihe‹ heraus, erlebt. Aus dieser Perspektive heraus kann er dann – sozusagen als *Alter Ego* – zu der zuvor selbst verfassten Erzählung der eigenen Geschichte, die ihm nun in Schriftform von außen gegenübertritt, Stellung nehmen.

Das ›Selbstgespräch‹, das sich daraus ergibt, muss nicht verbal ausformuliert werden. Es kann sich aber z. B. in der Form manifestieren, dass die Person, die in ihr Tagebuch schreibt, ihren zuletzt verfassten Absatz vor dem Weiterschreiben noch einmal kurz überfliegt und dabei Ideen für den folgenden Absatz bekommt. In diesen fließen somit Gedanken ein, die aus der mehr oder weniger bewussten Reflexion des soeben gelesenen Textes erwachsen und ihn ergänzen oder auch korrigieren können. Ein solches ›Selbstgespräch‹ kann sich selbst stimulieren und dadurch fortsetzen, sodass das Tagebuchschreiben zu einem sehr fruchtbaren Prozess wird. Sehr wichtig ist dabei aber, dass die schreibende Person darauf achtet, nicht nur Sachverhalte (»objektive Tatsachen«) zu beschreiben, sondern auch ihre diesbezüglichen *Gedanken und Gefühle*.

Der Sprach- und Sozialpsychologe James Pennebaker hat hierzu bahnbrechende Forschungen betrieben; eine Übersicht und praktische Anleitungen findet man in seinem Buch *Heilung durch Schreiben – Ein Arbeitsbuch zur Selbsthilfe* (2010). In vielen Studien konnten er und andere feststellen, »dass es zu einer gesundheitlichen Verbesserung der sozialen, psychologischen, verhaltensmäßigen und biologischen Funktionsfähigkeit führen kann, wenn Menschen über ihre emotionalen Erschütterungen schreiben« (Pennebaker & Chung 2011, 418). Die Teilnehmerinnen und Teilnehmer an Pennebakers Untersuchungen »– von Kindern bis zu älteren Menschen, von Studenten bis zu Strafgefangenen in Hochsicherheitsgefängnissen – schrieben über eine bemerkenswerte Bandbreite und Tiefe traumatischer Erfahrungen. Verlorene Lieben, Todesfalle, Vorfälle von sexuellem und körperlichem Missbrauch und tragische Unfälle waren die Themen in allen Studien« (Pennebaker 1997, 162).

Baikie und Wilhelm geben eine Übersicht über die nachgewiesenen positiven Wirkungen des Tagebuchführens:

> *Gesundheitliche Ergebnisse*
> - Weniger stressbedingte Arztbesuche
> - Verbesserte Funktion des Immunsystems
> - Reduzierter Blutdruck
> - Verbesserte Lungenfunktion
> - Verbesserte Leberfunktion
> - Weniger Tage im Krankenhaus
> - Verbesserte Stimmung/Affekt
> - Gefühl größeren psychischen Wohlbefindens
> - Reduzierte depressive Symptome …
> - Weniger posttraumatische Flashbacks und Vermeidungssymptome
>
> *Soziale und verhaltensbezogene Ergebnisse*
> - Weniger Fehlzeiten am Arbeitsplatz
> - Schnellere Wiederbeschäftigung nach Arbeitsplatzverlust
> - Verbessertes Arbeitsgedächtnis
> - Verbesserte sportliche Leistung
> - Bessere Durchschnittsnoten bei Schülern
> - Geändertes soziales und sprachliches Verhalten.
>
> (2005, 339)

Zu ähnlichen Erkenntnissen kam auch Smyth (1998) in einer Metaanalyse vieler Untersuchungen, die zeigten, dass das regelmäßige Schreiben über emotionale Themen, wenn es über ca. vier Tage hinweg oder länger, 15–20 Minuten täglich, praktiziert wird, mit einer signifikanten Stressreduktion einhergeht bzw. eine beruhigende, erleichternde und tröstliche Wirkung mit sich bringt (vgl. auch einen Überblick von Horn & Mehl 2004). Pennebaker fasst seine Forschungsergebnisse so zusammen:

> Unsere Gedanken in Sprache zu übersetzen, ist psychisch und körperlich vorteilhaft. Wenn Menschen über Erschütterungen schreiben, beginnen sie, diese zu strukturieren und zu verstehen. Über ihre Gedanken und Gefühle zu schreiben, die mit belastenden Erfahrungen verbunden sind, bringt Menschen dazu, die vielen Facetten der überwältigenden, komplizierten Ereignisse zu integrieren. Sobald sie komplexe Erlebnisse in verständlichere Einheiten zerlegen, können sie beginnen, ihre Traumata zu überwinden. (1990, 193)

Ein Tagebuch über aufwühlende Erlebnisse zu führen, geht in der Regel natürlich nicht ohne Gefühle ab; einige davon sind ohne Zweifel unangenehm. Ein Einlassen der Schreibenden auf die bei ihnen hervorgerufenen Emotionen ist im Interesse positiver Wirkungen allerdings wünschenswert, und die Betroffenen selbst bereuen ihre emotionale Beteiligung auch im Nachhinein keineswegs: »Obwohl eine große Zahl der Teilnehmerinnen und Teilnehmer berichtet, dass sie weinen oder von der Erfahrung tief bestürzt sind, berichtet die überwältigende Mehrheit, dass die Erfahrung des Schreibens wertvoll und bedeutungsvoll für ihr Leben war« (Pennebaker & Chung 2011, 419). Im Sinne einer Differenzierung dieser Untersuchungsergebnisse konnten Ullrich und Lutgendorf (2002) belegen, dass Personen, denen man die Instruktion gegeben hatte, über die *kognitiven und emotionalen* Aspekte ihrer erschütternden Erfahrung zu schreiben, *mehr* davon profitierten als solche, die instruiert worden waren, *nur* über die *emotionalen* Aspekte zu schreiben. Eine Erklärung für diesen Befund könnte darin zu suchen sein, dass eine ausschließliche Fokussierung auf die Gefühle deren Integration mit den kognitiven Aspekten der relevanten Schemata erschwert.

Eine weitere bemerkenswerte Differenzierung wird von einer Pilotstudie vorgeschlagen (Gebler & Maercker 2007), die zwar nicht auf einer statistisch ausreichenden Stichprobe beruhte, aber dennoch von heuristischem Wert ist.[112] Hier wurde einem Teil der Probanden die folgende »Standardinstruktion« gegeben: »Ich möchte Sie bitten, innerhalb der nächsten zwei Wochen insgesamt viermal für jeweils 20 bis 30 Minuten über Ihre Gedanken und Gefühle zu der bisher traumatischsten Erfahrung Ihres Lebens zu schreiben, die Sie immer noch häufig belastet oder stört« (a. a. O., 268).[113] Die zweite Hälfte der Untersuchungsteilnehmer erhielt eine »existentiell

112 Leider wurde dieser interessante Forschungsansatz bisher nicht weiterverfolgt (A. Maercker, persönliche Mitteilung, 25. 3. 2020).

113 Smyth et al. stellten in einer anderen Untersuchung fest: »Die häufigsten Themen, über die Patienten schrieben, waren der Tod eines geliebten Menschen, schwerwiegende Probleme eines nahen Angehörigen, Probleme in Beziehungen und, in seltenen Fällen, das Beobachten oder Beteiligtsein an einer großen Katastrophe wie einem Zug- oder Autounfall« (1999, 1308).

erweiterte Schreibinstruktion«, die zunächst die gerade zitierte Standardinstruktion beinhaltete, dann aber um die folgenden Sätze ergänzt wurde:

> Es hat sich gezeigt, dass Menschen, die ein traumatisches oder ein stark erschütterndes Ereignis erlebt haben, sich häufig Gedanken über existentielle Fragen machen. Beispiele dafür wären die Fragen nach dem Sinn des Leidens, dem Sinn des Lebens, oder auch wie Gott, wenn man an einen Gott glaubt, das Leiden zulassen kann. Ein traumatisches Ereignis kann für den Menschen eine existentielle Erschütterung bedeuten, welche die Frage nach Sinn in einer neuen und rigoroseren Weise aufkommen lassen kann. Ich möchte Sie dazu ermutigen sich aktiv auf diese existentiellen Fragen einzulassen und über sie nachzusinnen, wenn diese Fragen Sie auch bewegen und beschäftigen. (a.a.O.)

Was nun die positiven Wirkungen des expressiven Schreibens unter der ersten im Vergleich zu der zweiten Instruktion betrifft, so war »aus den Ergebnissen eine deutliche Tendenz zu einer besseren Wirksamkeit der existentiellen Schreibinstruktion gegenüber der Standardform zu erkennen« (a.a.O., 270). Es erscheint mir offensichtlich, dass der größere Effekt der zweiten Instruktion damit zu tun hatte, dass mit ihr die Ebene der Schemata ausdrücklich und ausführlich angesprochen wurde und die Probanden so dazu eingeladen wurden, sich mit ihren Grundannahmen intensiv auseinanderzusetzen. Das war für sie offenbar tröstlicher, als ihre persönliche Auseinandersetzung mit den traumatischen Erfahrungen auf die Ebene der konkreten Ereignisse zu beschränken.

Es ist daher wohl sinnvoll, den leidenden Menschen, denen man vorschlägt, Tagebuch zu schreiben, geeignete Hinweise auf die Ebene der Schemata zu geben, weil sie dies zu einer intensiveren und gründlicheren Auseinandersetzung mit der Geschichte anregt, die sie zu Papier bringen. Je mehr es ihnen dabei gelingt, ein kohärentes Narrativ zu formulieren, desto wahrscheinlicher wird das Schreiben zur Verbesserung ihres Wohlbefindens beitragen. »Narrative Kohärenz dient auf grundlegende Weise der Funktion der Integration des Selbst – die Person ist fähig zu erklären, wie sie in Anbetracht ihrer besonderen Lebensumstände zu derjenigen geworden ist, die sie ist« (Westrate 2019, 508).

Posttraumatisches Wachstum 1: Vorbereitetsein

Wie schon gesagt, können die Bewältigungsversuche von betroffenen Menschen sich ausschließlich darauf beziehen, den verloren gegangenen Boden wieder unter ihren Füßen zu spüren, um ihr Leben auf eine Art fortsetzen zu können, wie sie es im Prinzip schon vor der erlebten Erschütterung geführt haben. Manchen gelingt das nach einiger Zeit, und sie sind damit zufrieden. Manche streben aber auch danach, aus ihrer schrecklichen Erfahrung einen weitergehenden Gewinn zu ziehen. Eine dritte Gruppe von Betroffenen hat keine solchen Ambitionen; sie stellen aber irgendwann – vielleicht erst nach Jahren – zu ihrer eigenen Überraschung fest, dass sie wider Erwarten gereift aus der Erschütterung hervorgegangen und bei der Verarbeitung des Erlebten etwas Neues für sich entwickelt oder entdeckt haben, nach dem sie gar nicht gesucht hatten (vgl. McMillen 2004).

Staudinger und Kunzmann unterscheiden daher zwischen »mindestens zwei Typen von positiver Persönlichkeitsentwicklung …, und zwar zwischen Anpassung und Wachstum, und es wäre nützlich, … die beiden nicht in einen Topf zu werfen« (2005, 320). Vor allem um den zweiten Typ, also um die von mir im vorangehenden Absatz beschriebene zweite und dritte Gruppe, wird es im Weiteren gehen. Allerdings möchte ich auch hier mit einer Warnung vor möglichen Missverständnissen beginnen, die für erschütterte Menschen negative Folgen mit sich bringen könnten. Denn

> die Konzentration auf die Möglichkeiten des Wachstums bei der Bewältigung von Traumata kann Anlass für die irrige Schlussfolgerung bieten, dass die Forscherinnen und Forscher [bzw. ich selbst als Autor dieses Abschnitts] beim Versuch, das Positive zu verstehen, das Negative ignorieren. Das tun sie nicht [und ich auch nicht]. Negative Ereignisse neigen dazu, für die meisten Personen negative Folgen zu

> produzieren. Aber paradoxerweise zeigen die Daten, dass die Begegnung mit sehr negativen Ereignissen bei vielen Personen *auch* positive psychologische Veränderungen hervorrufen kann.
> (Calhoun & Tedeschi 2006b, 4 – H. d. V.)

Diese fallen natürlich nicht einfach vom Himmel, sondern müssen erarbeitet werden. Damit die nötigen Bemühungen aussichtsreich sind, müssen zwei wesentliche Voraussetzungen gegeben sein: erstens der *Austausch* mit anderen Menschen, wobei es im Prinzip egal ist, ob diese selbst ähnliche Erfahrungen gemacht haben oder nicht,[114] und zweitens die Bereitschaft zu einer *konstruktiv-selbstkritischen* Beschäftigung mit den eigenen Gedanken und Gefühlen. Beide Elemente sind uns unter unterschiedlichen Blickwinkeln auf den vorangegangenen Seiten schon begegnet. Besonders über die Bedeutung von persönlichem Kontakt, Resonanz und Dialog habe ich schon ausführlich geschrieben. Daher kommt jetzt das zweite Element mehr in den Vordergrund.

Es ist oben schon aufgetaucht, allerdings in seiner negativen Variante, dem *Grübeln*. Mit diesem Wort ist kein *konstruktiv*-selbstkritisches Nachdenken gemeint, sondern eine stille Form des introvertierten Jammerns und Klagens über ein Schicksal, dem man sich eher passiv ergibt, als es mit ihm im Sinne einer Herausforderung aktiv aufzunehmen. Ein solches Grübeln findet im Rückzug und in Isolation statt; es kann schon deswegen nicht konstruktiv werden, weil es die o.g. erste Voraussetzung, den Austausch mit anderen Menschen, nicht erfüllt, und dadurch häufig zu zirkulären, düster gefärbten Denkprozessen führt. Sie werden manchmal auch als eine Art »Brüten« beschrieben. Im Unterschied zu den schon erwähnten Selbstgesprächen, bei denen (mindestens) zwei Perspektiven aktiv

114 Für viele Menschen ist es jedoch besonders tröstlich, sich mit anderen auszutauschen, die Ähnliches erlebt haben, z. B. im Rahmen von Selbsthilfegruppen. Die Begegnung mit anderen Betroffenen korrigiert die meist falsche und immer vereinsamende Annahme, der *einzige* Mensch zu sein, dem so etwas Schlimmes widerfahren ist, und sie tut das nicht abstrakt, sondern auf real erfahrbare Weise. – Ein bemerkenswertes Konzept, das über das der üblichen Selbsthilfegruppen hinausgeht, sind *»Life Focus Communities Groups«* (vgl. Polster 2015).

beteiligt sind, ist so ein Brüten überwiegend monologisch und darum meist unfruchtbar. Betroffene, die sich in dieser Form des Grübelns zu verlieren drohen, brauchen darum zuerst und vor allem eine eindeutige sowie liebevolle, gegebenenfalls auch nachdrückliche Einladung, wieder in Kontakt zu treten.

Das ermöglicht eine konstruktive Auseinandersetzung im Gespräch mit der unterstützenden Person, aber im nächsten Schritt auch jene eher untypische Form der Rumination, die eine konstruktiv-selbstkritische Qualität hat, weil sie in einer zwar stillen oder zurückgezogenen Form stattfindet, aber die Eigenschaft einer dynamischen Auseinandersetzung trägt, bei der verschiedene Selbst-Positionen der erschütterten Person in einen *Austausch* miteinander eintreten. Er verliert dadurch den selbstbezogenen, depressiven Charakter des Grübelns (vgl. Fußnote 49 in Kapitel 2) und ähnelt einem lebendigen Gespräch zwischen guten Freunden, die einander zwar mögen, aber nicht nach dem Mund reden.

In einem Selbstgespräch solchen Charakters kann sich ein Prozess entwickeln, in dessen Verlauf auch überraschende Dinge passieren können – ebenso, wie auch zwischen zwei Menschen ein Wort das andere gibt und keiner vorher weiß, wie das Gespräch verlaufen wird. Er *will* es eigentlich auch gar nicht vorher wissen, weil es sonst einen großen Teil seines Reizes verlieren würde. Dasselbe passiert in einem lebendigen Selbstgespräch, das dadurch stimulierend und konstruktiv wird, dass die eine Selbst-Position auf das, was die andere zuvor ›gesagt‹ hat, eine Antwort gibt, die die andere nicht erwartet hatte und auch nicht vorhersehen konnte, weil sie erst *im Zuge des Antwortens* entstanden ist (vgl. Textbox S. 136 ff.).[115]

Das hat unmittelbare Auswirkungen auf den Stoff, über den nachgedacht wird. »Bei dem Inhalt dieses bewussten, reflektierenden Denkprozesses geht es in der Regel um die Wiederherstellung, die Umstrukturierung oder den Neuaufbau der grundlegenden Art und Weise, wie der Einzelne die Welt versteht« (Calhoun & Tedeschi

115 Auf die Begriffe der »Selbst-Position« und des »Selbstgesprächs« hatte ich schon im zweiten Kapitel zurückgegriffen (vgl. dazu auch Staemmler 2015).

2006b, 10), also um die auf die Zukunft hin orientierte Gestaltung der umfassenden Schemata. Dies wird verständlicherweise erst zu einem Zeitpunkt möglich, zu dem die betroffene Person nicht mehr nur damit beschäftigt ist, ihr Überleben zu sichern und die Fassung zurückzugewinnen. Aber dann kommt irgendwann der Moment, an dem das Weitermachen nach dem bisherigen Muster zwar äußerlich wieder möglich sein mag, aber sich subjektiv nicht mehr stimmig anfühlt. Oft löst dann schon der Gedanke an die von früher gewohnte Routine einen Widerwillen aus, weil die Person deutlich spürt: »Ich kann nicht einfach wieder zur Tagesordnung übergehen.«

Sie muss der Tatsache Rechnung tragen, dass ihre Welt nicht mehr so ist, wie sie vor dem schrecklichen Ereignis war. Was sie früher nicht für möglich gehalten hätte oder wovon sie annahm, selbst nie davon getroffen zu werden, ist nun in den Bereich des Möglichen gerückt, und manche zuvor fraglos gelebten Annahmen erscheinen ihr im Rückblick naiv oder illusionär. Die notwendig gewordene Korrektur dessen, was sie für möglich hält, hat ihr Schema des Denkbaren auf schockierende Weise erweitert. In Fällen, in denen es sich bei der traumatischen Erfahrung um ein Ereignis wie einen Unfall, eine schwere Krankheit oder eine Naturkatastrophe handelte, sind die psychischen Folgen oft schon schwerwiegend:

> Hurrikane, Stürme, Erdbeben oder Überschwemmungen sind potenziell traumatische Ereignisse, die menschliche Gemeinschaften tiefgreifend beeinträchtigen, indem sie Tod oder Verletzungen verursachen sowie physische, wirtschaftliche und soziale Umgebungen zerstören. Sie beeinflussen sowohl die physische als auch die psychische Gesundheit negativ und rufen häufig Symptome von posttraumatischem Stress hervor. (Dursun et al. 2016, 1247)

Aber noch einschneidender können erschütternde Begegnungen mit einem oder mehreren anderen *Menschen* sein, denen man Motivationen und Verantwortungen zuschreibt, wie etwa bei einem Raubüberfall oder einer Vergewaltigung. Hier umfasst das fraglich werdende Schema auch eine weitreichende Vorstellung von dem, was *menschenmöglich* ist. Das hat Konsequenzen für die erwartete Zuverlässigkeit und Freundlichkeit in zwischenmenschlichen Beziehungen und bedeutet in den meisten Fällen, dass das nun zur Revision anstehende Menschenbild auch Potenziale von Ignoranz, Gemeinheit und Skrupellosigkeit, Boshaftigkeit oder Zynismus umfassen muss, wenn es dem Erlebten Rechnung tragen soll. Das kann in besonderer Weise destruktiv wirken, weil es mit dem normalen menschlichen Impuls interferiert, gerade in einer solchen Situation Halt bei anderen Menschen zu suchen.[116]

In jedem Fall aber kann die betreffende Person jetzt nicht mehr so blauäugig wie zuvor durch die Welt gehen, sondern ist aufgrund der Spuren, die ihre schlimme Erfahrung hinterlassen hat, notgedrungen darauf eingestellt, dass auch Schreckliches und Schockierendes passieren kann. Auch wenn die Welt jetzt nicht mehr in einem so generell positiven – nachträglich könnte man auch sagen: idealisierten – Licht erscheint, hat die stattgefundene Desillusionierung doch eine nützliche Seite: Sie bereitet die Person darauf vor, dass sich schlimme Vorkommnisse ereignen können. Dieses psychische Vorbereitetsein (engl.: *mental preparedness*) hat manchmal eine protektive Wirkung, die das »emotionale Immunsystem« (Janoff-Bulman 2006, 88) stärkt; es reduziert von nun an die Wucht jener Fassungslosigkeit, die mit einer nicht für möglich gehaltenen Erfahrung einhergeht. Die betroffene Person »kann das, was sich nun ereignet, mit dem früheren Trauma vergleichen und wird feststellen, dass es nicht genauso schlimm ist« (Calhoun & Tedeschi 2006b, 11), weil sie aufgrund des zuvor Erlebten bereits über ein Schema verfügt, in das sie auch eine erneute schwierige Erfahrung integrieren kann.[117]

---

116 Beispiele von historischer Dimension, die Einschnitte für die ganze Menschheit markierten, sind (für Naturkatastrophen) das Erdbeben von Lissabon 1755 und (für von Menschen verursachte Gräuel) die Gaskammern von Auschwitz. Während das erste Ereignis die Annahme eines zugleich allmächtigen und wohlwollenden Gottes radikal in Frage stellte (Theodizee), erschüttert der Holocaust bis heute den Glauben an das Gute und Menschliche im Menschen: »Das Denken wurde gelähmt, denn sowenig die Werkzeuge der Zivilisation fähig waren, das Ereignis zu verhindern, so wenig sind sie in der Lage, damit umzugehen« (Neiman 2006, 376).

117 Es gibt inzwischen systematische Trainingsprogramme, mit denen z. B. Polizisten oder Rettungssanitäter gezielt auf potenziell traumatisierende Situationen so vorbereitet werden, dass sie möglichst ohne größere Schädigungen ihrer belastenden Arbeit nachgehen können (vgl. z. B. Andersen et al. 2015).

Zusätzlich kann sie auf ihre Erfahrung zurückgreifen, dass sie etwas Ähnliches schon einmal erlebt hat und daran immerhin nicht zugrunde gegangen ist, sondern eventuell seither sogar neue Ressourcen entwickelt hat, mit deren Hilfe sie für die neue Situation besser gewappnet ist, als sie es für die alte war. Das lässt sich dem Faktor »persönliche Stärke« zuordnen, auf den ich gleich noch eingehen werde. Die Bewältigung der früheren Erfahrung, so unvollkommen sie auch gewesen sein mag, kräftigt das Gefühl von Selbstwirksamkeit und das Selbstvertrauen, den Verlauf der Ereignisse im eigenen Interesse beeinflussen zu können (vgl. Tuval-Mashiach & Dekel 2012, 25).

Auch wenn in dieser Situation gleichfalls auf ein schon bestehendes Schema rekurriert wird, unterscheidet sie sich doch beträchtlich von jener, die ich oben unter dem Stichwort »Verbitterung« diskutiert hatte. Dort traf ein negatives Ereignis auf ein umfassendes, generell negatives Schema, das durch die aktuelle Erfahrung einfach nur noch bestätigt und verfestigt wurde. Hier aber trifft ein negatives Ereignis auf ein ehemals positives Schema, das durch die Verarbeitung eines vorangegangenen negativen Ereignisses bereits modifiziert und differenzierter geworden und damit *nicht mehr ausschließlich positiv* beschaffen ist. Das aktuelle Geschehen kann darum keine so umfassende Erschütterung der bestehenden Schemata mehr hervorrufen. »Im Verlauf der erfolgreichen Bewältigung verändern sich die Grundannahmen des Überlebenden, um ihn besser auf spätere Tragödien vorzubereiten und dadurch die Wahrscheinlichkeit einer zukünftigen psychologischen Traumatisierung zu minimieren« (Janoff-Bulman 2006, 91) bzw. deren Intensität zu reduzieren. Der Bestand an Grundannahmen ist so differenziert geworden, dass das System der Schemata anpassungs- bzw. widerstandsfähiger geworden ist. Das hatte ich mit der Analogie von der Impfung andeuten wollen:

> Durch die erfolgreiche Bewältigung ihrer Erfahrungen sind die Überlebenden nicht nur besser auf die nachfolgenden Tragödien vorbereitet, sondern werden durch sie auch weniger traumatisiert. Bewältigung bedeutet, dass eine lebensgerechte Welt von Grundannahmen aufgebaut

> wird, und es sind die Veränderungen auf dieser Ebene, die dem Überlebenden eine hohe Dosis psychologischen Schutz bieten.
> (Janoff-Bulman 2004, 31)

Insbesondere, wenn es dem betroffenen Menschen gelingt, auch die negativen Aspekte des Lebens und der Menschen *ohne Bitterkeit und Pessimismus* in seine Schemata zu integrieren, ist die protektive Wirkung dieser Verarbeitung optimal. Diese Form des Vorbereitetseins wird für manche Betroffene z. B. möglich, wenn sie die schmerzlich erfahrene Unvollkommenheit, Unberechenbarkeit, die Willkür, die Boshaftigkeit oder den Egoismus anderer Menschen in eine *mitfühlende* Einstellung gegenüber den menschlichen Schattenseiten einbetten können, die zu der uns allen gemeinsamen *conditio humana* gehören.

Posttraumatisches Wachstum 2: Weitere Faktoren

Während *preparedness* eine sehr allgemeine Dimension stressbezogenen Wachstums darstellt, haben Tedeschi und Calhoun (1996) versucht, die *konkreteren* Dimensionen zu erfassen, in denen sich persönliche Reifung in der Folge erschütternder Erlebnisse zeigt. Sie fanden insgesamt fünf wichtige Faktoren (siehe in der folgenden Tabelle die linke Spalte); in einer Übersicht über eine Reihe anderer Untersuchungen zum stressbedingten Wachstum von Menschen, die schwere Krankheiten überstanden hatten, sammelten Hefferon et al. (2009) viele persönliche Mitteilungen (siehe die rechte Spalte), die sich den Faktoren von Tedeschi und Calhoun gut zuordnen lassen, was ich in der folgenden Tabelle getan habe:

Tedeschi und Calhoun (1996, 460):	Hefferon et al. (2009):
▪ Der erste und bedeutsamste Faktor betrifft *die Beziehungen der Betroffenen zu anderen Menschen*. Diejenigen, die aus ihrer erschütternden Erfahrung gereift hervorgehen, berichten vor allem von einem Gefühl größerer Nähe mit anderen. Sie empfinden zudem mehr Mitgefühl für deren Leid als zuvor und sind sich sicherer, dass sie sich auf die anderen bei Bedarf verlassen können. Gleichzeitig akzeptieren sie klarer, dass sie auf andere angewiesen sind, und sind ihnen gegenüber offener im Ausdruck ihrer Gefühle.	»Die Befragten neigten dazu, ihre Beziehungen zu Familienmitgliedern (Ehepartner, Nachkommen, Eltern, Geschwister) und engen Freunden neu zu bewerten und berichteten von verbesserten (engeren, offeneren, intensiveren) Beziehungen zu den ihnen nahestehenden Personen« (a. a. O., 370). »Fünf Studien ergaben, dass die Diagnose und die Einschränkungen der körperlichen Funktionsfähigkeit durch ihre Krankheit den Sinn der Betroffenen für Demut und Bescheidenheit förderte, die sie jetzt brauchten, um sich an andere zu wenden und um Hilfe zu bitten. Durch das Aufgeben falschen Stolzes konnten sie stärkere zwischenmenschliche Beziehungen entwickeln« (a. a. O., 371). »Die Entwicklung eines ›empathischeren Selbst‹ wurde in allen Studien erwähnt. Allgemein wurde die Überzeugung vertreten, dass das Trauma der schlimmen Diagnose die Betroffenen eine geduldigere und fürsorglichere Haltung entwickeln ließ. Die Befragten hatten nicht nur mehr Geduld und Mitgefühl für andere Menschen und deren Leiden, sondern empfanden auch grundsätzlich eine stärkere emotionale Verbindung mit den Menschen« (a. a. O., 371).
▪ Der zweite, fast genauso bedeutsame Faktor wird von Tedeschi und Calhoun *»neue Möglichkeiten«* genannt. Viele Befragte sagten von sich, dass ihr Leben eine neue Richtung genommen hatte, dass sie neue Interessen entwickelt sowie Chancen erkannt und genutzt hatten, die sie zuvor übergangen hätten. Außerdem meinten sie, ihre Zeit nunmehr sinnvoller nutzen zu können und nötige Veränderungen gezielter in Angriff zu nehmen.	»Verschiedene Patienten berichteten über die ›transformative Kraft ihrer Krankheit‹ und sahen sie als ›Katalysator für eigentlich anstehende, aber bisher noch nicht umgesetzte Veränderungen‹« (a. a. O., 371). »Coward und Lewis (1993) berichteten, dass Männer mit HIV es dringend fanden, durch ehrenamtliche Arbeit ein Vermächtnis zu hinterlassen, und dass es ihnen wichtig war, anderen Menschen mit dieser Krankheit zu helfen, damit ihr Erbe weiterleben konnte« (a. a. O., 370). »Die Einsicht, auf die eigene Gesundheit zu achten und Verantwortung für sie zu übernehmen, wurde während der gesamten Untersuchung wiederholt erwähnt, ebenso wie die neue Fähigkeit, ›auf den eigenen Körper zu hören‹« (a. a. O., 372).

Tedeschi und Calhoun (1996, 460):	Hefferon et al. (2009):
	»Neben einer besseren Sorge für ihre Gesundheit berichteten die Teilnehmer, dass sie riskante Verhaltensweisen wie Drogen-, Alkohol- und Tabakkonsum sowie gefährliche Sexualpraktiken aufgegeben hatten« (a. a. O., 373).
▪ Der dritte Faktor, *»persönliche Stärke«*, zeigte sich vorwiegend in einem nach der Krise gewachsenen Selbstvertrauen der Betroffenen, mit schwierigen Situationen in ihrem Leben klarkommen zu können. Sie glaubten, sich besser als früher auf sich selbst verlassen zu können, weil sie entdeckt hatten, als wie viel stärker sie sich im Vergleich zu ihrer vormaligen Selbsteinschätzung tatsächlich erwiesen hatten. Das ging mit einem verstärkten Zutrauen in sich selbst einher, die Dinge so akzeptieren zu können, wie sie kommen.	»Von der Entwicklung eines ›stärkeren Selbst‹ oder eines ›Kampfgeistes‹ wurde in der Mehrzahl der Studien berichtet« (a. a. O., 371). »Schwartzberg (1993) fand heraus, dass Männer mit HIV die Krankheit nicht nur als ein Geschenk, sondern als eine ›Sache von Wert‹ betrachteten, die ihre Selbstverwirklichung förderte – ›etwas Besonderes, das ihr persönliches Potential, ihre Stärke und Weisheit weckte, die zuvor in ihnen geschlafen hatten‹« (a. a. O., 371). »Die Hauptursache für die Entwicklung einer stärkeren Identität war das Gefühl des Erfolgs bei der Überwindung von körperlichem Leid. Einige berichteten, auf sich selbst stolzer zu sein und ein größeres Selbstwertgefühl und Selbstvertrauen erworben zu haben. Darüber hinaus glaubten viele, nachdem sie die Diagnose der Krankheit verarbeitet hatten, seien sie besser auf zukünftige Widrigkeiten vorbereitet, und hätten durch das Trauma ein widerstandsfähigeres Selbst entwickelt« (a. a. O., 371).
▪ Der vierte Faktor trägt den Titel *»spirituelle Veränderung«*. Hier zeigt sich das posttraumatische Wachstum darin, dass die Befragten von sich selbst den Eindruck gewonnen haben, die spirituelle Dimension des Lebens besser zu verstehen als zuvor. Diejenigen von ihnen, die einer religiösen Überzeugung anhängen, meinen außerdem, ihr Glaube sei durch das, was sie durchgemacht haben,	»42 Studien berichten von einer Art existenziellen Neuorientierung der Befragten, die sie nach der Diagnose mit einer potenziell lebensbedrohlichen körperlichen Krankheit vollzogen hatten. Dabei ging es vornehmlich um die Einstellungen gegenüber der eigenen Sterblichkeit, Spiritualität, Sinn des Lebens, das Suchen nach Gründen für die Erkrankung und ihren möglichen Sinn ... Aus der ›Konfrontation mit der Krankheit und dem Kampf um ihre Gesundheit‹ konnten die Menschen ›bedeutsame existenzielle Einsichten‹ für sich gewinnen« (a. a. O., 371). »Eide (2006) untersuchte die Veränderungen hawaiianischer Frauen, die an Brustkrebs erkrankt waren, und fand bei vielen eine

Tedeschi und Calhoun (1996, 460):	Hefferon et al. (2009):
stärker geworden. – Dies war interessanterweise der einzige Faktor, bei dem es deutliche Unterschiede zwischen den Geschlechtern gab. Während Frauen sich in ihrer Spiritualität deutlich bestätigt fühlten, war bei den Männern tendenziell das Gegenteil der Fall.	intensivere Spiritualität und die Rückkehr zum Glauben sowie eine Zunahme an spirituellen Praktiken (Beten, Kirchenbesuche). Fatone et al. (2007) berichteten von häufigen positiven spirituellen Veränderungen, insbesondere von größerer Dankbarkeit gegenüber Gott und einer Stärkung des Glaubens« (a. a. O., 372).
▪ Der fünfte Faktor betrifft die *»Wertschätzung des Lebens«*. Die Veränderung, die die Betroffenen durch die Auseinandersetzung mit ihrer schlimmen Erfahrung für sich abgeleitet haben, zeigt sich nicht nur in einer deutlich gesteigerten Achtung für ihr eigenes Leben, sondern auch in einer Dankbarkeit für jeden neuen Tag. Dazu gehört zusätzlich das Gefühl, klarere Prioritäten hinsichtlich dessen setzen zu können, was ihnen im Leben wirklich wichtig ist.	»Die Krankheitsdiagnose veranlasste viele dazu, ihre Lebensziele neu zu bewerten und zu verändern, neue Erkenntnisse zu gewinnen, neue Fähigkeiten zu erlernen, wieder zur Schule zu gehen und neue Dinge zu erreichen« (a. a. O., 370). »Die Teilnehmer an allen Studien berichteten über bedeutende Veränderungen ihrer Lebensprioritäten; diese reichten von der Art und Weise, wie und mit wem sie ihren Tag verbringen wollten, bis hin zu ihrer äußeren Erscheinung, ihrer Einstellung zur Natur oder zu finanziellen Themen« (a. a. O., 370). »Die Studien zeigten durchgehend, dass die Befragten eine neue Wertschätzung für das Leben entwickelt hatten; sie nannten es ein ›Geschenk‹ und zeigten sich ›dankbar‹ dafür, dass sie solche lebensverändernden Erfahrungen gemacht hatten … Insbesondere erwähnten sie eine Wertschätzung für ›das Hier und Jetzt‹, für einfache Dinge und für die ihnen gegebene Lebenszeit« (a. a. O., 370).

Der erste Faktor, der sich in der Untersuchung von Tedeschi und Calhoun (1996) als die wichtigste *Konsequenz* stressbedingter Reifung erwies, stellt interessanterweise auch die wichtigste *Voraussetzung* dafür dar, dass sie geschieht. Das bedeutet einerseits, dass sich die Reifung, die in der Folge von belastenden Ereignissen entsteht, besonders ausgeprägt in positiven Veränderungen der zwischenmenschlichen Verbindungen zeigt; es heißt umgekehrt aber auch, dass diejenigen Betroffenen, die bereits zuvor über gute soziale

Kontakte verfügten, mit größerer Wahrscheinlichkeit das erschütternde Ereignis nicht nur überstehen, sondern auch hinsichtlich ihrer Verbundenheit mit anderen zusätzlich wachsen.

Dieses Phänomen scheint sich zu verstärken, wenn die betroffenen Menschen noch eine weitere Dimension der Verbundenheit zur Unterstützung heranziehen können – konkret: wenn sie auf eine schon vorab bestehende, zuverlässige religiöse bzw. spirituelle Orientierung zurückgreifen können (Faktor 4). Diese hilft ihnen zusätzlich, ihre Krise zu bewältigen sowie religiös-spirituell gestärkt daraus hervorzugehen. Diese Beobachtung veranlasste Cadell et al. dazu, eine Drei-Faktoren-Theorie posttraumatischen Wachstums aufzustellen. Obwohl sie dabei zunächst vermutet hatten, dass das Wachstum größer sein würde, wenn die traumatische Belastung geringer war, stellte sich bei der empirischen Überprüfung heraus, »dass Personen, die die stärkste Verbindung zu spirituellen Lebensbereichen und Praktiken haben, die die größte Unterstützung von Familie und Freunden erhalten und die *den höchsten Grad an Bedrängnis* erleben, aus einem Trauma den größten Nutzen ziehen« (2003, 284 – H. d. V.). Zöllner und Maercker kommen zu demselben Ergebnis:

> Persönliches Wachstum nach einem schweren Lebensereignis ist wahrscheinlicher, wenn die Person eher einen schweren als einen leichten Stressor erlebt hat, denn nur ein sehr belastendes Lebensereignis erschüttert den Einzelnen in seinen Grundfesten und verursacht dramatische psychologische Ungleichgewichte, die die Chance bieten, etwas Neues zu lernen. (2006, 339)

Auch wenn man den Betroffenen ein leichteres Schicksal wünschen würde, scheint gerade eine extreme Erschütterung bestehender Schemata große Reifungsschritte zu begünstigen – zugespitzt gesagt:

> Die Heftigkeit des Ereignisses scheint eine Schlüsselkomponente im Zusammenhang mit dem Wachstum zu sein.... Wie lässt sich dieser scheinbar kontraintuitive Zusammenhang erklären? Vielleicht schafft die Erschütterung des Weltbildes eines Individuums mehr Raum für

> Wachstum ... Die Infragestellung der fundamentalsten Annahmen einer Person über das Leben bringt größere Chancen für eine geistige Wandlung mit sich. (Pargament et al. 2006, 128)[118]

Nur eine Erschütterung, die die Person dazu veranlasst, ihre umfassenden Schemata zu verändern, stellt anscheinend einen adäquaten Reiz für stressbezogenes Wachstum dar. Dies gelingt aber offenbar nur, wenn die betroffene Person zugleich guten sozialen und spirituellen Halt, also eine maximale Form von »Verbundenheit mit sich selbst, der Welt, anderen Menschen oder einer höheren Macht« (Zöllner & Maercker 2006, 338) erlebt.

Ein anschauliches Beispiel dafür, wie die oben aufgeführten Faktoren ineinander greifen und sich konkret in posttraumatisch veränderten Einstellungen und entsprechenden Lebensweisen äußern können, gibt der Bericht des Neurologen Michael Aptman, dessen Tochter Melissa im Alter von 22 Jahren auf grausame Weise ermordet wurde. Er schreibt über seine Verarbeitung dieser schrecklichen Erfahrung:

> Ich habe versucht, nicht zu hart mit mir selbst umzugehen, und ich habe überlebt, indem ich das Leben von einem Tag zum anderen angenommen habe.... Jetzt sind meine Trauer und meine Freude miteinander verflochten.... Meine größte Freude besteht darin, ein Vater für meine beiden überlebenden Kinder zu sein. Die Erfahrungen meines Lebens haben mich gelehrt, diese Beziehungen jetzt noch mehr zu schätzen. Denn seit mir einmal passiert ist, was nur einmal in einer Million Fälle vorkommt, weiß ich, dass es wieder passieren kann....
> Durch Melissas Tod bin ich empfindsamer geworden. Ich habe mich sehr auf die emotionalen und psychologischen Auswirkungen neurologischer Erkrankungen auf das Leben meiner Patienten und ihrer Familien eingestellt. Früher waren diese Emotionen jenseits dessen, was ich hätte mitfühlen oder mir vorstellen können. Jetzt sind sie Teil meiner eigenen Erfahrung. Ich finde, dass der Austausch und die

118 Die erwähnten empirischen Untersuchungen gründen ihre Aussagen auf statistischen Korrelationen. Eine Statistik sagt nichts über den Einzelfall aus, und eine Korrelation nichts über Ursachen.

> Empathie mit meinen Patienten unsere Beziehungen erheblich verbessert und ihre Heilung fördert.... So traurig es auch klingen mag: Ich bin durch den Tod meines Kindes ein besserer Mensch geworden.... Ich habe gelernt, wie viel besser ich mich fühle, wenn ich mich um andere kümmere....
> Ich glaube, dass man durch Gebete und gute Taten seine Seele mit der eines geliebten Menschen verbinden und zur Quelle für göttlichen Segen werden lassen kann. Ich finde, dass Meditation hilft, meine Seele zu reinigen und mir erlaubt, mich Melissa näher zu fühlen....
> Seit Melissas Tod war ich jeden Tag der glückliche Empfänger freundlicher Zuwendung. Das hat für mich enorm viel bedeutet, während ich versuchte, meinen Schmerz zu heilen. Viele Menschen mit guten Absichten haben mir Ratschläge gegeben, und ich habe versucht, alles anzunehmen und zu nutzen, was zu mir passte, und alles, was nicht passte, ohne jede Negativität zu verwerfen....
> Ich habe mich geirrt, als ich glaubte, ich könne mit meiner Familie isoliert leben und sie vor der Welt schützen. Niemand kann Mauern bauen, die hoch genug oder ausreichend dick sind, um die Übel der Gesellschaft von sich fernzuhalten....
> Die Umstände haben meinen Lebensweg verändert. Ich bemühe mich, aus all dem Schmerz etwas Positives zu machen. Ich glaube, wir definieren uns dadurch, wie wir auf diese Art von Schmerz reagieren. Seit der Ermordung von Melissa war mein Weg sehr klar...; ich versuche, einige ihrer Ziele stellvertretend für sie zu erreichen....
> Zum Gedenken an die Opfer von Gewalt müssen wir ihre Abwesenheit in eine Gegenwart verwandeln, indem wir das Böse besiegen und Taten der Nächstenliebe und Güte vollbringen. (Aptman 2002, 784 ff.)

Michael Aptman und seine Frau Lynn gründeten ein Institut (www.melissainstitute.org), dessen Tätigkeit sie mit der Hoffnung verknüpfen, zur Prävention von Gewalt und der Unterstützung von Gewaltopfern beitragen zu können.

Tim hat tatsächlich über das Gespräch mit David nachgedacht und ist eigentlich schon entschlossen, Davids Rat in die Tat umzusetzen. Er möchte nur eine gute Gelegenheit abwarten. Ein paar Tage

nach dem Gespräch sitzen Tim und Sandra im Wohnzimmer, und Sandra blättert in einer Zeitung.
Tim sieht die Mala-Kette auf dem Tisch liegen und denkt sich, vielleicht ist es ein Aufhänger, sie danach zu fragen: »Sandra, was ist das für eine hübsche Kette?«
»Lisa hat mir die geschenkt. Sie wollte mir damit eine Freude machen und ein bisschen Hoffnung geben.«
Tim fasst sich ein Herz: »Ja, das war wirklich schlimm, dass unser Baby nicht dageblieben ist. Ich war auch sehr traurig.«
Sandra bleibt der Mund offen stehen: »Du warst auch traurig?«
»Ja, und ich bin es immer noch ein bisschen. Ich habe es nur vor dir versteckt, weil ich dachte, es macht es noch schlimmer für dich.«
Sandra schaut ihn überrascht an: »Auf die Idee wäre ich nicht gekommen. Ich dachte, für dich ist das alles ganz einfach. Nur ich bin so schrecklich unglücklich.«
»Es tut mir so leid, dass ich dich damit allein gelassen habe.«
Beide schauen sich lange ohne Worte an. Dann streckt Tim Sandra seine Hand entgegen. Sandra zögert, doch dann nimmt sie sie und sie sitzen eine Weile so da. Sandra denkt: »Das fühlt sich zum ersten Mal seit langer Zeit wieder gut an mit Tim.« Und Tim geht durch den Kopf: »David hatte wohl recht. Vielleicht sollte ich es auch mit dem Tagebuch noch versuchen?«
»Ich möchte so gerne noch besser verstehen, wie es dir wirklich gegangen ist«, sagt er mit sanfter Stimme. »David hat mir erzählt, dass es ihm geholfen hat, als er bei Marias Fehlgeburt einige Stellen aus ihrem Tagebuch lesen konnte. Kannst du dir vorstellen, mir das auch zu erlauben?«
Sandra schaut ihn wieder lange an und fragt sich in Gedanken: »Mag ich ihm das wirklich anvertrauen, all das Leid, all die Hoffnungslosigkeit und all die Wut und auch den Ärger auf ihn, die ich in mein Tagebuch geschrieben habe? Das Tagebuch zu schreiben hat mir so gutgetan, es war oft genauso unterstützend wie die Gespräche mit meinen Freundinnen. Und das jetzt hergeben?«
Und sagt dann zu Tim: »Das kommt jetzt so überraschend, du bist plötzlich so anders. Das fühlt sich gut an. Aber du musst mir noch

ein bisschen Zeit lassen. Und mit dem Tagebuch, das lasse ich mir durch den Kopf gehen.«
Ein paar Tage später vertraut sie Tim dann doch ihr Tagebuch an.

Zusammenfassung von Kapitel 3

Ich habe dieses Kapitel mit einer Unterscheidung begonnen, die mir sehr wichtig zu sein scheint, nämlich der Unterscheidung zwischen dem »primären« Leid, das durch das entsteht, was einem *widerfährt*, und dem »sekundären« Leid, das aus dem entstehen kann, was man aus dem *macht*, was einem widerfahren ist, also aus einer ungünstigen *Verarbeitung* primären Leids. Es geht somit einerseits um *Widerfahrnisse* und andererseits um *Handlungen* (vgl. Hartmann 1998). Die einen nicht mit den anderen zu verwechseln, ermöglicht klare und faire Zuschreibungen von Verantwortungen und den sich daraus ergebenden Kompetenzen und Handlungsmöglichkeiten. Es schützt vor falschen Selbstbeschuldigungen[119] und hilft bei der tröstlichen Entdeckung von Selbstwirksamkeit.

Bei der Beschäftigung damit, wie Menschen das verarbeiten, was ihnen widerfährt, stößt man auf das Phänomen, dass Menschen ihre Erfahrungen kategorisieren und zu diesem Zweck sogenannte Schemata bilden. Bei den hier relevanten Schemata handelt es sich in der Regel um weitreichende Grundannahmen über die Welt und das eigene Selbst. Wie bei weniger umfassenden Schemata auch, besteht

> ihr wichtigstes Merkmal … darin, dass sie einige wenige Grundelemente oder Komponenten besitzen, die durch bestimmte Strukturen miteinander verbunden sind und dennoch eine gewisse Flexibilität aufweisen. Aufgrund dieser einfachen Struktur sind sie ein wesentliches

119 »Manche Menschen schreiben sich lieber selbst Verantwortlichkeit zu, als dieses Ausgeliefertsein zu akzeptieren,« stellt Montada (1988, 209) zutreffend fest. Das bedeutet natürlich keineswegs, dass es sich dabei um die beste Strategie zum Umgang mit Hilflosigkeit handelt.

> Mittel, um Ordnung in unseren Erfahrungen zu schaffen, damit wir sie verstehen und begreifen können. (Johnson 1987, 28)

Die Flexibilität von Schemata kommt durch die psychischen Prozesse von Assimilation (Angleichung einer Erfahrung an ein Schema) und Akkommodation (Anpassung des Schemas an eine Erfahrung) zustande. Die dadurch möglichen Veränderungen weitreichender Schemata im Kontext von erschütternden Erfahrungen finden meist implizit statt und sind oft erst einmal aus der Not geboren, was Vor- und Nachteile mit sich bringen kann. Im Laufe der Zeit zeigt sich dann, ob sie sich in ihrer modifizierten Form für die betroffene Person positiv oder negativ auswirken. Ein offener Dialog zwischen der betroffenen und einer unterstützenden Person kann dazu beitragen, die impliziten Prozesse, die infolge der erschütternden Erfahrung in Gang gesetzt wurden, explizit zu machen und hinsichtlich der Frage konstruktiv-kritisch zu überprüfen, ob die Art, wie die betroffene Person die Erfahrung auf der Ebene ihrer Schemata verarbeitet, langfristig geeignet ist, die Menge und Qualität ihrer Glücksmöglichkeiten zu erhöhen und so eine für die Zukunft tröstliche Entwicklung zu begünstigen.

> Traumatische Lebensereignisse erschüttern unsere grundlegenden Annahmen über uns selbst und unsere Welt. Nach diesen extremen Erfahrungen besteht die Bewältigung in der mühsamen Aufgabe, die eigene Welt der Grundannahmen zu rekonstruieren – eine Aufgabe, die ein empfindliches Gleichgewicht zwischen der Konfrontation mit und der Vermeidung von traumabedingten Gedanken, Gefühlen und Bildern erfordert. Im Laufe der Zeit gelingt es den meisten Betroffenen mit Hilfe von persönlich sinnvollen kognitiven Verarbeitungen und echter Unterstützung durch nahestehende, fürsorgliche Menschen, ihre innere Welt wieder aufzubauen. Sie können mit ihrem Leben weitermachen, das nicht mehr ganz von ihrer Viktimisierung bestimmt zu sein scheint. Die Opfer werden zu Überlebenden.
> (Janoff-Bulman 1992, 169)

Dies zu erreichen kann eine Herkulesaufgabe sein, und jeder Anspruch an die Betroffenen, sie erfolgreich zu bewältigen, ist verfehlt. Tröstlich wirkt nur eine ruhige und geduldige Begleitung bei der Erwägung möglicher Modifikationen oder Neuordnungen der relevanten Schemata. Dabei hilft ihnen auch das offene Zuhören, wenn sie ihre Geschichte erzählen und, vielleicht zum wiederholten Mal, dafür Verständnis suchen. Ergänzend zum persönlichen Mitteilen im unmittelbaren Kontakt kann auch das sogenannte »expressive Schreiben« unterstützend sein, dessen üblichste Form das Führen eines Tagesbuches darstellt. Hier kann die erschütterte Person ohne Angst vor Bewertungen oder Schamgefühlen ihre Erfahrungen in Worte fassen, was besonders dann tröstlich wirkt, wenn sie sich dabei nicht nur auf die äußeren Ereignisse fokussiert, sondern besonders die Gedanken und Gefühle zu Papier bringt, die in ihr vorgehen.

Eine gelingende Verarbeitung der einschneidenden Erfahrung kann nicht nur im Rückblick tröstlich sein, sondern auch prospektiv positive Effekte mit sich bringen; hier kann man von »posttraumatischem Wachstum« sprechen. Ein dabei wichtiger Aspekt besteht darin, dass der betroffene Mensch durch die erfolgte Veränderung seiner Schemata auf eventuelle schlimme Ereignisse in der Zukunft besser vorbereitet ist und ihnen deshalb mit einer größeren Resilienz begegnen kann. Neben dem allgemein nützlichen Vorbereitetsein haben sich in den entsprechenden Untersuchungen fünf Dimensionen herausgestellt, innerhalb derer sich eine posttraumatische Reifung hauptsächlich vollzieht.

Die erste davon betrifft die Beziehungen der Betroffenen zu anderen Menschen, die ihnen oft sehr viel wichtiger werden. Die zweite besteht in der Entdeckung neuer Möglichkeiten hinsichtlich eigener Fähigkeiten und Beschäftigungen. Die dritte liegt in der subjektiv empfundenen persönlichen Stärke; die Erfahrung, die die Betroffenen hinter sich haben, führt dazu, dass sie sich mehr zutrauen und sich den Herausforderungen des Lebens besser gewachsen fühlen als zuvor. Die vierte Dimension betrifft Veränderungen in spiritueller bzw. religiöser Hinsicht; dieser Aspekt des Lebens bekommt für die Betroffenen häufig eine zusätzliche Signifikanz. Fünftens entwickeln Menschen im Rahmen ihrer stressbedingten Reifung oft eine neue und stärker ausgeprägte Wertschätzung des Lebens – sowohl des eigenen als auch des Lebens von anderen.

Alle diese Wachstumsprozesse können zu dem Resümee führen, dass das schreckliche Erlebnis, so schlimm es auch war, nicht nur Schmerz und Leid, sondern durch seine Verarbeitung letzten Endes auch etwas Positives und Wertvolles hervorgebracht hat, das Trost mit sich bringt.

SCHLUSS

Wenn das Trösten gelingt

Trost ist geeignet, die Deutung der Situation zu verändern, und zwar stets zu dem Pol »positiver«, also mitmenschlich gedeihlicher Gefühle hin.

(Kaufmann 2008, 71)

Sandra ist seit sechs Monaten wieder schwanger, es gab keine Blutungen, und nach Aussage der Ärzte ist alles in Ordnung. Sandra hat immer wieder Ängste, oft auch bei einem kleinen Ziehen in ihrem Bauch. Meistens hat sie sich mit Maria ausgetauscht, die ja auch nach einer Fehlgeburt eine gesunde Tochter zur Welt gebracht hat. In einem Austausch mit ihr sagt sie:

»Ich habe es ja wirklich nicht so mit den christlichen Geschichten, aber ich erinnere mich an eine aus unserem Religionsunterricht, und die passt irgendwie zu der Situation im letzten Jahr. Ich hatte das Gefühl, in ein endlos großes und tiefes Meer geworfen zu sein, in dem ich nur ertrinken könnte. Ich hatte keine Hoffnung mehr, alles erschien mir aussichtslos. Später durch die Unterstützung von dir und anderen Freundinnen ist so etwas wie eine Hülle um mich herum entstanden. Ich war nicht mehr im Meer, aber auch nicht in der wirklichen Welt.

Nachdem es mit Tim wieder gut wurde, wurde die Welt auch wieder farbiger. Und jetzt fühle ich mich wieder anwesend. Blumen leuchten, Menschen lachen ... Das alles erinnert mich an die Geschichte von Jonas und dem Walfisch. Ich weiß nicht mehr so viel davon, nur dass Jonas in einem Sturm ins Meer geworfen wurde. Und dann von einem Walfisch verschluckt wurde und nach drei Tagen heil und gesund von dem Fisch an Land gespuckt wurde. So

ähnlich fühlt sich das letzte Jahr für mich an, auch wenn ich länger als drei Tage im Bauch des Walfischs war …
Nachdem bislang alles gut gelaufen ist und ich jetzt weiß, dass Tim und ich einen kleinen Jungen erwarten, naja, nach alldem habe ich die Idee, ich könnte meinen kleinen Sohn Jonas nennen.«

Am Anfang der Einleitung zu diesem Buch war von einem Missgeschick die Rede, das dem kleinen Jonas widerfahren war. An diesem Beispiel hatte ich versucht zu illustrieren, worin die Gemeinsamkeit jener Situationen besteht, in denen Trost gebraucht wird; ich hatte dort geschrieben: »Gleichgültig, wo genau die situationsabhängig und individuell recht unterschiedliche Schwelle liegt, ab der Menschen Trost brauchen, entsteht das Bedürfnis danach immer dann, wenn die jeweils eigenen, bisher entwickelten Kompetenzen, eine Situation emotional und/oder kognitiv zu bewältigen, an ihre Grenzen stoßen.« Diese Schwelle liegt bei einem Kind wie Jonas natürlich ganz woanders als bei Erwachsenen, die längst gelernt haben, ihr Leben selbständig zu meistern, und die von kleineren Schmerzerlebnissen nicht gleich aus der Bahn geworfen werden.

Aber auch für diese Erwachsenen gibt es unterschiedlich große psychische Belastungen, die nicht immer das Ausmaß einer traumatischen Stresserfahrung annehmen. Manchmal sind es ›nur‹ eine Reihe alltäglicher Frustrationen, die sich zufällig gehäuft haben und die den Bedarf an tröstlicher Zuwendung durch einen Partner oder eine Freundin hervorrufen. Oft kämen die Betroffenen auch gut selbst mit solchen Frustrationen klar; sie *brauchen* die freundliche Anteilnahme nicht unbedingt. Aber dennoch tut sie ihnen gut, wenn sie sie bekommen, und ich gönne sie ihnen von Herzen.

Auf den vorangegangenen Seiten habe ich allerdings meist die gravierenden, wirklich erschütternden Erfahrungen vor Augen gehabt – nicht, weil ich der Meinung sei, die weniger einschneidenden Erlebnisse seien die Beachtung oder auch den Trost nicht wert, sondern weil ich annehme, dass sich an den potenziell traumatisierenden Widerfahrnissen besonders gut zeigen lässt, worauf es ankommt, wenn man die Betroffenen angemessen unterstützen möchte. Der ganze Umfang dessen, was tröstlich ist, lässt sich nur aufzeigen, wenn man den ganzen Umfang dessen, was nach Trost verlangt, in Betracht zieht. Ich hoffe, ich konnte dadurch deutlich machen, um ein wie facettenreiches Geschehen es sich beim Trösten handelt und wie viele Wirkungen es auslösen kann.

Die wohl häufigste Wirkung ist die Beruhigung, durch die die unangenehme emotionale Erregung dessen, der leidet, gemildert wird und in den Bereich einer für ihn besser erträglichen Intensität überführt wird. Neben dieser Linderung des Leidens und mit ihr eng verbunden haben tröstliche Begegnungen zwischen Menschen immer auch eine verbindende Wirkung, die schon *a priori* dadurch gebahnt wird, dass der Aufforderungscharakter des Leidens des einen das Mitgefühl des anderen hervorruft. Darin liegt ja bereits der Ausdruck einer zwischenmenschlichen Verbundenheit, die selbst dann zu beobachten ist, wenn die beteiligten Menschen einander gar nicht persönlich kennen; es genügt meist, dass sie nur zufällig in einer Situation zusammentreffen, die jedem von ihnen seine jeweilige Position zuweist. Und wahrscheinlich ist es das gemeinsame Erleben von Verbundenheit, das zu der Beruhigung der negativ empfundenen Erregung auf Seiten des Leidenden führt und das sich damit als wesentliche Voraussetzung für die dann stattfindende emotionale Ko-Regulation erweist. Diese Ko-Regulation enthält dann auch das Potenzial, über die beruhigende Wirkung hinaus eine qualitativ andere emotionale Stellungnahme des Betroffenen zu ermöglichen.

Aber weil es sich um eine *gemeinsame* Situation handelt, an der die Beteiligten ihren jeweiligen Anteil haben, ändert sich mit der Linderung des Leids und der Veränderung der Gefühle bei der einen Person unweigerlich und unmittelbar auch die Art und Weise des Aufforderungscharakters, der von ihr ausgeht und von dem die mitfühlende Person angesprochen wird. Mit dem Nachlassen und der Veränderung der schmerzlichen emotionalen Intensität, das die Leidende erlebt und das vielleicht mit dem Aufkommen einer Dankbarkeit für die erfahrene Anteilnahme einhergeht, ereignet sich auch bei der unterstützenden Person eine Veränderung in ihrer emotionalen

Resonanz. Eine gewisse Entlastung durch und Zufriedenheit mit der miterlebten Beruhigung und Veränderung wird sich oft genauso einstellen wie ein Gefühl, aus der gemeinsamen Erfahrung bereichert hervorzugehen. Und für beide Beteiligte ergibt sich aus dem, was sie zusammen durchlebt haben, in vielen solchen Fällen nicht nur eine deutliche Erleichterung, sondern auch ein verstärktes Empfinden gegenseitiger Vertrautheit oder Zugehörigkeit.

Diejenige, die die schmerzhafte Erschütterung erlebt hat, weiß nun nicht nur, dass sie in dieser konkreten Lebenslage Trost erfahren hat, sondern sie kann daraus auch die Vermutung ableiten, dass dergleichen in eventuellen ähnlichen Lebenslagen in der Zukunft wieder möglich sein könnte, und zwar vielleicht nicht nur mit der Person, mit der sie dieses Mal die tröstliche Begegnung hatte, sondern womöglich auch mit der einen oder anderen Person, die bei einer möglichen anderen Gelegenheit anwesend oder erreichbar sein wird. Über die Veränderung der aktuellen Situation hinaus kann sich auf diese Weise auch eine positive Modifikation oder Bekräftigung eines Schemas ergeben, in dem menschliche Zuwendung und Unterstützung eine wichtige und – zumindest potenziell – zuverlässige Rolle spielen und dem erschütternden Erlebnis eine nachhaltig wohltuende Erfahrung an die Seite stellen.

In dem Maße, in dem bei der ursprünglich erschütterten Person der Eindruck entsteht, nicht nur die schockierende Erfahrung einigermaßen bewältigt zu haben, sondern auch an dieser Erfahrung und dem Erleben von Trost persönlich gewachsen zu sein und gereift daraus hervorzugehen – in dem Maße kann für manche Betroffene etwas entstehen, das häufig als »Lebensweisheit« bezeichnet wird. Damit ist keineswegs die Selbstüberschätzung gemeint, die in der illusorischen Annahme zum Ausdruck kommt, über allem zu stehen und dem Leben mit stoischer Abwesenheit von Emotionen zu begegnen. Gemeint ist hier vielmehr die Aneignung von vier für den Umgang mit den Wechselfällen des Lebens nützlichen Ressourcen, die Kunzmann und Glück zusammengefasst haben:

> Eine erste Ressource ist die Fähigkeit, mit Unsicherheit und Unkontrollierbarkeit umzugehen. Dazu gehört das Bewusstsein, dass Menschen nur ein sehr begrenztes Maß an Kontrolle über ihr Leben haben, aber auch die Fähigkeit, mit Unkontrollierbarkeit kreativ umzugehen. Eine zweite Ressource der Weisheit ist die Offenheit für neue Ideen und Standpunkte, wozu auch eine hohe Toleranz gegenüber divergierenden Perspektiven gehört. Eine dritte Ressource ist die Reflexivität, d. h. die Bereitschaft und die Fähigkeit, über komplexe Dinge auf komplexe Weise nachzudenken, was in der Regel eine selbstkritische Reflexion einschließt. Die vierte Ressource … umfasst emotionale Kompetenzen: emotionale Sensibilität, Emotionsregulation und Empathie/Mitgefühl.[120] (2019, 590)

Diese Ressourcen sind in doppelter Hinsicht nützlich, nämlich nicht nur für denjenigen selbst, der über sie verfügt, sondern zugleich als hilfreiche Fähigkeiten, die es ihm ermöglichen, anderen erschütterten Menschen auf tröstliche Weise beizustehen. Die erworbene Lebensweisheit beruht also darauf, die eigenen leidvollen Erfahrungen so zu verarbeiten, dass der Betroffene selbst einen Nutzen davon hat *und* dass er andere, die leiden, nunmehr kompetenter unterstützen kann als zuvor. In welcher Position er sich in Zukunft auch finden mag – in der des Leidenden oder in der des Unterstützenden –, er wird in beiden Fällen von seiner schmerzlichen Erfahrung profitieren. Oft ist es tröstlich zu bemerken, dass das durchlebte Leiden einen Sinn hatte.

Die Erfahrung, durch die eigene Präsenz sowie durch resonante Fürsorge für eine erschütterte Person eine wichtige Hilfe gewesen zu sein und, falls nötig, auch in Zukunft sein zu können, ist für die meisten Menschen erfüllend, und zwar auch wieder in zweierlei Hinsicht: Zu sehen, wie es einem Menschen, dem man sich zugewandt hat, mit der Zeit besser geht, ist an sich schon Grund zur Freude. Es bedeutet aber zusätzlich die Erfahrung einer auf einen anderen Menschen bezogenen Selbstwirksamkeit, die weniger auf eingreifenden Handlungen als auf mitfühlender Präsenz beruht. Es ist die Erfahrung,

120 Zu den emotionalen Kompetenzen würde ich gerne Gelassenheit bzw. Gleichmut hinzufügen.

durch die eigene Art *da zu sein* einem anderen signifikanten Beistand bieten zu können, und dies hat eine Rückwirkung auf einen selbst: »Schon der Akt der Anteilnahme am Wohlergehen anderer erzeugt … einen Zustand eigenen, erhöhten Wohlbefindens« (Goleman 2003, 41). Das Erleben persönlichen Wertes, das ansonsten häufig an absichtliche Leistungen verschiedener Art gebunden ist, findet auf diesem Weg seine Quelle in zwischenmenschlicher Zuwendung und Verbundenheit, die nicht angestrengt hergestellt werden müssen.

Das kann eine äußerst befriedigende Erfahrung sein, die bisweilen mit einem bescheidenen Stolz einhergeht. Denn auch der körperliche Halt, den man einem fassungslosen Menschen gibt, ist aus einer Haltung der geduldigen und mitfühlenden Präsenz heraus nichts, das man tut, und schon gar nicht etwas, mittels dessen man sich des anderen bemächtigt. Vielmehr stellt er eine vorübergehende Stütze für den Leidenden dar, die so beschaffen ist, dass sie es ihm erleichtert, die eigenen Kräfte zum für ihn passenden Zeitpunkt wieder zu mobilisieren, ohne dafür über seine Gefühle von Schwäche, Schmerz oder Hoffnungslosigkeit hinweggehen zu müssen.

Überhaupt ist es für einen trostbedürftigen Menschen von zentraler Bedeutung, in allen seinen schmerzlichen Emotionen und in seinem möglicherweise für einige Zeit ziemlich ungeordneten Gefühlswirrwarr einen Begleiter zu haben, der ihm in freundlicher Zeugenschaft beisteht, ohne ihn zu irgendetwas zu drängen, ohne ihn zu belehren oder zu beraten, ohne ihn zu beschwichtigen oder ihm etwas auszureden, aber auch ohne selbst in einen ähnlichen emotionalen Aufruhr zu geraten – ein Begleiter, der ihm dem Ernst des Anlasses entsprechend aufmerksam zuhört, sich um Verständnis für seine als einmalig erlebte Situation bemüht und gleichermaßen emotional berührbar wie zuverlässig und unabhängig für ihn da ist.

> Beziehungen erfüllen eine wichtige Funktion, indem sie den Menschen nicht nur helfen, zu ihrer Ausgangssituation zurückzukehren, sondern ihnen auch helfen zu gedeihen und über das frühere Niveau ihrer psychischen Prozesse hinauszuwachsen. Eine nützliche Metapher ist, dass durch Stürme zerstörte Häuser häufig wieder aufgebaut werden, und

> zwar nicht genau so, wie sie vorher existierten, sondern als Häuser, die in Zukunft ähnlichen Stürmen besser standhalten. So können auch Menschen mit der Unterstützung bedeutsamer anderer, die sie beim Wiederaufbau stärken und unterstützen, aus widrigen Lebensumständen gestärkt hervorgehen und besser dran sein als zuvor. In diesem Sinne können Beziehungen eine Quelle für psychische Kräftigung [und Wachstum] bereitstellen. (Feeney & Collins 2014, 116)

Deshalb ist es für erschütterte Menschen so wichtig, sich anderen anzuvertrauen, sich halten zu lassen und auf diese Weise die Voraussetzung dafür zu schaffen, dass Resonanz, Mitgefühl und Trost für sie entstehen können. Auch wenn es längere Zeit dauern mag, bis daraus eine erneute Zuwendung zum Leben und vielleicht sogar Hoffnung erwachsen, hat die Begegnung des leidenden mit einem mitfühlenden Menschen manchmal schon eine ganz unmittelbare Wirkung. Diese zeigt sich dann eventuell in seinem Gesicht als ein kurzes, noch vorsichtiges Lächeln.

Ich möchte das vorliegende Buch nun in der Form von drei Haikus zusammenfassen:

Trost
Die Zeit bleibt stehen.
Alles Selbstverständliche
verliert sich im Schmerz.
Doch dann, gesehen
im Licht freundlicher Augen,
komme ich zurück.
Nichts ist, wie es war.
Das Leben braucht einen Sinn.
Mein Atem: aus – ein.

NACHWORT

FÜR PSYCHOTHERAPEUTINNEN UND PSYCHOTHERAPEUTEN

Die Vernachlässigung eines Menschheitsthemas

Liebe Kolleginnen und Kollegen,
Sie kennen vermutlich die sogenannte »Drittelregel«, die Hippokrates vor langer Zeit aufstellte. Ihr zufolge kann man alle Patientinnen und Patienten jeweils einer von drei Gruppen zuordnen: erstens denen, die ihre Krankheit selbständig überwinden und keine Hilfe benötigen; zweitens denen, die eine Behandlung brauchen; und drittens denen, bei denen keine Therapie eine Wirkung zeigt. Von dieser letzten Gruppe meinte Hippokrates, ihr könne nur mit Trost geholfen werden. Diese Drittelregel wurde von Hippokrates zwar hauptsächlich auf körperliche Erkrankungen angewandt, sie gilt heute aber auch für zahlreiche psychologisch und psychiatrisch definierte Störungsbilder (vgl. Frances 2013, 77 f.).

Ich bin allerdings der Ansicht, dass man aus dieser Faustregel nicht ableiten sollte, für die ersten beiden Gruppen sei eine tröstende Unterstützung beim Erreichen ihres gesundheitlichen Ziels nicht nötig. Trost nur den ›aussichtlosen Fällen‹ zukommen zu lassen, erscheint mir ethisch nicht vertretbar. *Alles* menschliche Leiden stellt eine Herausforderung für die Identität, Integrität, Sinnhaftigkeit und Verbundenheit der Betroffenen dar und verdient Beistand. Aber die dritte von Hippokrates genannte Gruppe ist zweifellos auf Trost besonders angewiesen; ihr bleibt schließlich kaum etwas anderes übrig: Zu den Problemen, die ihre Krankheit mit sich bringt, kommt für sie noch die zusätzlich belastende Aussichtslosigkeit hinzu, dass es für sie keine Hoffnung auf Heilung gibt.

Welche der drei Gruppen auch immer in welchem Maße und in welcher Form auf Trost angewiesen sein mag, muss man aus meiner

Sicht aber nicht im Einzelnen quantifizieren. Selbst wenn es sich nur um ein Drittel aller Leidenden handeln sollte, wäre für alle Menschen in helfenden Berufen, die – ob offiziell oder nur inoffiziell – dem Hippokratischen Eid folgen, die Beschäftigung mit den Bedingungen und Möglichkeiten des Tröstens eine wichtige Aufgabe. Und sie wäre meines Erachtens ebenso wichtig wie die Auseinandersetzung mit den Fragen nach den besten therapeutischen Vorgehensweisen, vor die sie von der zweiten Patientengruppe gestellt werden.

Betrachtet man allerdings die Angebote an psychotherapeutischen Fachbüchern, an Artikeln in Fachzeitschriften oder an Tagungsthemen, so ist auch ohne aufwändige statistische Erhebungen leicht festzustellen, dass die Hinweise auf die Bedeutung des Tröstens in den entsprechenden Titeln oder Stichwörtern nicht auch nur annähernd ein Drittel der Stichprobe ausmachen.[121] Zusätzlich scheint mir weder in informellen kollegialen Gesprächen unter psychotherapeutisch Tätigen noch in ihren formellen Intervisionsgruppen, soweit ich das beurteilen kann, das Trösten einigermaßen häufig thematisiert zu werden.

Von dieser allgemeinen Feststellung gibt es natürlich ein paar Ausnahmen, die sich in drei Gruppen unterteilen lassen: So haben, erstens, einige wenige Autoren aus dem Bereich der Psychotherapie den Trost als solchen *explizit* zum Thema von Veröffentlichungen gemacht. Im deutschsprachigen Raum ist hier vor allem Hilarion Petzold (z.B. 2008; 2010a; 2010b) zu nennen, der dafür besondere Anerkennung verdient, auch wenn seine Überlegungen auf einer recht abstrakten Ebene bleiben und nur wenige ganz konkrete Anregungen liefern.

Als eine zweite Form der Ausnahme können Autoren wie z.B. Luise Reddemann und Wolfgang Wöller gelten. Sie erwähnen in ihrem Buch über die *Komplexe Posttraumatische Belastungsstörung* an mehreren Stellen ausdrücklich »die Notwendigkeit, die verletzten Anteile [eines traumatisierten Menschen] in ihrem Leid zu würdigen, sie zu trösten« (2019, 43) und weisen einer »abschließende[n]

121 Das scheint übrigens auch auf die sozialwissenschaftliche Literatur zuzutreffen (vgl. Klass 2013).

Phase des Tröstens und Versorgens, der wir sehr viel Zeit geben« (a. a. O., 72), im Rahmen ihres therapeutischen Konzepts einen *systematischen* Stellenwert zu. An anderen Stellen schreibt Reddemann, dass »Mitgefühl und Trost wesentliche Komponenten« (2016, 12) ihrer Arbeit sind und dass sie »das Trösten [für] ähnlich wichtig wie das Durcharbeiten der traumatischen Situation« (2017, 144) hält.[122]

Eine dritte Kategorie innerhalb der nicht gerade zahlreichen psychotherapeutischen Literatur, in der das Wort »Trost« überhaupt auftaucht, besteht in einigen wenigen Publikationen, in denen Trost zwar zur Sprache kommt, z. B. im Rahmen von Fallgeschichten, aber keinerlei systematische Bedeutung erhält (vgl. Nijenhujs 2018).

Dem steht eine Fülle von einschlägiger Literatur aus dem Bereich der Pastoralpsychologie bzw. der Seelsorge gegenüber; speziell über Trauerbegleitung findet man in diesem Feld einen sehr umfangreichen Fundus an Schriften, in dem es um Trost geht. Das hängt sicher damit zusammen, dass der christlich-religiöse Zugang zum Trösten eine sehr lange Tradition hat. Martin Luther und Ignatius von Loyola hatte ich schon erwähnt, doch auch sie knüpften schon an eine lange Überlieferung an, die ich nicht genau genug kenne, um sie im Einzelnen nachzuzeichnen. Aber das halte ich an dieser Stelle auch nicht für erforderlich. Wesentlich für meinen Gedankengang erscheint mir vielmehr, dass die Auseinandersetzung mit Fragen des Tröstens offenbar ein *Menschheitsthema* darstellt.

Und weil dieses Menschheitsthema zweifellos mit menschlicher Emotionalität zu tun hat, stellt sich die Frage, warum wir Psychotherapeutinnen und -therapeuten uns ihm bislang kaum zugewandt haben, obwohl wir uns ansonsten mit allen möglichen Fragestellungen beschäftigen. Wir sind schließlich täglich mit dem Leid unserer Klientinnen und Klienten konfrontiert, und ich bin sicher, dass die meisten von uns in vielen Situationen versuchen, einen tröstlichen Einfluss auszuüben. Aber wir *reden* und *schreiben* bisher kaum darüber!

---

122 Der Genauigkeit halber ist hinzuzufügen, dass es bei Reddemann – im Unterschied zu meinen in diesem Buch vorgetragenen Überlegungen – zu großen Teilen um den Trost geht, den ein Mensch *sich selbst* geben kann.

Und das hat sich noch nicht einmal in den vergangenen ca. zwanzig Jahren nennenswert geändert, in denen die Thematik von Traumatisierungen aller Art sowie von entsprechenden traumatherapeutischen Konzepten weitreichende Beachtung gefunden hat. Dabei sind es ja insbesondere die intensiven Stresserfahrungen, die zu Posttraumatischen Belastungsstörungen oder, wenn es einigermaßen glimpflich verläuft, immerhin zu Anpassungsstörungen führen können, falls die Betroffenen nicht die notwendige Unterstützung erhalten (vgl. Einleitung). Während ich das schreibe, ist mir durchaus bewusst, dass die therapeutische Strategie der *Stabilisierung* als eine vorrangige Maßnahme nach Traumatisierungen in dem genannten Zeitraum eingehend praktiziert und diskutiert wurde (vgl. Reddemann & Wöller 2019).

Ohne daran etwas kritisieren zu wollen, ist mir jedoch eine differenzierte Einordnung wichtig. Daher möchte ich unterstreichen, dass Stabilisierung ein sehr viel engeres, auf therapeutische Technik konzentriertes Konzept darstellt als *Trost* – wenigstens, wenn man ihn in einem ähnlichen Sinn versteht, wie ich ihn in diesem Buch beschrieben habe. Petzold hält Trost sogar für einen »›*Heilfaktor* erster Ordnung‹ bei Belastungen, Verletzungen, Verlusten« (2010a, 4 – H. i. O.). Er gibt ihm damit eine große Signifikanz, was ich nur bestätigen kann. Dessen ungeachtet vermute ich allerdings, dass Trost nicht *einen* einzelnen Heilfaktor darstellt, sondern dass sich in ihm eine Reihe von Heilfaktoren, die aus der Psychotherapieforschung bekannt sind, verbinden und ergänzen.[123] Gerade eine solche Kombination würde für mich seine Wichtigkeit und Wirksamkeit erklären. Vielleicht ist das der Punkt, auf den Petzold mit seiner Formulierung von einem »Heilfaktor *erster* Ordnung« aufmerksam machen möchte.

Wie dem auch sei – es bleibt die Feststellung einer stiefmütterlichen Behandlung des Tröstens in psychotherapeutischen Kreisen. Über die Gründe dafür kann ich selbstverständlich nur spekulieren, und genau das möchte ich mir jetzt erlauben. Ich spreche bewusst

---

123 Es wäre sicherlich interessant, dieser Hypothese genauer nachzugehen. Dafür ist hier allerdings nicht der passende Ort.

von *Spekulationen*, weil ich meine Gedanken hier ohne jede Gewissheit und auch ohne Belege vortrage und sie darum nur als Anregungen für eine – in der Zukunft hoffentlich verstärkt stattfindende – kritische Selbstreflektion von uns Psychotherapeutinnen und -therapeuten formuliere.

In diesem Sinne möchte ich mit einer persönlichen Selbstkritik beginnen: Ich kann von mir sagen, dass ich das Trösten über lange Zeit hinweg als eine zwar gut gemeinte, aber eher laienhafte Vorgehensweise heimlich abgewertet habe, die sozusagen ›unter der Würde‹ von Therapeuten war. Ich hatte vom Trösten die sehr reduzierte Vorstellung, es ginge dabei nur um freundliche Zuwendung und Beruhigung, und nahm daher an, dass es meine professionelle Kompetenz unterforderte. Da, wo es mir unbedingt nötig erschien, habe ich mich zwar entsprechend verhalten, gleichzeitig aber, ohne mir dessen deutlich bewusst zu sein, schon darauf geschielt, wann die Situation der Klientin bzw. des Klienten es wieder zulassen würde, die ›richtige‹ therapeutische Arbeit erneut aufzunehmen und ihr oder ihm meine ›eigentlichen‹ Fähigkeiten wieder zur Verfügung zu stellen. Eine Prise protestantischer Arbeitsmoral trug außerdem zu meiner Haltung bei; ich wollte mein Geld ja ›ehrlich‹ verdienen.

So war es für mich denn auch selbstverständlich, mich mit der Frage, wie Trost entsteht und wie ich dazu beitragen konnte, nicht weiter zu beschäftigen. Es gab schließlich eine ausreichende Menge anderer interessanter theoretischer Fragestellungen, die meine Aufmerksamkeit auf sich zogen und mir vorrangig wichtig erschienen. – So viel zu mir persönlich; vielleicht können manche von Ihnen, meine Kolleginnen oder Kollegen, sich darin zum Teil wiedererkennen und/oder andere persönliche Motive bei sich selbst identifizieren.

Wenn ich über andere Faktoren spekuliere, die zu unserer Vernachlässigung des Trostthemas geführt haben könnten, fallen mir einige weitere Aspekte ein. An erster Stelle und am ausführlichsten möchte ich denjenigen thematisieren, der mir deswegen besonders wichtig erscheint, weil unsere Klientinnen und Klienten darunter nach meinem Eindruck am meisten zu leiden haben: die Tabuisierung körperlicher Nähe und Berührung, die oft mit einer Fokussierung auf rationale Einsicht einhergeht und sich vermutlich auf die unter viktorianischem Zeitgeist entstandene Freud'sche Tradition der »Abstinenz« zurückführen lässt – und weiterhin womöglich auf sehr alte, körperfeindliche Einstellungen, die fast allen neueren Untersuchungsergebnissen zur entwicklungs- und sozialpsychologischen Bedeutung von zwischenmenschlicher Fühlungnahme widersprechen.[124]

Drei dieser eindrücklichen Untersuchungsergebnisse möchte ich kurz ins Gedächtnis rufen: Erstens fallen mir Harlow's (1958) berühmt gewordene Versuche mit künstlichen ›Draht-‹ bzw. ›Fellmüttern‹ ein, die heute wegen ihrer schrecklichen Auswirkungen auf die Affenbabys wohl kaum noch von irgendeiner Ethik-Kommission zugelassen würden. Zweitens denke ich an Montagus einflussreiche Untersuchungen über die psychosoziale Bedeutung der menschlichen Haut und sein Fazit: »Die Mitteilungen, die wir durch Berührung übermitteln, stellen das allermächtigste Mittel zur Herstellung menschlicher Beziehungen dar, das Fundament der Erfahrung« (1986, xiv f.). Und drittens erinnere ich mich an René Spitz' (1972) Untersuchungen zum Hospitalismus und seine schockierenden Berichte über den Zustand von vernachlässigten Kindern in Waisenhäusern, die keine Erfahrungen damit machen konnten, wie es ist, gestreichelt oder gehalten zu werden. Die negativen Folgen fehlenden Körperkontakts zeigen – genau wie die zahllosen Berichte über positive Effekte sozialer Berührungen – sogar auf der neurophysiologischen Ebene, wie wichtig leibliche Nähe für die Entstehung eines guten Kontakts mit der Welt ist:

> Das CT-System[125] vermittelt passiv empfangene Berührungen von anderen Menschen und überschneidet sich stark mit neurobiologischen Systemen zur affiliativen Belohnung und zum Körperempfinden. Diese Überlappung mit interozeptiven und affektiven neuronalen Schalt-

---

124 Die ›heilpraktische‹ Tradition des Händeauflegens lasse ich hier einmal außer Acht.

125 Gemeint sind hier »niedrigschwellige, nicht myelinisierte, periphere, afferente Fasern (C-Touch- oder CT-Fasern). Diese Fasern reagieren bevorzugt auf sanftes, langsames, zartes Streicheln« (a. a. O., 5).

> kreisen ermöglicht es der CT-vermittelten Berührung, als Brücke zwischen der extrapersonellen Stimulation und der intrapersonellen Welt des Selbst zu dienen. (Cascio et al. 2019, 6 – H. d. V.)

und so das Erleben zwischenmenschlicher *Verbundenheit* zu begünstigen.

Mit diesen Hinweisen möchte ich die ursprünglich gute Absicht des Abstinenz-Gebots nicht anzweifeln. Aber ich will daran erinnern, dass seine Befolgung vor allem dazu dienen sollte, Therapeuten und Therapeutinnen davon abzuhalten, dass sie die sich ihnen anvertrauenden Menschen in irgendeiner Weise zum Zwecke ihrer eigenen Bedürfnisbefriedigung instrumentalisieren, ausbeuten oder missbrauchen. Diese wünschenswerte Schutzfunktion gerät allerdings häufig aus dem Blick und wird dann leider in eine undifferenzierte Diffamierung von therapeutischen Verhaltensweisen verkehrt, mit denen Bedürfnisse von Klientinnen oder Klienten, speziell wenn sie einen eindeutig leiblichen Aspekt haben, beantwortet werden können.

Obwohl allgemeine Einigkeit darüber herrschen dürfte, dass die therapeutische Situation nicht primär zur Erfüllung von »Alltagsbedürfnissen«, sondern zu der von »Wachstumsbedürfnissen«[126] geeignet ist, gilt ebenso: Ohne dass Therapeutinnen und Therapeuten wesentliche Alltagsbedürfnisse ihrer Klientinnen bzw. Klienten befriedigen und ihnen z. B. persönliche Zuwendung und Anerkennung in adäquaten Formen und Maßen entgegenbringen, wird keine therapeutische Beziehung sich so entwickeln, dass sie den an sie zu stellenden *therapeutischen* Ansprüchen genügen kann. Zu diesen wesentlichen Bedürfnissen von Klientinnen bzw. Klienten gehört für mich im Falle von Erschütterungen auch der Wunsch nach leiblich spürbarem Halt (vgl. Kapitel 2). Denn »Körperkontakt ist das Fundament der Anteilnahme« (Schäfer 2015, 93).

Wer ihn einem betroffenen Menschen nicht gewähren will, entscheidet sich dafür, auf eine wichtige Form zu verzichten, die das Trösten annehmen kann. Das darf man natürlich tun, wenn man es

126 Zur Erläuterung dieser beiden Begriffe vgl. Staemmler (2017, 201 ff.).

für *therapeutisch indiziert* hält. Tut man es aber, um *eigene* Bedürfnisse nach Distanz sowie Un*berühr*barkeit und Unan*greif*barkeit zu befriedigen, orientiert man sich nicht mehr am Wohl der Betroffenen und verhält sich darum im oben erwähnten, bedeutungsvollen Sinne nicht mehr abstinent, sondern tut das exakte Gegenteil. Damit würde Zurs Vermutung bestätigt, dass »diese Praktiken [der Tabuisierung] fast ausschließlich dem Schutz der Therapeuten dienen, nicht dem der Klienten« (2011, 9). Das wäre dann Gegenstand einer wünschenswerten Lehrtherapie oder Supervision.

Es scheint allerdings bis heute – lange nach Freud und trotz Sandor Ferenczi, Carl Rogers, Tilmann Moser[127] und vielen anderen – bei vielen Kollegen und Kolleginnen immer noch eine große und oftmals undifferenzierte Aversion gegenüber Berührungen zu geben. Damit meine ich nicht nur psychoanalytisch orientierte, sondern auch viele Kollegen und Kolleginnen anderer Schulen. Wie ich aus Supervisionen weiß, hat das mit einer weit verbreiteten Angst vor persönlicher[128] Nähe und körperlichen Berührungen zu tun. Sich auf eine ›reale‹ Beziehung mit Klientinnen oder Klienten einzulassen, anstatt sich hinter Übertragungs- und Gegenübertragungskonzepten oder verschiedenen professionellen Rollen zu verstecken, erscheint nach meinem Eindruck vielen als zu bedrohlich.

Manche wollen einfach nicht als ›unprofessionell‹ gelten und versuchen, den Erwartungen ihrer *peer group* zu entsprechen, ohne sich darüber viele Gedanken zu machen. Andere, die sich durchaus ernsthaft für ihre KlientInnen engagieren, haben Angst vor einem *compassion fatigue* oder *burnout*, die eintreten können, wenn sie durch

---

127 Ferenczi habe ich im zweiten Kapitel schon zitiert, und auf zwei von vielen Veröffentlichungen Mosers zum Thema Körperkontakt in der Therapie verweise ich etwas weiter unten. Bei Carl Rogers kann man lesen: »Mit der Zeit habe ich gelernt, mit physischem Kontakt zu reagieren, wenn es wirklich, spontan und angemessen scheint. Als einmal eine junge Frau zu weinen begann, weil sie geträumt hatte, daß niemand in der Gruppe sie liebt, umarmte und küßte ich sie und streichelte ihr Haar. Wenn eine Person leidet, und ich spüre in mir den Wunsch, zu ihr zu gehen und meinen Arm um sie zu legen, dann tue ich das« (1974, 65).

128 Andernorts habe ich zwischen *persönlichen* Beziehungen einerseits und *privaten* Beziehungen andererseits unterschieden (vgl. Staemmler 2017, 76 ff.) – eine Differenzierung, die in diesem Zusammenhang wesentlich ist.

die permanente Konfrontation mit traumatisierten oder anderweitig stark leidenden KlientInnen auf die Dauer emotional überfordert sind (»sekundärer traumatischer Stress« – vgl. Figley 1995; 2002), insbesondere wenn sie unter institutionellen Bedingungen arbeiten müssen, unter denen die notwendige Unterstützung nicht im ausreichenden Maß gewährleitet ist. Und wieder andere – und dies ist vielleicht die größte Gruppe – fürchten sich vor möglichen Anschuldigungen, sie würden sich auf narzisstische, sexuelle oder andere Art übergriffig verhalten.

Psychotherapeuten, speziell Psychoanalytiker, aber nicht nur sie, haben die Ängste vor derartigen Vorwürfen lange selbst geschürt: »Es versteht sich von selbst, dass Körperkontakt mit dem Patienten absolut tabu ist. Das Berühren, Streicheln oder Küssen des Patienten kann sexuelle Gefühle mobilisieren« (Wolberg 1954, 352). Menninger spricht sogar von »schwerwiegenden Übertretungen der Regel gegen Körperkontakt, wie sie manchmal vorkommen, die jedoch als Hinweis auf die Unfähigkeit oder kriminelle Rücksichtslosigkeit des Analytikers« (1958, 40) zu verstehen seien.[129] Diffamierende Verdächtigungen von solcher oder ähnlicher Heftigkeit werden leider bis in die jüngere Vergangenheit hinein immer noch erhoben, wenn es um Berührungen zwischen Therapeuten und Klientinnen geht.

Liest man z. B., wie Bauriedl (1998) gegen körperliche Nähe in der Therapie wettert und gegen Kollegen wie Tilmann Moser (1989; 1994), die Körperkontakt unter bestimmten Umständen mit guten Gründen befürworten, allerlei Beschuldigungen vorbringt (nicht ohne gleich auch noch den Tod der Psychoanalyse an die Wand zu malen!), dann weiß man, was einem blüht, wenn man an diesem Tabu rührt. Sich davon nicht einschüchtern zu lassen, erfordert ein großes Maß an persönlicher Unabhängigkeit, Risikobereitschaft und bisweilen sogar Zivilcourage. Sobald wir aber dem normativen Druck kollegialer bzw. drohender juristischer Kontrolle nicht ausgesetzt sind, so meine Eindrücke aus vertraulichen Gesprächen, konzedieren wohl die meisten von uns, dass Trost für erschütterte

129 Diese Verdikte bleiben auch in psychoanalytischen Kreisen inzwischen nicht mehr unhinterfragt (vgl. z. B. Fosshage 2000).

Menschen ohne Nähe, Halt und Berührung nur schwer bzw. in sehr engen Grenzen entstehen kann.

Wenn dieses auf ernsthafte Erfahrung gegründete, aber tabuisierte Wissen alle möglichen Ängste auslöst, ist es jedoch verständlicherweise für manche bequemer oder sicherer, sich erst gar nicht in die drohende Gefahr zu begeben und im Extremfall die gesamte Thematik zu vermeiden. Aber man kommt letztlich nicht daran vorbei. Denn es gibt nach meiner Erfahrung, wie eingangs dieses Nachwortes schon erwähnt, beträchtlich *mehr* als das von Hippokrates geschätzte Drittel von Klientinnen oder Klienten, die mit Recht bisweilen die Botschaft senden »*Bitte berühren!*« (vgl. Staemmler 1981) und bei denen es sinnvoll und menschlich angemessen ist, ihrer Bitte zu entsprechen.

Ich bin mir da recht sicher, obwohl bisher »fast nichts über die Auswirkungen *fehlender* Berührung in der Psychotherapie geschrieben wurde«, wie Hunter und Struve (1998, 102 – H.i.O.) schon vor über zwanzig Jahren feststellten. Daran hat sich seither nichts Wesentliches geändert. »Es ist jedoch klar, dass das Fehlen oder Zurückhalten von Berührung eine intensive Bedeutung haben kann« (a.a.O.). Auch unterlassene Hilfeleistung ist unter ethischen Gesichtspunkten zu kritisieren. »Nicht den tröstenden Arm um einen Klienten zu legen, der plötzlich in Tränen ausgebrochen ist, kann nicht nur als gefühllos, sondern als eine rigide Interpretation therapeutischer Grenzen angesehen werden« (Zur 2011, 10) und die therapeutische Beziehung erheblich irritieren.

Die meisten von uns wissen das und begeben sich vermutlich immer wieder in einen Prozess genauen und gründlichen Abwägens, um den jeweils besten Weg zwischen Übergriffigkeit und Distanziertheit zu finden. Für derlei differenzierte Erwägungen kann man inzwischen in der Fachliteratur reichlich Anregungen finden (vgl. z.B. Field 2003; Galton 2018; Hertenstein & Weiss 2011; Hunter & Struve 1998; Meyer 2019; Rovers et al. 2017; Smith et al. 1998; Tjew-A-Sin & Koole 2013; Zur 2011).

Zu der positiven Bedeutung, die angemessene Formen des Körperkontakts in der Psychotherapie haben können, möchte ich ein Beispiel geben. Der Bericht in der folgenden Textbox ist ein Auszug aus einem längeren Brief, den mir meine Klientin N. anlässlich des zweiten Jahrestages ihres Therapiebeginns bei mir schickte. Ich habe hier jene Zeilen zusammengestellt, in denen sie sich auf das Thema des Körperkontakts bezieht. Ich danke N. herzlich für ihre Erlaubnis, diesen Auszug zu veröffentlichen.

Lieber Frank,
in der letzten Stunde haben wir ein bisschen Rückschau gehalten auf die vergangenen zwei Jahre. Du hast mich gefragt, was das Wichtigste war und worin der größte Unterschied zu den anderen Therapien bestand, die ich bisher gemacht habe. Ich glaube, meine Antwort kam sehr schnell und spontan. Weil es für mich völlig klar ist, was das Wichtigste ist: der Körperkontakt mit dir.
Dazu möchte ich dir was schreiben. Und dabei habe ich dich hier in meinem Herzen. Nicht weil ich weiß, wie du aussiehst; das vergesse ich immer noch ab und zu. Aber weil mein Körper weiß, wie du dich anfühlst. Ich kenne deinen Geruch und er gibt mir viel Sicherheit und Geborgenheit. Ich weiß, wie sich dein Bauch und dein Herzschlag anhört. Dass ich schaffe, mich ›richtig‹ an dich zu erinnern und dir wirklich zu vertrauen, ist für mich eine unfassbar große Veränderung.
Ich kann mich noch so gut an ganz andere Zeiten erinnern. Ich habe in einer Welt gelebt, die mir keine Sicherheit bot. Ich fühlte mich wie ein Fremdkörper oder ein Satellit. Es hat sich so angefühlt, als wäre ich aus der Welt gefallen, als würde ich nirgends dazugehören und als wäre da, wo mein ›Boden‹ sein sollte, nur ein Loch, wie das ›Nichts‹ aus der *Unendlichen Geschichte*. Ich war mir nie sicher, ob Menschen wirklich dableiben; jederzeit konnte es sein, dass sie einfach verschwinden.
Die konkreten Auswirkungen waren schlimme Trennungs- und Verlustängste und viele, viele andere Ängste. Ich hatte Angst, dass sich Menschen oder Dinge in Luft auflösen. Ich bin in Panik geraten, wenn für mich wichtige Menschen nicht zur verabredeten Zeit am verabredeten Ort waren, und ich hatte dann nicht nur Angst, dass demjenigen etwas passiert oder dass er gestorben sein könn-

te, sondern dass sich herausstellen könnte, dass es ihn einfach nie gegeben hat. Auch die vielen und unterschiedlichen Therapien konnten bisher daran nichts ändern.

In den Stunden mit dir erlebe ich etwas Neues. Du begegnest mir nicht als distanzierter und damit für mich unerreichbarer Therapeut, sondern als Mensch und als sehr, sehr zuverlässige, reale Bezugsperson. Dadurch habe ich irgendwann erkannt, dass meine Angst, verlassen zu werden, genauso groß ist wie meine Angst vor Nähe, und ich habe gespürt, dass ich niemanden wirklich an mich heranlasse.

Irgendwann entstand dann in mir der Wunsch, von dir in den Arm genommen zu werden – eigentlich mehr noch: Ich wollte von dir wie ein Baby im Arm gehalten werden. Ich konnte das lange nicht aussprechen, weil ich riesige Angst davor hatte, mit dieser großen Sehnsucht nach Halt und Geborgenheit viel zu viel zu sein, und dass du dich dann von mir abwenden und mich verlassen könntest. Aber dann hast du mich irgendwann in einer schwierigen Situation gefragt, ob du mich ein ganz kleines bisschen berühren darfst. Und so entstand eine langsame Annäherung an diesen zuerst noch heimlichen Wunsch, bis es eines Tages – es war in der 34. Stunde – dazu gekommen ist.

Ich weiß es noch, als wäre es gestern gewesen. Du hast mir gesagt, dass ich nichts Bestimmtes tun muss. Dass du mich nicht festhältst und dass ich jederzeit weg kann, wenn es mir zu viel wird oder ich Angst bekomme. Nach längerem Zögern habe ich mich getraut, und ich habe mich (für mich selbst überraschend) an dich geklammert wie eine Ertrinkende. Du hast mich einfach gehalten, wie ein Baby. Und ich habe mein Gesicht an dich gedrückt und dich eingeatmet. Es war eine Nähe, die ich noch nie vorher erlebt habe. Ich glaube, ich werde diesen Moment in meinem ganzen Leben niemals vergessen.

Die ganze Verletzlichkeit, die unendlich große Sehnsucht nach Halt und Geborgenheit durfte in diesem Moment da sein, weil ich den Mut fand, sie dir zu zeigen. Und dann durfte ich erleben, dass du das aushältst und trotzdem da bleibst, dass ich nicht ›zu viel‹ bin und dass ich sein darf. Dass ich tatsächlich eine Existenzberechtigung habe. Danach ist etwas Erstaunliches passiert. Etwas, was ich niemals für möglich gehalten hätte: Ich konnte mich an dich erinnern. Ich konnte mich daran erinnern, wie du dich angefühlt hast. Dieser intensive Körperkontakt mit dir ist für mich immer wieder sehr wichtig, und ich bin immer noch völlig fassungslos, dass das so einfach und selbstverständlich möglich ist.[130] Ich glaube, es braucht diesen unmittelbaren Kontakt, damit bei mir ankommt, dass Menschen sich nicht einfach in Luft auflösen und ich dann von der ganzen Welt verlassen bin. Weil Menschen, die bleiben, *spürbar* sein müssen. Mit Worten wird einfach nicht die Ebene getroffen, auf der dieses emotionale Loch liegt, weil es auf dieser Ebene keine Sprache gibt. Das Loch ist auf einer so basalen Ebene, dass wir bis in alle Ewigkeit hätten weiterreden können, und emotional wäre nichts angekommen, das beständig ist.

Eigentlich hatte ich die Hoffnung schon aufgegeben. Allmählich bekomme ich aber eine Ahnung, wie es sich anfühlen könnte, wenn ich das mit dieser (für mich bisher ominösen) sicheren Bindung auch mit über 50 Jahren noch lerne. Weil mit diesem körperlichen, spürbaren Kontakt mit dir langsam bei mir ankommt, dass ich tatsächlich existiere und dass auch ich eine Existenzberechtigung habe.

Das ist für mich sehr tröstlich, und ich habe die Hoffnung, dass wir es schaffen können, dass dieses Leben doch noch lebenswert wird und dass diese ungeklärte Frage »Was tue ich hier (auf der Erde) eigentlich?« für mich entweder doch noch beantwortet werden kann oder nicht mehr so wichtig ist.

Herzliche Grüße
Deine N.

---

130 Natürlich war die bald auf diesen Brief folgende Zeit der Kontaktbeschränkungen während der Corona-Pandemie für N. sehr schwierig. Rational waren wir uns darüber einig, dass ich nicht nur einen Mund-Nasen-Schutz tragen, sondern auch auf Körperkontakt mit ihr verzichten musste. Emotional vermisste sie diesen Kontakt aber sehr. Ich bot ihr deshalb gelegentliche »Fuß-Umarmungen« an: Wir setzten uns mit ausgestreckten Beinen *vis-à-vis* auf den Boden, sodass wir mit unseren Gesichtern den Abstand von ca. zwei Metern wahrten, aber unsere Füße einander berühren konnten. Das half ein bisschen.

In den Kontext psychoanalytisch geprägter Traditionen, die dem Trösten im Wege stehen können, gehört für mich auch das unselige Vorurteil, Bedürfnisse von erwachsenen Klienten oder Klientinnen nach Halt und Berührung generell als infantil oder regressiv zu deuten. Dem liegt jedoch eine völlig veraltete Idee von Regression zugrunde. Eigentlich hat spätestens Daniel Stern (1992; vgl. dazu auch Staemmler 2013a; 2020a) mit seinem Entwicklungsmodell diese irreführenden Vorstellungen gründlich widerlegt und in den Bereich einer überholten Psychologie verwiesen. Dennoch ist die Freud'sche Wirkungsgeschichte in dieser Hinsicht leider immer noch nicht völlig beendet und behindert womöglich bis heute eine echte Öffnung von Psychotherapeuten und -therapeutinnen für die Fragen des Tröstens. Bowlby rückt diese ungünstige Auffassung in den Kontext einer individualistisch geprägten Vorstellung von zwischenmenschlicher Abhängigkeit und schreibt: »Mit seinem hoffentlich bald verschwundenen negativen Beiklang hat der Begriff ›Abhängigkeit‹ großen Schaden angerichtet und manchen Therapeuten zu der meines Erachtens fatalen Fehldeutung verleitet, bei Jugendlichen oder Erwachsenen auftretendes Bindungsverhalten stets als Regression zu werten« (2018, 10).

Ein weiterer Punkt unter meinen Spekulationen hat mit meinem Eindruck zu tun, dass Trost unter psychotherapeutisch Tätigen deswegen keinen guten Ruf hat, weil er mehr oder weniger damit gleichgesetzt wird, wichtige psychische Prozesse eher *zuzudecken* als deutlich werden zu lassen: Trost scheint bisweilen unter dem Verdacht der Beihilfe zur Verdrängung bzw. Vermeidung zu stehen. So gesehen widerspricht er dem aufklärerischen Anspruch aller klärungsorientierten Therapien, für die die höchste Priorität darin liegt, psychische Prozesse *bewusst* werden zu lassen – bzw., wie es oft heißt, wenn möglich »aufdeckend« zu arbeiten.[131] Trost wird von daher mit dem Misstrauen betrachtet, er könne dazu dienen oder führen, dass die für unumgänglich und dringend notwendig gehaltene Konfrontation mit einer schwierigen psychischen Wirklichkeit umgangen wird.

131 Dies steht möglicherweise in Zusammenhang mit dem lange vertretenen Primat der Interpretation vor der korrektiven emotionalen Erfahrung in der therapeutischen Beziehung.

Das könnte auch damit zusammenhängen, dass wir Therapeutinnen und Therapeuten in aller Regel dafür geschult und darauf fokussiert sind, uns mit dem *sekundären* Leid unserer Klientinnen und Klienten auseinanderzusetzen und meist nur indirekt, aber selten direkt mit ihrem *primärem* Leid konfrontiert werden (vgl. Kapitel 3). Bei einer akuten Erschütterung ist aber genau das der Fall: Hier bekommen wir es damit zu tun, dass die erlebte *Realität* für die Betroffenen schrecklich und schlimm ist und ihr Leid nicht überwiegend daher stammt, wie sie diese Realität *verarbeitet* haben. Als Psychotherapeutinnen und -therapeuten sind wir damit einen wesentlichen Schritt dichter dran an der menschlichen Not, die uns nun nicht mehr nur vermittelt begegnet, sondern uns direkt anspricht bzw. anschreit. Diese Not lässt sich nicht mehr überwiegend auf irgendwelche ungünstigen oder ›neurotischen‹, in einer entfernt liegenden Vergangenheit entstandenen psychischen Prozesse zurückführen, deren Veränderung leichter zu fördern scheint als die Veränderung einer natürlichen bzw. sozialen Realität, die primäres Leid immer wieder zulässt oder bewirkt.

Auf einer ganz anderen Ebene liegt die Vermutung, die Tatsache, dass Priester und andere Seelsorger sich schon seit vielen Jahrhunderten der Rolle als Tröster verschrieben haben, könnte eine gewisse Scheu bei Psychotherapeutinnen und -therapeuten hervorgerufen haben, sich in deren ›Zuständigkeit‹ einzumischen, mit ihnen in Konkurrenz zu treten oder auch nur eine eigene, *psychologische* Kompetenz gegenüber der angestammten *religiösen* Kompetenz der Theologen in diese Sache für sich zu reklamieren. Allerdings steht diese Vermutung in einem gewissen Widerspruch zu dem Faktum, dass die psychotherapeutische Zunft sich ansonsten in vielerlei anderer Hinsicht nicht gerade zögerlich gezeigt hat, das Erbe der Geistlichen (sowie das der Ärzte) anzutreten, wo ihr das sinnvoll oder auch nur gewinnbringend erschien. Ich nehme daher an, dass meine in diesem Absatz formulierte Spekulation, wenn überhaupt, dann nur in Verbindung mit anderen Faktoren zutrifft.

Alle genannten Faktoren und womöglich weitere, die ich nicht erwähnt bzw. an die ich gar nicht gedacht habe, könnten eine Rolle für unsere Zurückhaltung gegenüber einer solchen Öffnung gespielt haben. Ich hoffe, ich konnte mit diesem Buch zeigen, dass es sehr viele psychologische und psychotherapeutische Konzepte und Vorgehensweisen gibt, die sich im Zusammenhang mit der Frage nach den Wirkweisen des Tröstens nutzen lassen. Und ich möchte alle jene, die diese Ideen kennen und ihre praktische Umsetzung beherrschen – insbesondere uns Psychotherapeuten und -therapeutinnen –, ermutigen, sich nicht nur theoretisch mit den Fragen des Tröstens zu befassen, sondern sich, wann immer nötig und möglich, auch praktisch dafür einzusetzen und als präsente Menschen zu exponieren, damit erschütterte Menschen Resonanz, Mitgefühl und Trost erfahren können.

ANHANG

Der Zehn-Punkte-Plan für Krisen[132]

1. Netzwerke bilden und gegenseitige Unterstützung fördern
Egal, ob unter Kollegen, Freunden oder Nachbarn: Wer weiß, dass er sich in Notfällen auf andere verlassen kann, lebt entspannter.

2. Veränderungen als Teil des Lebens akzeptieren
Ehe kaputt? Job verloren? Das ist hart, aber nicht das Ende der Welt. Manchmal bieten sich neue, tolle Chancen, die man nie in Betracht gezogen hätte.

3. Krisen nicht als unüberwindbare Probleme einstufen
Besser: Krisen als vorübergehende Phasen betrachten, in denen es nicht so gut läuft. Und darauf vertrauen, dass wieder bessere Zeiten kommen werden.

4. Zielstrebig eigene Ziele verfolgen
Die Ziele sollten realistisch sein, sonst ist der Stress programmiert. Es reicht, wenn man sich täglich fragt: »Was kann ich heute tun, um mich einen weiteren Schritt in die Richtung zu bewegen, in die ich gehen will?«

132 Grundlage dieser Liste ist eine Publikation der *American Psychological Association* mit dem Titel »Building Your Resilience«; sie ist zu finden unter https://www.apa.org/topics/resilience. Die hier veröffentlichte deutsche Version stammt aus https://www.tk.de/techniker/magazin/life-balance/stress-bewaeltigen/resilienz-persoenliche-schutzfaktoren-gegen-stress-2006874.

5. Proaktiv sein und klare Entscheidungen treffen
Versuchen Sie nicht, Problemen aus dem Weg zu gehen, sondern ergreifen Sie aktiv Maßnahmen, um diese zu lösen. Das kann man sogar üben.

6. Möglichkeiten zur Selbstreflexion nutzen
Natürlich, es ist schmerzhaft. Aber: Viele Menschen, die persönliche Tragödien oder Not erlebten, berichten, dass sie dadurch stärker geworden sind und das Leben mehr zu schätzen gelernt haben.

7. Die positive Selbstwahrnehmung fördern
Vertrauen Sie auf Ihre Fähigkeit, Probleme selbst zu lösen, und hören Sie öfter auf Ihr Bauchgefühl.

8. Probleme richtig einordnen
Angst, Zweifel und Ärger zulassen und wahrnehmen, sich aber nicht davon bestimmen lassen: Auch das schützt vor Stress. Das fällt leichter, wenn man sich klarmacht: Gefühle zeigen uns, wie wir etwas bewerten. Sie müssen aber nicht unser Verhalten diktieren.

9. Optimistisch bleiben
Ihre Welt steckt voller Möglichkeiten. Sie vertrauen auf Ihre Fähigkeiten, Ihr Leben jetzt und in Zukunft gestalten zu können. Auch wenn es manchmal anstrengend ist.

10. Auf sich Acht geben
Eigentlich ist es gar nicht so schwer, aber im Alltag vergessen wir es manchmal: wir müssen auch an uns denken. Also bitte, legen Sie sich ruhig mit einem Buch aufs Sofa. Der Wäschekorb oder die fällige Steuererklärung laufen nicht weg.

Literatur

Adorno, T. W. (2001). *Minima Moralia – Reflexionen aus dem beschädigten Leben.* Frankfurt am Main: Suhrkamp.

Altmeyer, M. (2016). *Auf der Suche nach Resonanz – Wie sich das Seelenleben in der digitalen Moderne verändert.* Göttingen: Vandenhoeck & Ruprecht.

Andersen, J. P., Papazoglou, K., Arnetz, B. B. & Collins, P. I. (2015). Mental preparedness as a pathway to police resilience and optimal functioning in the line of duty. *International Journal of Emergency Mental Health and Human Resilience* 17/3, 624–627.

Antonovsky, A. (1979). *Health, stress, and coping.* San Francisco & London: Jossey-Bass.

Antonovsky, A. (1997). *Salutogenese – Zur Entmystifizierung der Gesundheit.* Tübingen: dgvt.

Aptman, M. (2002). Personal history: One in a million? *Neurology* 59, 784–786.

Arendt, H. (1960). *Vita Activa – oder vom Tätigen Leben.* Stuttgart: Kohlhammer.

Baikie, K. A. & Wilhelm, K. (2005). Emotional and physical health benefits of expressive writing. *Advances in Psychiatric Treatment* 11/5, 338–346.

Balint, M. (1969). Trauma and object relationship. *International Journal of Psycho-Analysis* 50/4, 429–435.

Bandura, A. (1997). *Self-efficacy: The exercise of control.* New York: Freeman.

Barrett, L. F. (2019). Wie Emotionen entstehen. *Psychologie heute compact* 59, 9–11.

Barrett, L. F., Gross, J., Christensen, T. C. & Benvenuto, M. (2001). Knowing what you're feeling and knowing what to do about it: Mapping the relation between emotion differentiation and emotion regulation. *Cognition & Emotion* 15/1, 713–724.

Bartlett, F. C. (1932/1995). *Remembering: A study in experimental and social psychology.* Cambridge: Cambridge University Press.

Baumann, K. & Linden, M. (2008). *Weisheitskompetenzen und Weisheitstherapie – Die Bewältigung von Lebensbelastungen und Anpassungsstörungen.* Lengerich: Pabst.

Bauriedl, T. (1998). Ohne Abstinenz stirbt die Psychoanalyse – Über die Unvereinbarkeit von Psychoanalyse und Körpertherapie. *Forum der Psychoanalyse* 14/4, 342–363.

Beisser, A. R. (1989). *Flying without wings: Personal reflections on being disabled.* New York: Doubleday.

Beisser, A. R. (1991). *The only gift: Thoughts on the meaning of friends and friendship.* New York: Doubleday.

Beisser, A. R. (1997). *Wozu brauche ich Flügel? – Ein Gestalttherapeut betrachtet sein Leben als Gelähmter.* Wuppertal: Hammer.

Beisser, A. R. (1997). Die paradoxe Theorie der Veränderung. In A. R. Beisser, *Wozu brauche ich Flügel? – Ein Gestalttherapeut betrachtet sein Leben als Gelähmter* (S. 144–148). Wuppertal: Hammer.

Bermúdez, J. L. (1995). Ecological perception and the notion of a nonconceptual point of view. In J. L. Bermúdez, A. Marcel & N. Eilan (Hg.), *The body and the self* (S. 153–173). Cambridge, MA: MIT Press.

Bertau, M.-C. (2011). *Anreden, Erwidern, Verstehen – Elemente einer Psycholinguistik der Alterität.* Berlin: Lehmanns.

Bertau, M.-C. (2013). Voices of others unto the self, voices of others in the self: Polyphony as means and resource for constructing and reconstructing social reality. In A. Liégois, R. Burggraeve, M. Riemslagh & J. Corveleyn (Hg.), *»After you!« Dialogical ethics and the pastoral counselling process* (S. 37–65). Leuven, Paris & Walpole, MA: Peeters.

Bicknell, J. (2007). Explaining strong emotional responses to music: Sociality and intimacy. *Journal of Consciousness Studies 14/12*, 5–23.

Bieri, P. (2013). *Eine Art zu leben – Über die Vielfalt menschlicher Würde.* München: Hanser.

Bion, W. R. (1990). *Lernen durch Erfahrung.* Frankfurt am Main: Suhrkamp.

Blood, A. J. & Zatorre, R. J. (2001). Intensely pleasurable responses to music correlate with activity in brain regions implicated in reward and emotion. *Proceedings of the National Academy of Science 98*, 11818–11823.

Böhme, G. (2008). *Ethik leiblicher Existenz – Über unseren moralischen Umgang mit der eigenen Natur.* Frankfurt am Main: Suhrkamp.

Bonanno, G. A. (2008). Loss, trauma, and human resilience: Have we underestimated the human capacity to thrive after extremely aversive events? *Psychological Trauma: Theory, Research, Practice, and Policy S/1*, 101–113.

Bonanno, G. A. (2012). *Die andere Seite der Trauer – Verlustschmerz und Trauma aus eigener Kraft überwinden.* Bielefeld & Basel: Edition Sirius.

Bonanno, G. A., Wortman, C. B., Lehmann, D. R., Tweed, R. G., Haring, M., Sonnega, J., Carr, D. & Nesse, R. M. (2002). Resilience to loss and chronic grief: A prospective study from preloss to 18-months postloss. *Journal of Personality and Social Psychology 83/5*, 1150–1164.

Bonhoeffer, D. (1964). *Widerstand und Ergebung – Briefe und Aufzeichnungen aus der Haft.* München: Kaiser.

Bower, G. H., Black, J. B. & Turner, T J. (1979). Scripts in memory of text. *Cognitive Psychology 11/2*, 177–220.

Bowlby, J. (1969). *Attachment and loss – Vol. 1: Attachment.* New York: Basic Books.

Bowlby, J. (1973). *Attachment and loss – Vol. 2: Separation – Anxiety and anger.* London & New York: Hogarth Press & Harper.

Bowlby, J. (1986). *Trennung – Psychische Schäden als Folge der Trennung von Mutter und Kind.* Frankfurt am Main: Fischer.

Bowlby, J. (2018). *Bindung als sichere Basis – Grundlagen und Anwendung der Bindungstheorie* (4. Auflage). München: Reinhardt.

Buber, M. (1984). *Das dialogische Prinzip.* Heidelberg: Lambert Schneider.

Burkett, J. P., Andari, E., Johnson, Z. V., Curry, D. C., de Waal, F. B. M. & Young, L. J. (2016). Oxytocin-dependent consolation behavior in rodents. *Science* 351/6271, 375–378.

Burleson, B. R. (1985). The production of comforting messages: Social-cognitive foundations. *Journal of Language and Social Psychology* 4/3–4, 253–273.

Bråten, S. (2011). Intersubjektive Partizipation: Bewegungen des virtuellen Anderen bei Säuglingen und Erwachsenen. *Psyche* 65/9–10, 832–861.

Cadell, S., Regehr, C. & Hemsworth, D. (2003). Factors contributing to posttraumatic growth: A proposes structural equation model. *American Journal of Orthopsychiatry* 73/3, 279–287.

Calhoun L. G., &. Tedeschi, R. G. (Hg.) (2006a). *Handbook of posttraumatic growth: Research and practice.* New York & London: Psychology Press.

Calhoun, L. G. & Tedeschi, R. G. (2006b). The foundations of posttraumatic growth: An expanded framework. In L. G. Calhoun & R. G. Tedeschi (Hg.), *Handbook of posttraumatic growth: Research and practice* (S. 3–23). New York & London: Psychology Press.

Campbell, W. K., Brunell, A. B. & Foster, J. D. (2004). Sitting here in limbo: Ego shock and posttraumatic growth. *Psychological Inquiry* 15/1, 22–26.

Caplan, G. (1964). *Principles of preventive psychiatry.* New York: Basic Books.

Cascio, C. J., Moore, D. & McGlone, F. (2019). Social touch and human development. *Developmental Cognitive Neuroscience* 35, 5–11.

Chödrön, P. (2003). *Beginne, wo du bist – Eine Anleitung zum mitfühlenden Leben.* Bielefeld: Aurum.

Christman, J. (2009). *The politics of persons: Individual autonomy and socio-historical selves.* Cambridge: Cambridge University Press.

Ciompi, L. (1989). *Affektlogik – Über die Struktur der Psyche und ihre Entwicklung.* Stuttgart: Klett-Cotta.

Collins, N. L., Kane, H. S., Metz, M. A., Cleveland, C., Khan, C., Winczewski, L., Bowen, J. & Prok, T. (2014). Psychological, physiological, and behavioral responses to a partner in need: The role of compassionate love. *Journal of Social and Personal Relationships* 31/5, 601–629.

Crepaldi, G. (2018). *Containing.* Gießen: Psychosozial.

Cutrona, C. E. & Russell, D. W. (1990). Type of social support and specific stress: Toward a theory of optimal matching. In B. R. Sarason, I. G. Sarason & G. R. Pierce (Hg.), *Social support: An interactional view* (S. 319–366). New York, NY: Wiley.

Damasio, A. R. (1997). *Descartes' Irrtum – Fühlen, Denken und das menschliche Gehirn.* München: dtv.

Damasio, A. R. (2000). *Ich fühle, also bin ich – Die Entschlüsselung des Bewusstseins*. München: List.

David, S. (2020). *Emotionale Beweglichkeit – Für freie Entfaltung mit klarem Blick und offenem Geist*. Kandern: Unimedica.

de Spinoza, B. (1677/2014). *Ethik – In geometrischer Weise behandelt in fünf Teilen*. Berlin: Holzinger.

de Waal, F. B. M. & van Roosmalen, A. (1979). Reconciliation and consolation among chimpanzees. *Behavioral Ecology and Sociobiology* 5/1, 55–56.

Decety, J. & Sommerville, J. A. (2003). Shared representations between self and other: A social cognitive neuroscience view. *Trends in Cognitive Sciences* 7/12, 527–533.

Deutsche Gesellschaft für Psychologie (2019). *Richtlinien zur Manuskriptgestaltung* (5., aktualisierte Auflage). Göttingen: Hogrefe.

Diamond, J. (2012). *Vermächtnis – Was wir von traditionellen Gesellschaften lernen können*. Frankfurt am Main: S. Fischer.

Dienstbier, R. A. (1989). Arousal and physiological toughness: Implications for mental and physical health. *Psychological Review* 96/1, 84–100.

Dissanayake, E. (2000). Antecendents of temporal arts in early mother-infant interaction. In N. L. Walling, B. Merker & S. Brown (Hg.), *The origins of music* (S. 389–410). Cambridge, MA & London: MIT Press.

Dohrenwend, B. S. & Dohrenwend, B. P. (Hg.) (1981). *Stressful life events and their contexts*. New York: Neale Watson.

Dreitzel, H. P. (2018). Die Rolle der Emotionen in der Gestalttherapie – Die Arbeit an der Ausdrucksfähigkeit unserer Gefühle. *Psychotherapie im Dialog* 19/1, 93–98.

Dursun, P., Steger, M. F., Bentele, C. & Schulenberg, S. E. (2016). Meaning and posttraumatic growth among survivors of the September 2013 Colorado floods. *Journal of Clinical Psychology* 72/12, 1247–1263.

Eckhardt-Henn, A. & Spitzer, C. (2017). *Dissoziative Bewusstseinsstörungen – Grundlagen, Klinik, Therapie* (2. Auflage). Stuttgart: Schattauer.

Ekman, P. (1988). *Gesichtsausdruck und Gefühl: 20 Jahre Forschung von Paul Ekman*. Paderborn: Junfermann.

Ekman, P. (2004). *Gefühle lesen – Wie Sie Emotionen erkennen und richtig interpretieren*. München: Spektrum Akademischer Verlag.

Feeney, B. C. & Collins, N. L. (2014). A new look at social support: A theoretical perspective on thriving through relationships. *Personality and Social Psychology Review* 19/2, 113–147.

Feiter, R. (2006). Trösten – oder: Die Kunst, nicht trösten können zu wollen. *Pastoraltheologische Informationen* 26/2, 149–160.

Ferenczi, S. (1970). *Schriften zur Psychoanalyse, Band II*. Frankfurt am Main: S. Fischer.

Ferrucci, P. (2009). *Beauty and the soul: The extraordinary power of everyday beauty to heal your life*. New York: Tarcher/Penguin.

Field, T. (2003). *Touch*. Cambridge, MA & London: MIT Press.

Figley, C. R. (Hg.) (1995). *Compassion fatigue: Coping with secondary traumatic stress disorder in those who treat the traumatized.* New York: Brunner/Mazel.

Figley, C. R. (2002). Compassion fatigue: Psychotherapists' chronic lack of self-care. *Journal of Clinical Psychology 58/11*, 1433–1441.

Flack, J. C. & de Waal, F. B. M. (2000). ›Any animal whatever‹ – Darwinian building blocks of morality in monkeys and apes. *Journal of Consciousness Studies 7/1–2*, 1–29.

Fontaine, J. J. R. & Scherer, K. R. (2013). From emotion to feeling: The internal structure of the Feeling component. In J. J. R. Fontaine, K. R. Scherer & C. Soriano (Hg.), *Components of emotional meaning: A sourcebook* (S. 129–148). Oxford, UK: Oxford University Press.

Fosshage, J. L. (2000). The meanings of touch in psychoanalysis: A time for reassessment. *Psychoanalytic Inquiry 20/1*, 21–43.

Frances, A. (2013). *Normal – Gegen die Inflation psychiatrischer Diagnosen.* Köln: DuMont.

Frankl, V. E. (1997). *… trotzdem Ja zum Leben sagen – Ein Psychologe erlebt das Konzentrationslager.* München: dtv.

Freud, S. (1912/1975). Ratschläge für den Arzt bei der psychoanalytischen Behandlung. *Schriften zur Behandlungstechnik – Studienausgabe Ergänzungsband* (S. 169–180). Frankfurt am Main: S. Fischer.

Freud, S. (1927/1974). Die Zukunft einer Illusion. In S. Freud, *Studienausgabe Bd. IX* (S. 139–189), Frankfurt am Main: S. Fischer.

Fuchs, T. (2014). Verkörperte Emotionen – Wie Gefühl und Leib zusammenhängen. *Psychologische Medizin 25/1*, 13–20.

Gallese, V. (2006). Embodied simulation: From mirror neuron systems to interpersonal relations. In G. Bock & J. Goode (Hg.), *Empathy and fairness* (S. 3–19). Chichester: John Wiley & Sons.

Gallese, V. & Sinigaglia, C. (2011). How the body in action shapes the self. *Journal of Consciousness Studies 18/7–8*, 117–143.

Galton, G. (Hg.) (2018). *Touch papers: Dialogues on touch in the psychoanalytic space.* London & New York: Routledge.

Gebler, F. A. & Maercker, A. (2007). Expressives Schreiben und Existentialität bei der Bewältigung traumatischer Erlebnisse – Eine erste Interventionsstudie. *Trauma & Gewalt 1/4*, 264–272.

Gendlin, E. T. (1990). The small steps of the therapy process: How they come and how to help them become. In G. Lietaer, J. Rombauts & R. van Balen (Hg.), *Client-centered and experiential psychotherapy in the nineties* (S. 205–224). Leuven: Leuven University Press.

Gendlin, E. T. (2015). *Ein Prozess-Modell.* Freiburg & München: Alber.

Geuter, U. (2015). Stichwort: Berührung. *Körper, Tanz, Bewegung 3/2*, 68–71.

Geuter, U. (2020). Stichwort: Grounding – Von äußerem Grund und innerer Mitte. *Körper, Tanz, Bewegung 8/1*, 26–29.

Gibson, J. J. (1982). *Wahrnehmung und Umwelt – Der ökologische Ansatz in der visuellen Wahrnehmung.* München: Urban & Schwarzenberg.

Goleman, D. (2003). *Dialog mit dem Dalai Lama – Wie wir destruktive Emotionen überwinden können.* München: Hanser.

Gottlieb, B. H. & Wagner, F. (1991). Stress and support processes in close relationships. In J. Eckenrode (Hg.), *The social context of coping* (S. 165–188). New York & London: Plenum.

Grawe, K. (1998). *Psychologische Therapie.* Göttingen: Hogrefe.

Greenberg, L. S., Rice, L. N. & Elliott, R. (1993). *Facilitating emotional change: The moment-by-moment process.* New York & London: Guilford Press.

Gross, J. J. & Thompson, R. A. (2007). Emotion regulation: Conceptual foundations. In J. Gross (Hg.), *The handbook of emotion regulation* (S. 3–24). New York & London: Guilford Press.

Grün, A. (2015). *Die Sieben Tröstungen – Was Leib und Seele neue Kraft gibt.* Freiburg: Herder.

Hannon, E. E., Soley, G. & Ullal, S. (2012). Familiarity overrides complexity in rhythm perception: A cross-cultural comparison of American and Turkish listeners. *Journal of Experimental Psychology: Human Perception and Performance 38/3*, 543–548.

Hanser, W. E., ter Bogt, T. F. M., van den Tol, A. J. M., Mark, R. E. & Vingerhoets, A. J. J. M. (2016). Consolation through music: A survey study. *Musicae Scientiae 20/1*, 122–137.

Harlow, H. F. (1958). The nature of love. *American Psychologist 13/12*, 673–685.

Hartmann, D. (1998). *Philosophische Grundlagen der Psychologie.* Darmstadt: Wissenschaftliche Buchgesellschaft.

Hasler, G. (2017). *Resilienz: Der Wir-Faktor – Gemeinsam Stress und Ängste überwinden.* Stuttgart: Schattauer.

Hefferon, K., Grealy, M. & Mutrie, N. (2009). Post-traumatic growth and life threatening physical illness: A systematic review of the qualitative literature. *British Journal of Health Psychology 14/2*, 343–378.

Heidegger, M. (1927/1953). *Sein und Zeit.* Tübingen: Niemeyer.

Heider, F. (1977). *Psychologie der interpersonalen Beziehungen.* Stuttgart: Klett.

Hernoga, J. (2016). *Die Kunst des Tröstens.* http://www.kirchenzeitung-eichstaett.de/serien/lebensfragen-lebenshilfe/details/news/die-kunst-des-troestens – gefunden 24. 11. 2019.

Herpell, G. & Waechter, J. (2013). Zum Trost. *Süddeutsche Zeitung, Magazin 15.*

Herrmann, I. R. & Auszra, L. (2019). Facilitating optimal emotional processing. In L. S. Greenberg & R. N. Goldman (Hg.), *Clinical handbook of emotion focused therapy* (S. 193–216). Washington, DC: American Psychological Association.

Hertenstein, M. J. & Weiss, S. J. (Hg.) (2011). *The handbook of touch: Neuroscience, behavioral, and health perspectives.* New York, NJ: Springer Publishing.

Holmes, T. H. & Rahe, R. H. (1967). The social readjustment rating scale. *Journal of Psychosomatic Research 11/2*, 213–218.

Holodynski, M. (2006). *Emotionen – Entwicklung und Regulation* (unter Mitarbeit von Wolfgang Friedlmeier). Heidelberg: Springer.
Horn, A. B. & Mehl, M. R. (2004). Expressives Schreiben als Copingtechnik – Ein Überblick über den Stand der Forschung. *Verhaltenstherapie 14/4*, 274–283.
Horney, K. (1999). *The therapeutic process: Essays and lectures* (B. J. Paris, Hg.). New Haven & London: Yale University Press.
Huber, M. (Hg.), Frei, P. (2006). *Leiden hängt von der Entscheidung ab – Gedichte und Texte zu Leben, Sterben und Heilwerden.* Paderborn: Junfermann.
Hunt, M. G. (1998). The only way out is through: Emotional processing and recovery after a depressing life event. *Behaviour Research and Therapy* 36/4, 361–384.
Hunter, M. & Struve, J. (1998). *The ethical use of touch in psychotherapy.* London: Sage.
Husserl, E. (1913/1980). *Ideen zu einer reinen Phänomenologie und phänomenologischen Philosophie – Erstes Buch: Allgemeine Einführung in die reine Phänomenologie.* Tübingen: Niemeyer.
Iacoboni, M. (2009). *Woher wir wissen, was andere denken und fühlen – Die neue Wissenschaft der Spiegelneuronen.* München: DVA.
Imo, W. (2017). *Trösten – Eine professionelle sprachliche Praktik in der Medizin.* http://arbeitspapiere.sprache-interaktion.de – gefunden 25.1.2018.
James, W. (1884). What is an emotion? *Mind* 9, 188–205.
James, W. (1979). *Die Vielfalt religiöser Erfahrung – Eine Studie über die menschliche Natur.* Olten & Freiburg im Breisgau: Walter.
Janoff-Bulman, R. (1992). *Shattered assumptions: Towards a new psychology of trauma.* New York: Free Press.
Janoff-Bulman, R. (2004). Posttraumatic growth: Three explanatory models. *Psychological Inquiry 15/1*, 30–34.
Janoff-Bulman, R. (2006). Schema-change perspectives on posttraumatic growth. In L. G. Calhoun & R. G. Tedeschi (Hg.), *Handbook of posttraumatic growth: Research and practice* (S. 81–99). New York & London: Psychology Press.
Jayawickreme, E. & Blackie, L. E. (2014). Post-traumatic growth as positive personality change: Evidence, controversies and future directions. *European Journal of Personality 28/4*, 312–331.
Jedan, C. (2019). What is consolation? Towards a new conceptual framework. In C. Jedan, A. Maddrell & E. Venbrux (Hg.), *Consolationscapes in the face of loss: Grief and consolation in space and time* (S. 17–46). London & New York: Routledge.
Jedan, C., Maddrell, A. & Venbrux, E. (Hg.) (2019). *Consolationscapes in the face of loss: Grief and consolation in space and time.* London & New York: Routledge.
Johnson, M. (1987). *The body in the mind: The bodily basis of meaning, imagination, and reason.* Chicago & London: University of Chicago Press.

Jordan, H. (2000). *No such things as a bad day: A memoir.* New York et al.: Pocket Books.

Jung, N. (2015). Beziehung, Freude am Natursein – Argumente für ein mitweltliches Menschenbild. In M. Schlossberger (Hg.), *Die Natur und das gute Leben* (S. 83–88). Bonn: Bundesamt für Naturschutz.

Kaplan, R. & Kaplan, S. (1989). *The experience of nature: A psychological perspective.* Cambridge et al.: Cambridge University Press.

Kauffman, J. (Hg.) (2002). *Loss of the assumptive world: A theory of traumatic loss.* New York & London: Brunner-Routledge.

Kaufmann, F.-X. (2008). Die Trostlosigkeit der Kinder. In T. R. Peters & C. Urban (Hg.), *Über den Trost – Für Johann Baptist Metz* (S. 68–72). Ostfildern: Matthias Grünewald.

Kelly, W. & Gross, J. J. (2009). Emotion regulation and psychopathology: A conceptual framework. In A M. Kring & D. M. Sloan (Hg.), *Emotion regulation and psychopathology: A transdiagnostic approach to etiology and treatment* (S. 13–37). New York & London: Guilford Press.

Kendel, F. & Sieverding, M. (2012). Krankheitsverarbeitung – Coping. In E. Brähler & B. Strauß (Hg.), *Grundlagen der Medizinischen Psychologie* (S. 461–485). Göttingen: Hogrefe.

Kertay, L. & Reviere, S. L. (1998). Touch in context. In E. W. L. Smith, P. R. Clance & S. Imes (Hg.), *Touch in psychotherapy: Theory, research, and practice* (S. 16–35). New York & London: Guilford Press.

Kessler, R. C., Price, R. H. & Wortman, C. B. (1985). Social factors in psychopathology: Stress, social support, and coping processes. *Annual Review of Psychology* 36, 531–572.

Kissler, A. (2008). Technik, Trost und schlaue Pillen. In T. R. Peters & C. Urban (Hg.), *Über den Trost – Für Johann Baptist Metz* (S. 117–123). Ostfildern: Matthias Grünewald.

Kivy, P. (1990). *Music alone: Philosophical reflections on the purely musical experience.* Ithaca, NY & London: Cornell University Press.

Klass, D. (2013). Sorrow and solace: Neglected areas in bereavement research. *Death Studies* 37/7, 597–616.

Koch, K. (1998). »Fülle der Zeit« – Jenseits von Wendezeit und Endzeit – Jahrtausendwende in christlicher Sicht. *Münchener theologische Zeitschrift* 49, 293–306.

Köhler, W. (1929/1947). *Gestalt psychology: An introduction to new concepts in modern psychology.* New York: Liveright.

Koelsch, S. (2010). Towards a neural basis of music-evoked emotions. *Trends in Cognitive Sciences* 14/3, 131–137.

Koffka, K. (1936). *Principles of gestalt psychology.* London: Kegan Paul, Trench, Trubner & Co.

Koole, S. L., Tjew-A-Sin, M. & Schneider, I. K. (2014). Embodied terror management: Interpersonal touch alleviates existential concerns among individuals with low self-esteeem. *Psychological Science* 25/1, 30–37.

Krebs, A. (2015). »Ein Sommer, der bleibt« – Landschaft, Schönheit und Heimat. In M. Schlossberger (Hg.), *Die Natur und das gute Leben* (S. 50–57). Bonn: Bundesamt für Naturschutz.

Kriz, J. (2019). Erlebe dein Fühlen und fühle dein Erleben! In M. Thielen & W. Eberwein (Hg.), *Fühlen und Erleben in der Humanistischen Psychotherapie* (S. 39–55). Gießen: Psychosozial.

Kullmann, K. (2014). »Man muss die Menschen lieben«. *Der Spiegel* 52, 124–125.

Kunzmann, U. & Glück, J. (2019). Wisdom and emotion. In R. J. Sternberg & J. Glück (Hg.), *The Cambridge handbook of wisdom* (S. 575–601). Cambridge: Cambridge University Press.

Kurianskiy, J. (2003). The 9/11 terrorist attack on the World Trade Center: A New York psychologist's personal experiences and professional perspective. *Psychotherapie Forum 11/1*, 37–47.

Längle, A. (2019). Das Wesentliche spüren – Erleben als Grundlage phänomenologischer Wahrnehmung in der Psychotherapie. In M. Thielen & W. Eberwein (Hg.), *Fühlen und Erleben in der Humanistischen Psychotherapie* (S. 57–85). Gießen: Psychosozial.

Lagueux, R. C. (2014). *A spurious John Dewey quotation on reflection.* Berklee College of Music.

Lakey, B. & Orehek, E. (2011). Relational regulation theory: A new approach to explain the link between perceived social support and mental health. *Psychological Review 118/3*, 482–495.

Lakoff, G. (1987). *Women, fire, and dangerous things – What categories reveal about the mind.* Chicago & London: University of Chicago Press.

Latané, B. & Darley, J. M. (1969). Bystander »apathy«. *American Scientist* 57/2, 244–268.

Lazarus, R. S. & Folkman, S. (1984). *Stress, appraisal, and coping.* New York, NY: Springer Publishing.

Leikert, S. (2012). Die stimm-körperliche Beziehung in der Psychotherapie – Die Rolle der kinästhetischen Semantik in der psychotherapeutischen Veränderungsarbeit. In P. Geißler (Hg.), *Stimme und Suggestion – Die »musikalische Dimension« und ihre suggestive Kraft im psychotherapeutischen Geschehen* (S. 101–115). Gießen: Psychosozial.

Lenk, H. (Hg.) (1977–1984). *Handlungstheorien interdisziplinär* (Bd. I–IV). München: Fink.

Lerner, M. J. (1980). *The belief in a just world: A fundamental delusion.* New York & London: Plenum Press.

Lerner, M. J. & Simmons, C. H. (1966). Observer's reaction to the ›innocent victim‹: Compassion or rejection? *Journal of Personality and Social Psychology* 4/2, 203–210.

Lévinas, E. (1983). *Die Spur des Anderen – Untersuchungen zur Phänomenologie und Sozialphilosophie.* Freiburg & München: Alber.

Lévinas, E. (1997). *Vom Sein zum Seienden.* Freiburg & München: Alber.

Lewin, K. (1926). Vorsatz, Wille und Bedürfnis. *Psychologische Forschung* 7/1, 330–385.

Lewin, K. (1963). *Feldtheorie in den Sozialwissenschaften*. Bern & Stuttgart: Huber.

Linden, M. (2005). *Die Posttraumatische Verbitterungsstörung, eine pathologische Verarbeitung von Kränkungen*. www.jp.philo.at/texte/Linden1.pdf – gefunden am 20.10.2014.

Linville, P.W. (1987). Self-complexity as a cognitive buffer against stress-related illness and depression. *Journal of Personality and Social Psychology* 52/4, 663–676.

Lobo, L., Heras-Escribano, M. & Travieso, D. (2018). The history and philosophy of ecological psychology. *Frontiers in Psychology: Hypothesis and Theory* 9/2228, 1–15.

Lowen, A. (1976). *Bioenergetik – Der Körper als Retter der Seele*. Bern & München: Scherz.

Luther, M. (1580). *Großer Katechismus*. https://www.ekd.de/Grosser_Katechismus-Erste-Gebot-13480.htm – gefunden am 17.2.2020

Maddison, D. & Walker, W. L. (1967). Factors affecting the outcome of conjugal bereavement. *British Journal of Psychiatry* 113, 1057–1067.

Maercker, A. (2009). *Posttraumatische Belastungsstörungen* (3., vollständig neu bearbeitete und erweiterte Auflage). Heidelberg: Springer.

Maercker, A. & Zöllner, T. (2004). The Janus face of self-perceived growth: Toward a two-component model of posttraumatic growth. *Psychological Inquiry* 15/1, 41–48.

Marcel, G. (1985). Leibliche Begegnung – Notizen aus einem gemeinsamen Gedankengang. In H.G. Petzold (Hg.), *Leiblichkeit – Philosophische, gesellschaftliche und therapeutische Perspektiven* (S.15–46). Paderborn: Junfermann.

McMillen, J.C. (2004). Posttraumatic growth: What's it all about? *Psychological Inquiry* 15/1, 48–52.

Mead, G.H. (1934/1968). *Geist, Identität und Gesellschaft aus der Sicht des Sozialbehaviorismus*. Frankfurt am Main: Suhrkamp.

Meichenbaum, D. (2006). Resilience and posttraumatic growth: A constructive narrative perspective. In L.G. Calhoun & R.G. Tedeschi (Hg.), *Handbook of posttraumatic growth: Research and practice* (S.355–367). New York & London: Psychology Press.

Meltzoff, A.N. (2011). Social cognition and the origins of imitation, empathy, and theory of mind. In U. Goswami (Hg.), *The Wiley-Blackwell handbook of childhood cognitive development* – 2nd ed. (S.49–75). Malden, MA: Wiley-Blackwell.

Menninger, K.A. (1958). *Theory of psychoanalytic technique*. New York: Basic Books.

Menuhin, Y. (1979). *Variationen – Betrachtungen zur Musik und Zeit*. München & Zürich: Piper.

Merleau-Ponty, M. (1966). *Phänomenologie der Wahrnehmung*. Berlin: de Gruyter.

Merleau-Ponty, M. (1986). *Das Sichtbare und das Unsichtbare* – gefolgt von Arbeitsnotizen (C. Lefort, Hg.). München: Fink.

Merleau-Ponty, M. (2003). *Das Auge und der Geist – Philosophische Essays* (W. Arndt, Hg.). Hamburg: Meiner.

Meyer, E. E. (2019). *Berührungshunger – Kuscheltherapie als Antwort auf unseren modernen Lebensstil*. Norderstedt: BoD.

Montada, L. (1988). Die Bewältigung von »Schicksalsschlägen« – Erlebte Ungerechtigkeit und wahrgenommene Verantwortung. *Schweizerische Zeitschrift für Psychologie 47/2–3*, 203–216.

Montagu, A. (1974). *Körperkontakt: Die Bedeutung der Haut für die Entwicklung des Menschen*. Stuttgart: Klett.

Montagu, A. (1986). *Touching: The human significance of the skin* (Third Edition). New York: Harper & Row.

Moser, T. (1989). *Körpertherapeutische Phantasien – Psychoanalytische Fallgeschichten neu betrachtet*. Frankfurt am Main: Suhrkamp.

Moser, T. (1994). *Ödipus in Panik und Triumph – Eine Körperpsychotherapie*. Frankfurt am Main: Suhrkamp.

Müller, J. J. & Loetz, C. (2019). Die Bedeutung von Trost in der psychoanalytisch orientierten Sterbebegleitung – Oder: Was bleibt, wenn keine Zukunft ist. *Forum der Psychoanalyse 35/2*, 149–161.

Naegeli, A. S. (2015). *Schneckenhauszeit – Schutzraum für die Seele*. Eschbach: Verlag am Eschbach.

Neiman, S. (2006). *Das Böse denken – Eine andere Geschichte der Philosophie*. Frankfurt am Main: Suhrkamp.

Neumann, R. & Strack, F. (2000). »Mood contagion«: The automatic transfer of mood between persons. *Journal of Personality and Social Psychology 79/2*, 211–223.

Newman, R. (2005). APA's resilience initiative. *Professional Psychology: Research and Practice 36/3*, 227–229.

Nichols, S. R., Svetlova, M. & Brownell, C. A. (2009). The role of social understanding and empathic disposition in young children's responsiveness to distress in parents and peers. *Cognition, Brain, Behavior 13/4*, 449–478.

Niebuhr, R. (1986). *The essential Reinhold Niebuhr: Selected essays and addresses* (R. McAfee Brown, Hg.). New Haven & London: Yale University Press.

Nietzsche, F. (1954). *Werke in drei Bänden, Band 1*. München: Hanser.

Niggl, G. (1986). Angst vor der Beichte – Gedanken zur Neuordnung der Beichte. In G. Sporschill (Hg.), *Wie heute beichten – Neuausgabe* (S. 107–135). Freiburg: Herder.

Nijenhuis, E. (2016). *Die Trauma-Trinität: Ignoranz, Fragilität, Kontrolle – Die Entwicklung des Traumabegriffs/Traumabedingte Dissoziation: Konzept und Fakten*. Göttingen: Vandenhoeck & Ruprecht.

Nijenhuis, E. R. S. (2018). *Die Trauma-Trinität: Ignoranz, Fragilität, Kontrolle – Enaktive Traumatherapie*. Göttingen: Vandenhoeck & Ruprecht.

Nolen-Hoeksema, S., Wisco, B. E. & Lyubomirsky, S. (2008). Rethinking rumination. *Perspectives on Psychological Science 3/5*, 400–424.

Norberg, A., Bergsten, M. & Lundman, B. (2001). A model of consolation. *Nursing Ethics 8/6*, 544–553.

Notarius, C. I. & Herrick, L. R. (1988). Listener response strategies to a distressed other. *Journal of Social and Personal Relationships* 5/1, 97–108.

Nussbaum, M. C. (2001). *Upheavals of thought: The intelligence of emotions.* Cambridge, NY: Cambridge University Press.

O'Connell, T. (2009). *Dialogue on grief and consolation.* Amsterdam & New York: Rodopi.

Palmen, C. (2013). *Logbuch eines unbarmherzigen Jahres.* Zürich: Diogenes.

Panksepp, J. & Bernatzky, G. (2002). Emotional sounds and the brain: The neuro-affective foundations of musical appreciation. *Behavioural Processes* 60/2, 133–155.

Papoušek, M. (1995). *Vom ersten Schrei zum ersten Wort – Anfänge der Sprachentwicklung in der vorsprachlichen Kommunikation.* Bern: Huber.

Papoušek, M. & Papoušek, H. (1981). Musical elements in the infant's vocalization: Their significance for communication, cognition, and creativity. In L. P. Lipsitt & C. K. Rovee-Collier (Hg.), *Advances in Infancy Research*, Vol. 1 (S. 163–224). Norwood, NJ: Ablex.

Pargament, K. I., Desai, K. M. & McConnell, K. M. (2006). Spirituality: A pathway to posttraumatic growth or decline? In L. G. Calhoun & R. G. Tedeschi (Hg.), *Handbook of posttraumatic growth: Research and practice* (S. 121–137). New York & London: Psychology Press.

Parkes, C. M. (1971). Psycho-social transitions: A field for study. *Social Science & Medicine* 5/2, 101–115.

Pennebaker, J. W. (1990). *Opening up: The healing power of confiding in others.* New York: William Morrow & Company.

Pennebaker, J. W. (1997). Writing about emotional experiences as a therapeutic process. *Psychological Science* 8/3, 162–166.

Pennebaker, J. W. (2010). *Heilung durch Schreiben – Ein Arbeitsbuch zur Selbsthilfe.* Bern: Huber.

Pennebaker, J. W. & Chung, C. K. (2011). Expressive writing: Connections to physical and mental health. In H. S. Friedman (Hg.), *The Oxford handbook of health psychology* (S. 417–437). New York: Oxford University Press.

Perls, F. S., Hefferline, R. & Goodman, P. (2006). *Gestalttherapie – Grundlagen der Lebensfreude und Persönlichkeitsentfaltung* (7., neu übersetzte Auflage). Stuttgart: Klett-Cotta.

Petzold, H. G. (2008). *Trauma und Beunruhigung, Trauer und Trostarbeit – Über Katastrophen, kollektive Gedächtnisdynamik, heftige und sanfte Gefühle – Kulturtheoretische Überlegungen der Integrativen Therapie.* https://www.erzbistum-koeln.de/export/sites/ebkportal/seelsorge_und_glaube/krankheit_und_pflege/.content/.galleries/ethik-medizin-pflege/Vortraege_Seminarunterlagen/2009-12-01-TraumaxBeunruhigungxTrauerxTrostarbeit2008pdf.PDF – gefunden am 30.12.2019.

Petzold, H. G. (2010a). *Trost/Trostarbeit und Trauer/Trauerarbeit – Konzepte, Modelle, Kontexte – Materialien aus der Integrativen Therapie.* https://

www.fpi-publikation.de/downloads/?doc=textarchiv-petzold_pdf_petzold_2007r_upd_2010-trost-trostarbeit_u_trauer-trauerarbeit.pdf – gefunden am 1. 11. 2019.

Petzold, H. G. (2010b). *Trauer, complicated grief, Trost, Trostarbeit – Integrative Perspektiven.* https://www.fpi-publikation.de/downloads/?doc=polyloge_petzold-trauer_complicated_grief_trost_trostarbeit__integrative_perspektiven-polyloge-18-2010.pdf – gefunden am 1. 11. 2019.

Piaget, J. (1971). *Psychologie der Intelligenz.* Olten & Freiburg im Breisgau: Walter.

Piaget, J. (1973). *Der Strukturalismus.* Olten & Freiburg im Breisgau: Walter.

Piaget, J. (1983). *Das moralische Urteil beim Kinde.* Stuttgart: Klett-Cotta.

Piaget, J. & Inhelder, B. (1974). *Gedächtnis und Intelligenz.* Olten & Freiburg im Breisgau: Walter.

Plessner, H. (1957). Ausdruck und menschliche Existenz. In H. Plessner (1982), *Gesammelte Schriften VII – Ausdruck und menschliche Natur* (S. 435–445). Frankfurt am Main: Suhrkamp.

Polster, E. (2015). *Beyond therapy: Igniting life focus community movements.* New Brunswick, NJ: Transaction Publishers.

Pyszczynski, T., Greenberg, J. & Solomon, S. (2000). Why do we need what we need? A terror management perspective on the roots of human social motivation. In E. T. Higgins & A. W. Kruglanski (Hg.), *Motivational science: Social and personality perspectives* (S. 76–98). Hove, UK: Psychology Press.

Quoidbach, J., Gruber, J., Mikolajczak, M., Kogan, A., Kotsou, I. & Norton, M. I. (2014). Emodiversity and the emotional ecosystem. *Journal of Experimental Psychology: General 143/6*, 2057–2066.

Quoidbach, J., Mikolajczak, M., Gruber, J., Kotsou, I., Kogan, A. & Norton, M. I. (2018). Robust, replicable, and theoretically-grounded: A repsonse to Brown and Coyne's (2017) commentary on the relationship between emodiversity and health. *Journal of Experimental Psychology: General 147/3*, 451–458.

Raphael, K. G. & Widom, C.S. (2011). Post-traumatic stress disorder moderates the relation between documented childhood victimization and pain 30 years later. *Pain 152*, 163–169.

Ratcliffe, M. (2008). *Feelings of being: Phenomenology, psychiatry and the sense of reality.* Oxford, UK: Oxford University Press.

Ravaja, N., Harjunen, V., Ahmend, I., Jacucci, G. & Spapé, M. M. (2017). Feeling touched: Emotional modulation of somatosensory potentials to interpersonal touch. *Scientific Reports 7/40504*, 1–11.

Reddemann, L. (2016). *Mitgefühl, Trauma und Achtsamkeit in psychodynamischen Therapien.* Göttingen: Vandenhoeck & Ruprecht.

Reddemann, L. (2017). *Imagination als heilsame Kraft – Ressourcen und Mitgefühl in der Behandlung von Traumafolgen* (vollständig überarbeitete Neuausgabe). Stuttgart: Klett-Cotta.

Reddemann, L. & Wöller, W. (2019). *Komplexe Posttraumatische Belastungsstörung* (2., unveränderte Auflage). Göttingen: Hogrefe.

Richardson, J. (1992). *Erfolgreich kommunizieren – Eine praktische Einführung in die Arbeitsweise von NLP*. München: Kösel.

Ricoeur, P. (1996). *Das Selbst als ein Anderer*. München: Fink.

Rimé, B. (2007). Interpersonal emotion regulation. In J. J. Gross (Hg.), *Handbook of emotion regulation* (S. 466–485). New York & London: Guilford Press.

Rogers, C. R. (1972). *Die klient-bezogene Gesprächstherapie*. München: Kindler.

Rogers, C. R. (1974). *Encounter-Gruppen – Das Erlebnis der menschlichen Begegnung*. München: Kindler.

Rogers, C. R. (1981). *Der neue Mensch*. Stuttgart: Klett-Cotta.

Rogers, C. & Buber, M. (1992). Carl Rogers im Gespräch mit Martin Buber (W. M. Pfeiffer, Hg.). In M. Behr, U. Esser, F. Petermann, W. M. Pfeiffer & R. Tausch (Hg.), *Personenzentrierte Psychologie und Psychotherapie – Jahrbuch 1992* (S. 184–201). Köln: GwG.

Rogers, C. R. & Schmid, P. F. (1991). *Person-zentriert – Grundlagen von Theorie und Praxis*. Mainz: Matthias Grünewald.

Rorty, R. (1999). *Philosophy and social hope*. London & New York: Penguin.

Rosa, H. (2016). *Resonanz – Eine Soziologie der Weltbeziehung*. Berlin: Suhrkamp.

Rothbart, M. K., Ahadi, S. A. & Evans, D. E. (2000). Temperament and personality: Origins and outcomes. *Journal of Personality and Social Psychology 78/1*, 122–135.

Rovers, M., Malette, J. & Guirguis-Younger, M. (Hg.) (2017). Touch in the helping professions: Research, practice and ethics. Ottawa: University of Ottawa Press.

Rubin, Z. & Peplau, L. A. (1975). Who believes in a just world? *Journal of Social Issues 31/3*, 65–89.

Russell, J. A. (1991). Culture and the categorization of emotions. *Psychological Bulletin 110/3*, 426–450.

Russell, J. A. (2003). Core affect and the psychological construction of emotion. *Psychological Review 110/1*, 145–172.

Russell, J. A. & Barrett, L. F. (2009). Core affect. In D. Sander & K. R. Scherer (Hg.), *The Oxford companion to emotion and the affective science* (S. 104). Oxford, UK: Oxford University Press.

Salk, L. (1962). Mother's heartbeat as an imprinting stimulus. *Transactions of the New York Academy of Sciences 24/7*, 753–763.

Salk, L. (1973). The role of the heartbeat in the relations between mother and infant. *Scientific American 228/5*, 24–29.

Schäfer, K. (2015). *Trösten – aber wie? Ein Leitfaden zur Begleitung von Trauernden und Kranken*. Regensburg: Pustet.

Smith, E. W. L., Clance, P. R. & Imes, S. (Hg.) (1998). *Touch in psychotherapy: Theory, research, and practice*. New York & London: Guilford Press.

Schmitz, H. (1989). *Leib und Gefühl – Materialien zu einer philosophischen Therapeutik* (H. Gausebeck & G. Risch, Hg.). Paderborn: Junfermann.

Schmitz, H. (1990). *Der unerschöpfliche Gegenstand – Grundzüge der Philosophie.* Bonn: Bouvier.

Schmitz, H. (1995). Gefühle in philosophischer (neophänomenologischer) Sicht. In H. G. Petzold (Hg.), *Die Wiederentdeckung des Gefühls – Emotionen in der Psychotherapie und der menschlichen Entwicklung* (S. 47–81). Paderborn: Junfermann.

Schmitz, H. (1997). *Höhlengänge – Über die gegenwärtige Aufgabe der Philosophie.* Berlin: Akademie.

Schmitz, H. (2014). *Atmosphären.* Freiburg & München: Alber.

Schnelzer, R. (2005). *Trauernde trösten – mit einem Essay von Erwin Möde.* Regensburg: Pustet.

Schore, A. N. (2003). *Affektregulation und die Reorganisation des Selbst.* Stuttgart: Klett-Cotta.

Schuster, M. A., Stein, B. D., Jaycox, L. H., Collins, R. L., Marshall, G. N., Elliott, M. N., Zhou, A. J., Kanouse, D. E., Morrison, J. L. & Berry, S. H. (2001). A national survey of stress reactions after the September 11, 2001, terrorist attacks. *New England Journal of Medicine* 345/20, 1507–1512.

Seligman, M. E. P. (1979). *Erlernte Hilflosigkeit.* München et al.: Urban & Schwarzenberg.

Shakespeare, W. (1608/1912). *Shakespeares dramatische Werke – Zweiter Band: Lustspiele, Charaktertragödien.* Stuttgart: Reclam.

Slaby, J. (2020). Existenzielle Gefühle und In-der-Welt-sein. In H. Kappelhoff, J.-H. Bakels, H. Lehmann & C. Schmitt (Hg.), *Emotionen – Ein interdisziplinäres Handbuch* (S. 326–339). Stuttgart: J. B. Metzler.

Sloterdijk, P. (1998). *Sphären – Mirkosphärologie, Band I: Blasen.* Frankfurt am Main: Suhrkamp.

Smidt, K. E. & Suvak, M. K. (2015). A brief, but nuanced, review of emotional granularity and emotion differentiation research. *Current Opinion in Psychology* 3, 48–51.

Smith, T. W. (2017). *Vom plötzlichen Verlangen, jemanden zu küssen – Das Buch der Gefühle.* München: dtv.

Smith, C. R. & Steinschneider, A. (1975). Differential effects of prenatal rhythmic stimulation on neonatal arousal states. *Child Development* 46/2, 574–578.

Smyth, J. M. (1998). Written emotional expression: Effect sizes, outcome types, and moderating variables. *Journal of Consulting and Clinical Psychology* 66/1, 174–184.

Smyth, J. M., Stone, A. A., Hurewitz, A. & Kaill, A. (1999). Effects of writing about stressful experiences on symptom reduction in patients with asthma or rheumatoid arthritis. *JAMA* 281/14, 1304–1309.

Spence, D. P. (1982). *Narrative truth and historical truth: Meaning and interpretation in psychoanalysis.* New York & London: Norton.

Spera, S. P., Buhrfeind, E. D. & Pennebaker, J. W. (1994). Expressive writing and coping with job loss. *Academy of Management Journal* 37/3, 722–733.

Spitz, R. A. (1972). *Vom Säugling zum Kleinkind – Naturgeschichte der Mutter-Kind-Beziehungen im ersten Lebensjahr.* Stuttgart: Klett-Cotta.

Spitzer, M. (2010). Natur und Gemeinschaft – Auswirkungen des Naturerlebens auf prosoziale Motive. In M. Spitzer, *Aufklärung 2.0 – Gehirnforschung als Selbsterkenntnis* (S. 147–155). Stuttgart: Schattauer.

Sprecher, S. & Fehr, B. (2005). Compassionate love for close others and humanity. *Journal of Social and Personal Relationships* 22/5, 629–651.

Staemmler, F.-M. (1981). Bitte berühren! *Psychologie heute* 8/6, 34–37.

Staemmler, F.-M. (1987). Jenseits von Wörtern und Zeit – Über Inhalt und Prozeß in der Gestalttherapie. *Gestalt-Publikationen* 4 (Zentrum für Gestalttherapie, Würzburg).

Staemmler, F.-M. (1989). »Etiketten sind für Flaschen, nicht für Menschen« – Anmerkungen zur Diagnostik-Diskussion in der Gestalttherapie. *Gestalttherapie* 3/1, 71–77.

Staemmler, F.-M. (1993). *Therapeutische Beziehung und Diagnose – Gestalttherapeutische Antworten.* München: Pfeiffer.

Staemmler, F.-M. (1999). Déjà vu?: Klaus Grawes »Psychologische Therapie« – Eine Rezension und Evaluation aus gestalttherapeutischer Sicht. *Gestalttherapie* 13/2, 86–124.

Staemmler, F.-M. (2003). Kultivierte Unsicherheit – Gedanken zu einer gestalttherapeutischen Haltung. In E. Doubrawa & F.-M. Staemmler (Hg.), *Heilende Beziehung – Dialogische Gestalttherapie* (S. 137–154). Wuppertal: Hammer.

Staemmler, F.-M. (2009a). *Das Geheimnis des Anderen – Empathie in der Psychotherapie: Wie Therapeuten und Klienten einander verstehen.* Stuttgart: Klett-Cotta.

Staemmler, F.-M. (2009b). *Einige Gedanken zu dem Satz »Was ist, darf sein, und was sein darf, kann sich verändern«.* http://www.frank-staemmler.de/www.frank-staemmler.de/Publikationen_files/Was%20ist,%20darf%20sein.pdf

Staemmler, F.-M. (2013a). Zur Theorie regressiver Prozesse in der Gestalttherapie – Über Zeitperspektive, Entwicklungsmodell und die Sehnsucht nach Verständnis. In B. Bocian & F.-M. Staemmler. (Hg.), *Kontakt als erste Wirklichkeit – Zum Verhältnis von Gestalttherapie und Psychoanalyse* (S. 157–213). Bergisch Gladbach: EHP.

Staemmler, F.-M. (2013b). Pain and beauty. *Gestalt Review* 17/3, 245–262.

Staemmler, F.-M. (2015). *Das dialogische Selbst – Postmodernes Menschenbild und psychotherapeutische Praxis.* Stuttgart: Schattauer.

Staemmler, F.-M. (2016). *Kränkungen – Verständnis und Bewältigung alltäglicher Tragödien.* Stuttgart: Klett-Cotta.

Staemmler, F.-M. (2017). *Relationalität in der Gestalttherapie – Kontakt und Verbundenheit.* Gevelsberg: EHP.

Staemmler, F.-M. (2019). Wie kann aus Angst Mut werden? – Eröffnungsvortrag auf der DVG-Jahrestagung am 31. 5. 2019 in Essen. *Gestalttherapie* 33/2, 3–19.

Staemmler, F.-M. (2020a). Selbsterleben, Bezogenheit und Resonanz – Zum Verhältnis von Empathie und Sprache in der Psychotherapie. In K. Jacob, K.-P. Konerding & W.-A. Liebert (Hg.), *Sprache und Empathie* (S. 35–61). Berlin: de Gruyter.

Staemmler, F.-M. (2020b). Menschliches Leid und persönliche Verantwortung – Nachwort zu Hans Trübs Welt und Selbst. In H. Trüb, *Welt und Selbst – Bausteine einer modernen Psychotherapie* (N. Weber, Hg.) (S. 207–219). Gevelsberg: Edition Humanistische Psychologie.

Staemmler, F.-M. (2020c). Human suffering and the vicissitudes of personal responsibility in the course of psychotherapy. *British Gestalt Journal* 29/1, 12–20.

Staudinger, U. M. & Kunzmann, U. (2005). Positive adult personality development: Adjustment and/or growth? *European Psychologist* 10/4, 320–329.

Steffensky, F. (2008). Trost – Das mütterlichste aller Wörter. In T. R. Peters & C. Urban (Hg.), *Über den Trost – Für Johann Baptist Metz* (S. 52–55). Ostfildern: Matthias Grünewald.

Stern, D. N. (1991). *Tagebuch eines Babys – Was ein Kind sieht, spürt, fühlt und denkt.* München: Piper.

Stern, D. N. (1992). *Die Lebenserfahrung des Säuglings.* Stuttgart: Klett-Cotta.

Stern, D. N. (2011). *Formen der Vitalität – Die Erforschung dynamischen Erlebens in Psychotherapie, Entwicklungspsychologie und den Künsten.* Frankfurt am Main: Brandes & Apsel.

Sternberg, R. J. & Glück, J. (Hg.) (2019). *The Cambridge handbook of wisdom.* Cambridge: Cambridge University Press.

Stolorow, R. D. (1999). The phenomenology of trauma and the absolutisms of everyday life: A personal journey. *Psychoanalytic Psychology* 16/3, 464–468.

Storr, A. (1992). *Music and the mind.* New York: Free Press.

Stravinsky, I. (1942/2003). *Poetics of music, in the form of six lessons* (sixteenth printing). Cambridge, MA & London: Harvard University Press.

Tarusarira, J. (2019). Rituals, healing and consolation in post-conflict environments: The case of the Matabeleland Massacre in Zimbabwe. In C. Jedan, A. Maddrell & E. Venbrux (Hg.), *Consolationscapes in the face of loss: Grief and consolation in space and time* (S. 150–165). London & New York: Routledge.

Tausch, R. (1973). *Gesprächspsychotherapie.* Göttingen: Hogrefe.

Teahen, P. R. (2012). *Mass fatalities: Managing the community response.* Boca Raton et al.: CRC Press.

Tedeschi, R. G. & Calhoun, L. G. (1996). The Posttraumatic Growth Inventory: Measuring the positive legacy of trauma. *Journal of Traumatic Stress* 9/3, 455–471.

Tedeschi, R. G. & Calhoun, L. G. (2004). Posttraumatic growth: Conceptual foundations and empirical evidence. *Psychological Inquiry 15/1*, 1–18.

Tegmark, M. (2014). *Unser mathematisches Universum – Auf der Suche nach dem Wesen der Wirklichkeit.* Berlin: Ullstein.

Teismann, T., Hanning, S., von Brachel, R. & Willutzki, U. (2017). *Kognitive Verhaltenstherapie depressiven Grübelns.* Berlin & Heidelberg: Springer.

ter Bogt, T. F. M., Vieno, A., Doornwaard, S. M., Pastore, M. & van den Eijnden, R. J. J. M. (2017). »You're not alone«: Music as a source of consolation among adolescents and young adults. *Psychology of Music* 45/2, 155–171.

Thompson, S. C. (1985). Finding positive meaning in a stressful event and coping. *Basic and Applied Social Psychology* 6/4, 279–295.

Tjew-A-Sin, M. & Koole, S. L. (2013). That human touch that means so much: Exploring the tactile dimension of social life. *The Inquisitive Mind* 17/2, 1–17.

Trehub, S. E. & Nakata, T. (2001–2). Emotion and music in infancy. *Musicae Scientiae* (Special Issue), 37–61.

Tugade, M. M., Frederickson, B. L. & Barrett, L. F. (2004). Psychological resilience and positive emotional granularity: Examining the benefits of positive emotions on coping and health. *Journal of Personality* 72/6, 1161–1190.

Tuval-Mashiach, R. & Dekel, R. (2012). Preparedness, ideology, and subsequent distress: Examining a case of forced relocation. *Journal of Loss and Trauma: International Perspectives on Stress & Coping* 17/1, 23–37.

Ullal-Gupta, S., van den Bosch der Nederlanden, C. M., Tichko, P., Lahav, A. & Hannon, E. E. (2013). Linking prenatal experience to the emerging musical mind. *Frontiers in Systems Neuroscience* 7/48, 1–7.

Ullman, S. E., Townsend, S. M., Filipas, H. H. & Starzynski, L. L. (2007). Structural models of the relations of assault severity, social support, avoidance coping, self-blame, and PTSD among sexual assault survivors. *Psychology of Women Quarterly* 31/1, 23–37.

Ullrich, P. M. & Lutgendorf, S. K. (2002). Journaling about stressful events: Effects of cognitive processing and emotional expression. *Annals of Behavioral Medicine* 24/3, 244–250.

Vogel, R. T. (2013). *Existenzielle Themen in der Psychotherapie.* Stuttgart: Kohlhammer.

von Ehrenfels, C. (1932/1960). Über Gestaltqualitäten. In F. Weinhandl (Hg.), *Gestalthaftes Sehen – Ergebnisse und Aufgaben der Morphologie – Zum hundertjährigen Geburtstag von Christian Ehrenfels* (S. 61–63). Darmstadt: Wissenschaftliche Buchgesellschaft.

von Hentig, H. (2008). Trost versus Tröstung. In T. R. Peters & C. Urban (Hg.), *Über den Trost – Für Johann Baptist Metz* (S. 12–18). Ostfildern: Matthias Grünewald.

von Loyola, I. (1946). *Die Exerzitien.* Luzern: Josef Stocker.

Vygotskij, L. S. (1934/2002). *Denken und Sprechen.* Weinheim & Basel: Beltz.

Wagoner, B. (2013). Bartlett's concept of schema in reconstruction. *Theory & Psychology* 23/5, 553–575.

Weinstein, N., Przybylski, A. K. & Ryan, R. M. (2009). Can nature make us more caring? Effects of immersion in nature on intrinsic aspirations and generosity. *Personality and Social Psychology Bulletin* 35/10, 1315–1329.

Waldenfels, B. (1995). *Deutsch-Französische Gedankengänge.* Frankfurt am Main: Suhrkamp.

Waldenfels, B. (2000). *Das leibliche Selbst – Vorlesungen zur Phänomenologie des Leibes.* Frankfurt am Main: Suhrkamp.

Weststrate, N. M. (2019). The mirror of wisdom: Self-reflection as a developmental precursor and core competency of wise people. In R. J. Sternberg & J. Glück (Hg.), *The Cambridge handbook of wisdom* (S. 500–518). Cambridge: Cambridge University Press.

Wetz, F. J. (2004). *Die Magie der Musik – Warum uns Töne trösten.* Stuttgart: Klett-Cotta.

Weyhofen, H. T. (1983). *Trost – Modelle des religiösen und philosophischen Trostes und ihre Beurteilung durch die Religionskritik.* Frankfurt am Main: Peter Lang.

Whelton, W. J. (2004). Emotional processes in psychotherapy: Evidence across therapeutic modalities. *Clinical Psychology and Psychotherapy* 11/1, 58–71.

WHO (1992). *International statistical classification of diseases and related health problems – 10th revision.* Genf: WHO.

Winnicott, D. W. (1984). *Reifungsprozesse und fördernde Umwelt.* Frankfurt am Main: Fischer.

Wolberg, L. R. (1954). *The technique of psychotherapy.* New York: Grune & Stratton.

Wöller, W. (2006). Traumaspezifische Behandlungstechniken. *Psychotherapie im Dialog* 7/4, 405–407.

Wolfenstein, M. (1998). *Disaster: A psychological essay.* London: Routledge.

Workman, L. & Reader, W. (2014). *Evolutionary psychology: An introduction* (third edition). Cambridge, UK: Cambridge University Press.

Wortman, C. B. & Silver, R. C. (1989). The myths of coping with loss. *Journal of Consulting and Clinical Psychology* 57/3, 349–357.

Wüstner, A. (Hg.) (2014). *Und plötzlich flimmert's durch die Wolken – Gedichte zum Trost.* Stuttgart: Reclam.

Wurmser, L. (1990). *Die Maske der Scham – Die Psychoanalyse von Schamaffekten und Schamkonflikten.* Berlin & Heidelberg: Springer.

Yalom, I. D. (2008). *In die Sonne schauen – Wie man die Angst vor dem Tod überwindet.* München: btb.

Young, J. E. & Klosko, J. S. (2006). *Sein Leben neu erfinden – Wie Sie Lebensfallen meistern.* Paderborn: Junfermann.

Zahavi, D. (2010). A distinction in need of refinement. In T. Fuchs, H. C. Sattel & P. Henningsen, P. (Hg.), *The embodied self: Dimensions, coherence and disorders* (S. 3–11). Stuttgart: Schattauer.

Zahn-Waxler, C. & Radke-Yarrow, M. (1990). The origins of empathic concern. *Motivation and Emotion* 14/2, 107–130.

Zech, E. (2000). *The effects of the communication of emotional experiences.* Unpublished doctoral dissertation. Louvain-la-Neuve, Belgium: University of Louvain.

Zenger, E. (2008). Biblische Miniaturen über Trösten und Trost. In T. R. Peters & C. Urban (Hg.), *Über den Trost – Für Johann Baptist Metz* (S. 182–187). Ostfildern: Matthias Grünewald.

Zimbardo, P. (2008). *Der Luzifer-Effekt: Die Macht der Umstände und die Psychologie des Bösen.* Heidelberg: Spektrum.

Zöllner, T., Calhoun, L. G. & Tedeschi, R. G. (2006). Trauma und persönliches Wachstum. In A. Maercker & R. Rosner (Hg.), *Psychotherapie der posttraumatischen Belastungsstörungen – Krankheitsmodelle und Therapiepraxis, störungsspezifisch und schulenüberreifend* (S. 36–45). Stuttgart: Thieme.

Zöllner, T. & Maercker, A. (2006). Posttraumatic growth and psychotherapy. In L. G. Calhoun & R. G. Tedeschi (Hg.), *Handbook of posttraumatic growth: Research and practice* (S. 334–354). New York & London: Psychology Press.

Zur, O. (2011). Touch in therapy and the standard of care in psychotherapy and counseling: Bringing clarity to illusive relationships. *Hakomi Forum* 23–24, 7–26.